歯科衛生士のための

Dr. Hiroの知って納得!ペリオドントロジー

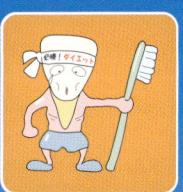
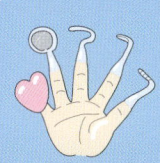 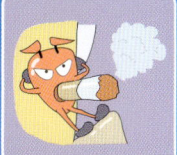
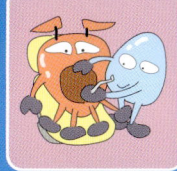 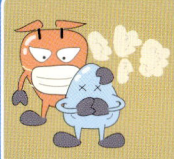

山本 浩正 著

 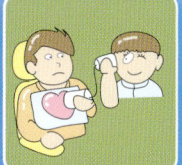

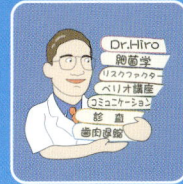

クインテッセンス出版株式会社　2010

Tokyo, Berlin, Chicago, London, Paris, Barcelona, Istanbul, Milano, São Paulo, Moscow, Prague, Warsaw, New Delhi, Beijing, and Bukarest

『歯科衛生士のための Dr. Hiro の超明解ペリオドントロジー』の改訂版の上梓にあたり

　『歯科衛生士のための Dr. Hiro の超明解ペリオドントロジー』の初版本が出版されて6年が経ちました。幸いベーシックな話ばかりを集めた内容ですので、現在の歯周治療学の目で見ても色あせてはいないと自負しております。この間、歯科衛生士だけでなく、歯周病を初めて勉強する歯科医師にもたくさん読んでいただき感謝しております。

　この度装い新たに、しかもタイトルを『歯科衛生士のための Dr. Hiro の知って納得！ペリオドントロジー』とした改訂版を上梓する運びとなりました。それに伴いエール・エッセイを5編追加しました。後輩として苦労している歯科衛生士さんへのエール、先輩としてがんばっている歯科衛生士さんへのエール、プロフェッショナルになりたいともがいている歯科衛生士さんへのエール（これだけ2編）、そしてペリオをこよなく愛する人たちへのエールです。ペリオの勉強に疲れたときにでも、コーヒーブレイクとして読んでいただければ幸いです。

　本書は、歯周治療を進めていくうえで知っていて"あたりまえ"の内容です。入門書というような堅苦しいイメージではなく、先輩にいじめられた日に家でこっそり泣きながら勉強するときや、後輩に質問されて冷や汗を流しながらごまかした夜にこっそりチェックするときに役立ててください。

　しかし大事なのはそれからです。本書に書いてあるような内容は、頭の中に二度と消えないくらいきつく刷り込んでもらいたいのです。皆さんの"本気度"が筆圧の強さになります。そして本書が自分の愛読書になっているレベルでは、まだまだだと思ってください。これはきっかけにすぎません。本書を踏み台にしてつねに次なるステップを踏み続けていただきたいのです。険しいペリオの山を登っていくと最後には狭い頂上ではなく、広い空が広がっていることに気づくはずです。勉強は、すればするほど自分が不勉強であることを証明することになるというフラストレーションに満ちた作業。このポジティブなフラストレーションは、きっと皆さん自身のモチベーションとなります。勉強しながら臨床で結果を出し、しかもその結果に満足しないフラストレーションが次なるモチベーションとなって勉強につながる――そんなスパイラルが皆さんをプロフェッショナルにまで引き上げてくれるものと信じています。

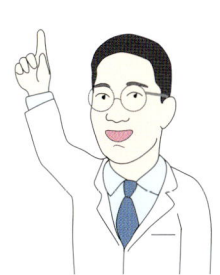

2010年　春
山本　浩正

CONTENTS

第1章 歯ぐきの一大関心事"歯肉退縮" ——— 7
1. 歯ぐきがダイエット？歯肉退縮病因論／8
2. 歯ぐきのダイエット測定？歯肉退縮診査診断編／14
3. 歯ぐきのダイエット？リバウンド法？歯肉退縮治療編／20
4. 歯周病の落とし子—根面う蝕—／24

第2章 プロービングを極める ——— 29
1. プロービング—達人への道—／30
2. まだまだ続くプロービング—達人への道—／36
3. しつこく続くプロービング—達人への道—／40
4. 過去形？現在進行形？未来形？／45
5. 私の歯肉溝は病的？／50
6. 付着歯肉に密着！／55
7. 付着歯肉の眺め方／60

第3章 敵を知り、敵と戦う戦略を知ろう ——— 71
1. 歯周病菌を知ろう／72
2. 細菌バイオフィルムの世界へのいざない／76
3. 細菌バイオフィルムの足場—歯石—／80
4. SRPの基礎固め／85
5. SRP—臨床編—／91
6. ほら穴"根分岐部"探検隊／96
7. オペを知ろう！／100

CONTENTS

第4章 宿主や薬のことを知ろう —————————————— 109
1. 遅ればせながら"歯周病の病因論"／110
2. リスクファクターを知らないことはリスキー？／114
3. 歯周病は薬で治る？／118
4. 薬で体を強くする？／124

第5章 歯周病患者の人に言えない悩み —————————— 129
1. "口臭"の講習／130
2. 口臭治療の現場／134

第6章 レッツ・コミュニケーション！ ————————————— 141
1. コミュニケーション講座／142
2. コミュニケーションのためのDoとDon't／146
3. 結果を長持ちさせるために／150

第7章 この本の効果を長持ちさせるために ———————— 155
　　　　―Dr.Hiroのおすすめ文献―

索　引 ————————————————————————————— 163

補講

- その① 骨の裂開と開窓／9
- その② ブラッシングと歯肉退縮の関係／13
- その③ 歯ブラシの硬さ―Part Ⅰ／17
- その④ 歯ブラシの硬さ―Part Ⅱ／18
- その⑤ Toothpaste Technique／27
- その⑥ 深いポケットはなぜ悪い？／31
- その⑦ プロービング値増減の解釈／39
- その⑧ プロービング時の出血はなぜ悪い？／44
- その⑨ 先天的リスクファクター／49
- その⑩ フラップ断端の位置と術後のサルカス／54
- その⑪ 付着性付着歯肉？／59
- その⑫ 付着歯肉が少ないパターン／63
- その⑬ マンションバイオフィルムの住人プロフィール／77
- その⑭ 細菌の住みか／82
- その⑮ 骨面の平滑さ／88
- その⑯ 器具の選択／93
- その⑰ フラップを開ければ歯石は取れる？／95
- その⑱ 上顎大臼歯の根分岐部病変／99
- その⑲ 歯石の取り残しやすいところ／103
- その⑳ オプソニン効果とリスクファクター／112
- その㉑ 喫煙のリスク／116
- その㉒ 超音波スケーラーと薬液の併用について／123
- その㉓ NSAIDs の新展開／126
- その㉔ 患者さんの主訴ランキング／135
- その㉕ リコール間隔決定法／153

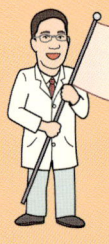

ESSAY Dr.Hiro の Perio Lover へのエール

後輩として	66
先輩として	68
プロフェッショナルとして 1st.	104
プロフェッショナルとして 2nd.	106
Perio Lover として	138

第1章

歯ぐきの一大関心事"歯肉退縮"

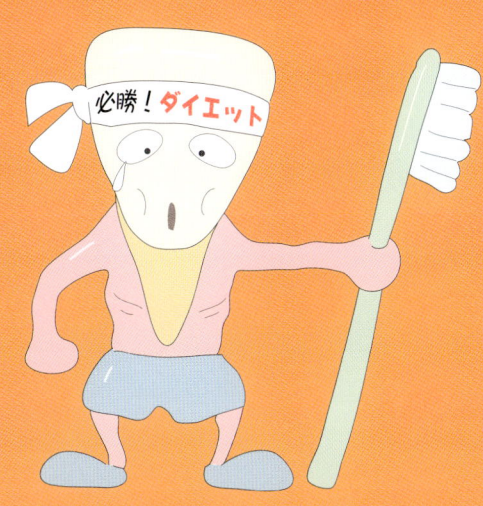

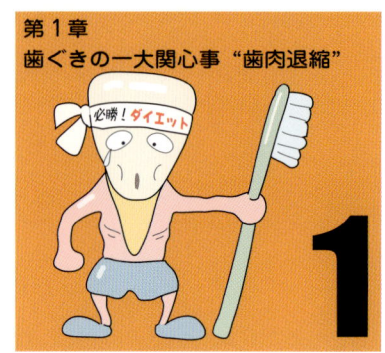

第1章
歯ぐきの一大関心事 "歯肉退縮"

歯ぐきがダイエット？
歯肉退縮病因論

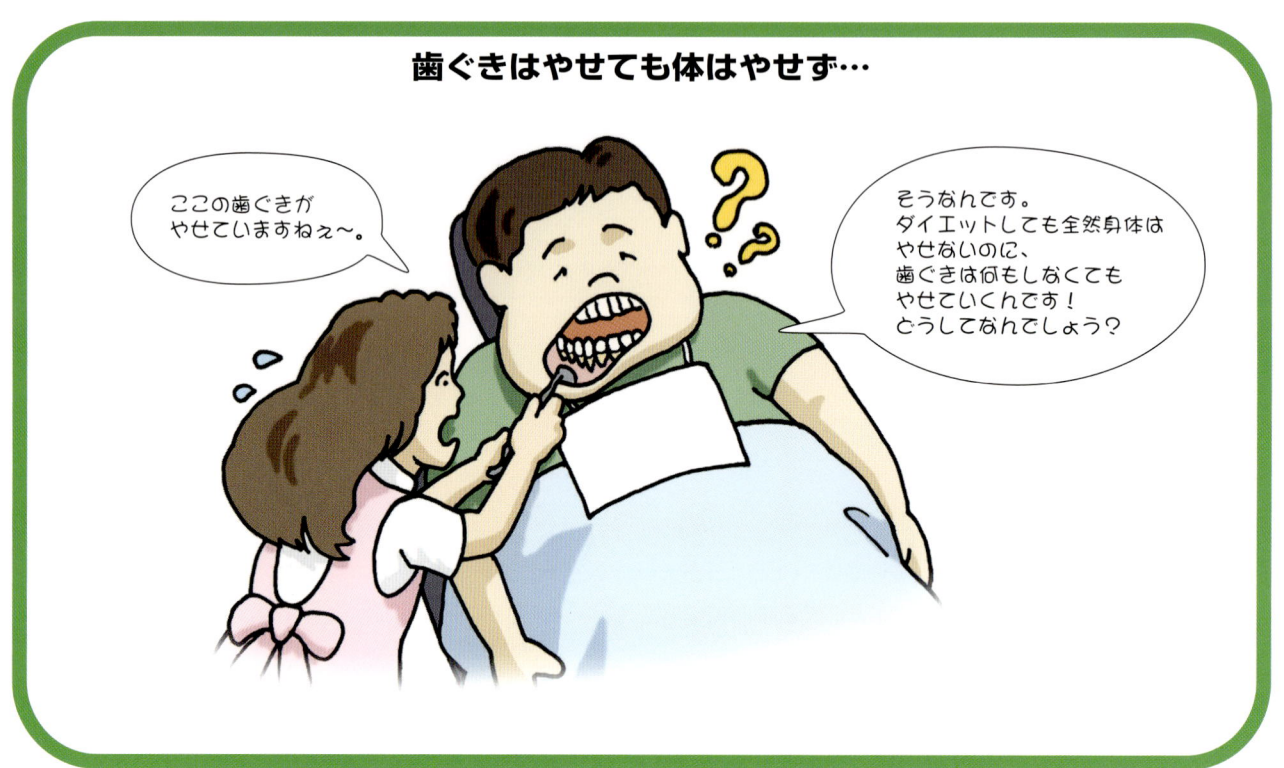

歯ぐきはやせても体はやせず…

歯ぐきがやせる2つの原因

　当然のことながら、歯肉の下には骨があります。歯肉だけがやせていくと骨が露出していくはずですが、そんな患者さんは見たことありません（図1-1）。ということは、歯肉がやせていく前に骨がやせているわけです。これには大きく分けて二つの場合が考えられます。一つは「歯が生えたときにすでに骨がない場合」、もう一つは「歯が生えたときには骨があったが、後になってなくなってしまった場合」です。

最初から骨がないなんて…

　それが案外多いんです。歯が生えたときにすでに骨がない状態は、皆さんの予想以上に多いと思われます。歯が生えて間もないときにフラップを開けることは、きわめてまれなのでデータはありませんが、成人の頭蓋骨で唇側の骨がない状態（「骨の裂開（dehiscence）」と言います）の多くのケースが、これにあたると思われます（図1-2）（補講その①）。
　歯槽骨の真ん中に歯が並んでくれればよいのですが、

第1章　歯ぐきの一大関心事"歯肉退縮"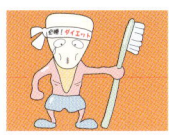

骨の露出？

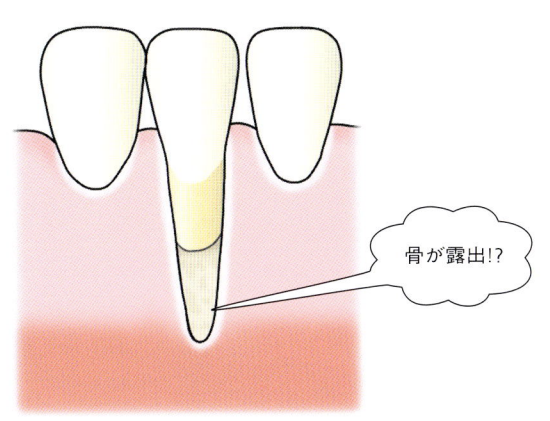

図1-1　歯肉が骨よりはやく退縮することはない。

骨の裂開と開窓

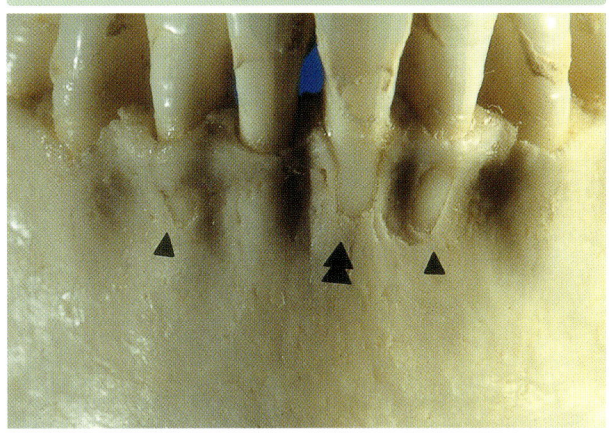

図1-2　歯肉を覆っている骨がなくなって歯根が露出している状態を「骨の裂開」、あるいは「裂開状骨欠損」という（図中▲）。また、歯頸部に骨が橋のように残っていて、骨の窓から根面が顔を出している状態を「開窓」（fenestration）という（図中▲）（スライドは神奈川歯科大学、口腔解剖学講座高橋常男先生のご厚意による）。

補講その①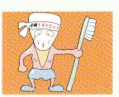

骨の裂開と開窓

　骨の裂開（dehiscence）があると歯肉は根面に貼り付いているだけになりますので、強いブラッシング圧などがかかると傷つきやすく、できた傷も元に戻らずクレフト（cleft）などを作りやすくなります。また開窓（fenestration）があると、残っている歯頸部の骨は薄いために吸収しやすく、いずれ裂開に移行することが考えられます。

　このように、骨の形態が歯肉退縮に影響するわけですが、ではどの部位に裂開や開窓が起こりやすいのでしょう？つまり我々は、どの部位に気をつけて骨への配慮をすべきなのでしょうか？

　健康な人の歯肉をむりやり剥がして調べるわけにはいきませんので、亡くなった方々の頭蓋骨を調べてその発生頻度を調べた文献[1]があります（図①）。それによると裂開は下顎犬歯、開窓は上顎第一大臼歯でもっとも多く見られるということで、それは古典的文献[2]と同じ結果になっています。歯種によって発生頻度が異なることは、歯肉退縮のリスクも歯種によって異なることを意味していますので参考になることと思います。ただし、日本人のデータではありませんのであしからず。

参考文献
1. Rupprecht RD, Horning GM, Nicoll BK, Cohen ME. Prevalence of dehiscences and fenestrations in modern American skulls. J Periodontol 2001; 72(6): 722-9.
2. Elliott & Bowers. G. Alveolar dehiscence and fenestration. Periodontics 1963; 1; 245-248.

図①-a｜図①-b

図①-a、b　骨の裂開と開窓の発生頻度。裂開は下顎犬歯（左右平均12.9％）、開窓は上顎第一大臼歯（同37.0％）がもっとも多かった。裂開や開窓は、薄い歯槽骨と正の相関関係があったが、咬耗とは関係がなかった（参考文献1より引用）。

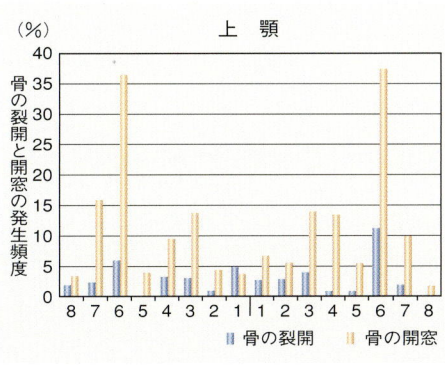
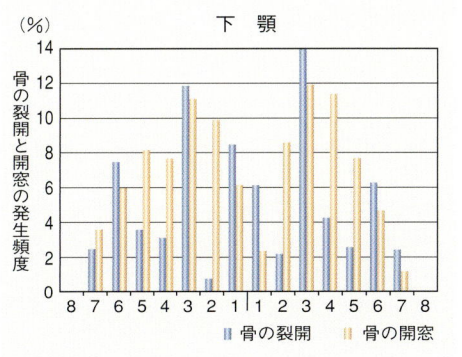

歯が骨からはみ出すのは…

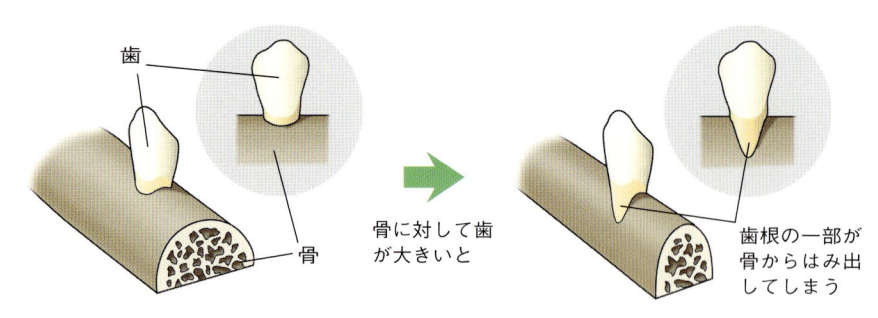

図1-3-a
図1-3-b

図1-3 歯と顎のバランスが悪かったり、歯の位置異常があると、歯だけがはみ出す結果となる。
図1-3-a 骨に対して歯が大きい場合。歯根の一部が骨からはみ出してしまう。このようなタイプの患者さんの場合、歯頸部の歯肉のラインが波打つようになる。
図1-3-b 叢生のある場合。叢生で歯が歯槽骨から押し出されると、図1-3-aと同じように歯根の一部が骨からはみ出してしまう（➡部）。叢生の患者さんに歯肉退縮が多い理由の一つである。

歯周病に伴う歯肉退縮

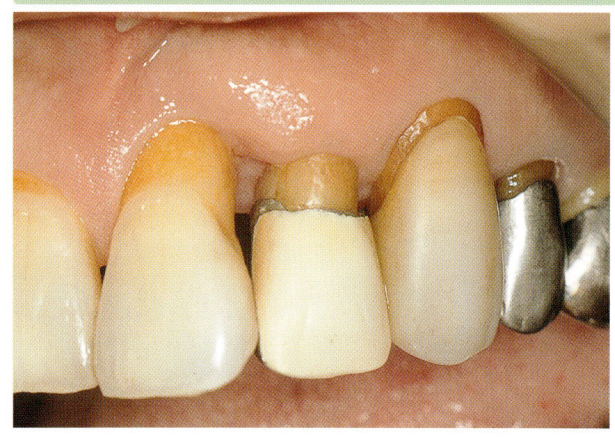

図1-4 多くの場合、隣接面の骨を失っているため、歯間部歯肉も退縮している。

歯が大きすぎたり顎の骨が小さすぎたりすると、歯は外や内にはみ出してしまいます。はみ出すときに骨もいっしょにはみ出してくれると助かるのですが、なかなかそうはいかず、歯だけがはみ出す結果となります。つまり、歯の大きさと顎の大きさにアンバランスがあったり、歯の位置異常や傾斜があると、歯が生えそろった時点ですでに骨がないということが起こりうるわけです（図1-3）。

後で骨がなくなる場合とは…

この代表選手は歯周病です。歯周病に伴って骨がなくなり歯肉が退縮している患者さんを、皆さんも毎日のように見ていると思います（図1-4）。また我々歯科医療従事者が、患者さんの骨をなくしてしまうこともあります。例えば、不適切な矯正治療などがそれにあたります。歯の矯正移動を骨のあるところで行っている場合（近遠心移

第1章　歯ぐきの一大関心事"歯肉退縮"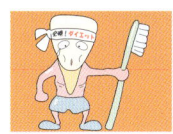

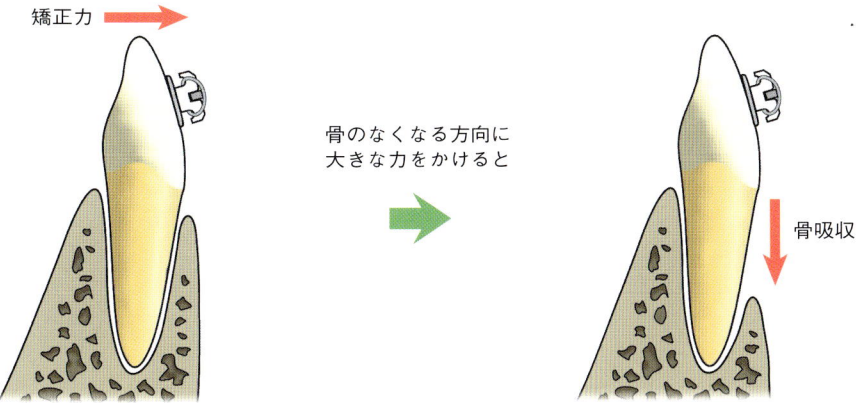

図1-5　元来、矯正治療を必要とする患者さんは、図1-3-bのように歯肉退縮のリスクが高い。そこに矯正力をかけて、さらに歯根を覆う骨を失い歯肉退縮を起こしてしまうことがある。

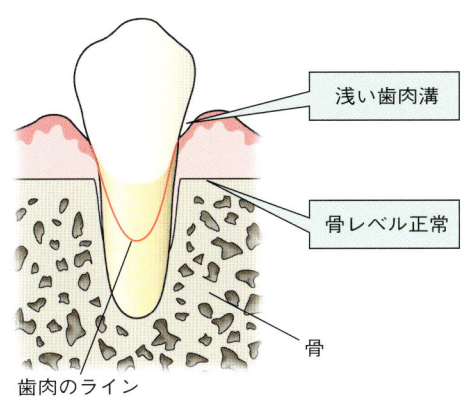

図1-6-a　最初から骨がない場合。隣接面への骨レベルは正常であり、歯肉溝も浅い。

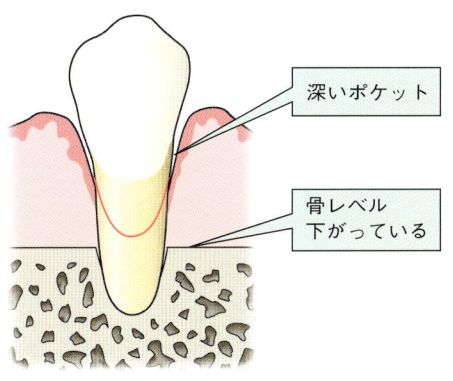

図1-6-b　後で骨がなくなる場合。隣接面の骨が下がっており、しばしば深いポケットが存在する。

動など）はよいのですが、骨のない方向への移動（頰舌側移動など）を急速に行うと骨がついてこれなくなり、結果として歯根を覆う骨がなくなってしまう場合もあります（図1-5）。これは治療する側の責任ですので、心しておかねばなりません。

どうやって見分けるの？

骨が最初からないのか、あるいは後になってなくなったのかは、どのようにして見分けたらよいのでしょうか。大きなポイントは、前者は歯根を覆う頰舌側の骨だけがなくなっているのに対し、後者はほとんどの場合、隣接面の骨もなくなっている点です。

歯周病の発症は、隣接面から起こる場合が多いことはご存知でしょう。ということは、エックス線写真で隣接面の骨があるにもかかわらず歯肉の退縮が起こっている場合は、最初から骨がなかった可能性が高いといえます。また、歯肉退縮の起こっている歯が歯列から外れていたり傾斜している場合や、歯肉を通して歯根の突出が強く感じられる場合も、最初から骨がなかった可能性が高いと考えてよいでしょう。

当然のことながら"最初から骨がない場合"（図1-6-a）と"後で骨がなくなる場合"（図1-6-b）の合併による歯

11

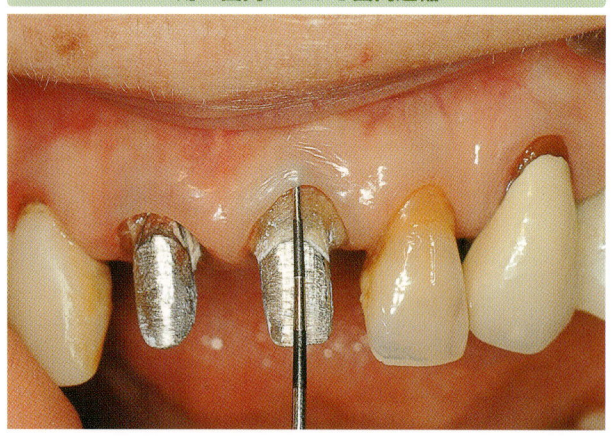
図1-7 薄い歯肉は歯肉退縮のリスクが高い。写真はプロービング時にプローブが透けて見える程薄い歯肉で、すでに歯肉退縮を起こしている。

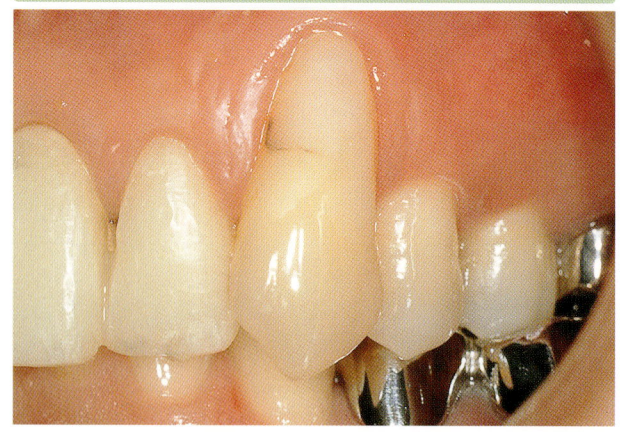
図1-8 突出歯は歯肉退縮しやすい。突出歯は、骨の裂開を伴うことが多く、歯肉も薄いうえに、ブラッシング圧が強くなりやすい。歯肉退縮の絶好の条件がそろっている。

肉退縮もあります。つまり最初から骨がなかったところに歯周病が重なったり、最初から骨がなかった歯に矯正力をかけてしまったりした場合などがこれにあたります。

歯肉退縮の原因は？

歯肉退縮の話を始めるつもりが、骨の話になってしまいました。これは歯肉退縮を考えるとき、私たちは歯肉にばかり目を奪われがちですが、その背景には骨の問題があるということを強調したかったからです。ただし、骨がなければ歯肉が退縮するかというと、必ずしもそうではありません。他にも歯肉退縮にかかわる要因があるわけです。では、歯肉自体に原因はあるのでしょうか？

答えはイエスです。薄い歯肉は歯肉退縮のリスクが高いといわれています（図1-7）。面（ツラ）の皮の厚い人が打たれ強いことの裏返しです。また歯肉がほとんどなく歯槽粘膜で覆われているような場合も、ブラッシングで傷つきやすく、歯肉退縮を起こしやすいと考えられます。骨の問題と共にこの歯肉の問題は先天的な要素が多く、患者さんにとってどうしようもない部分です。では患者さんのかかわる問題としてどのようなものがあるでしょう。

中でも一番重要なものが毎日のブラッシングです。そもそもあれだけ硬いブラシで毎日こすっているところは、口の中以外にはないはずです（もしあればそれは変わった趣味をお持ちだということですね…）。試しに歯ブラシで皮膚をこすってみればわかります。皮膚は表面が角化していて強い組織にはなっていますが、それでも歯ブラシでこするとすぐに傷ができてしまいます。つまり、それだけ過酷な条件に歯肉がさらされているということを物語っています（**補講その②**）。

特に薄い歯肉は、強いブラッシングや硬い歯ブラシの使用に対する抵抗力が低くなっています。運の悪いことに歯が歯列からはみ出しているような場合（＝骨が最初からない場合）は歯肉が薄いことが多く、そのうえ歯がはみ出している分、ブラッシング圧が強くかかり二重三重に歯肉退縮のリスクが高くなっているのです（図1-8）。

第1章　歯ぐきの一大関心事"歯肉退縮"

補講その② ブラッシングと歯肉退縮の関係

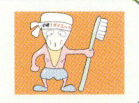

ブラッシングと歯肉退縮の関係は、古くからうわさされています。有名なところでは「プラークコントロールが良好な患者さん程、歯肉退縮を起こしやすい」というGorman[1]やO'Learyら[2]による文献があります。ブラッシングは磨き足りないアンダーブラッシングに目がいきがちですが、ブラッシングしすぎるオーバーブラッシングも問題です。前者は歯肉の炎症を、後者は歯肉の退縮を引き起こすからです。ブラッシングでは硬い歯ブラシを使っていたり（図②-1）、ブラッシング圧が強い（図②-2）と歯肉退縮しやすいことがわかっています。特に骨の裂開や薄い歯肉、歯列不正などの先天的な歯肉退縮のリスクが高い患者さんの場合、ブラッシングによる後天的な問題は重要です。

参考文献
1. Gorman WJ. Prevalence and etiology of gingival recession. J Periodontol 1967; 38(4): 316-22.
2. O'Leary TJ, Drake RB, Crump PP, Allen MF. The incidence of recession in young males:a further study. J Periodontol 1971; 42(5): 264-7.
3. Khocht A, Simon G, Person P, Denepitiya JL. Gingival recession in relation to history of hard toothbrush use. J Periodontol 1993; 64(9): 900-5.
4. Mierau HD, Spindler T. Beitragzur Ätiologie der Gingivarezessionen. Deutsche Zahnärztliche Zeitschrift 1984; 39: 634-639.

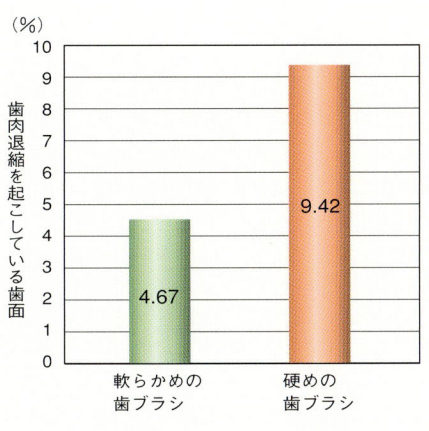
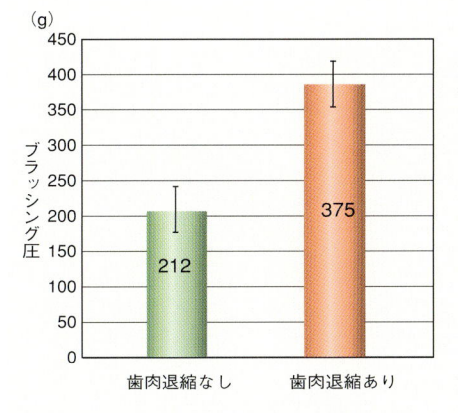

図②-1　歯ブラシの硬さと歯肉退縮の関係。硬めの歯ブラシを使用していると、歯肉退縮を起こしやすい（参考文献3より引用）。

図②-2　ブラッシング圧と歯肉退縮の関係。ブラッシング圧が大きい程、歯肉退縮を起こしやすい（参考文献4より引用）。

POINT 第1章-1 これだけは！

■歯肉が退縮するためには歯肉より先に骨がなくなっている。
■歯肉退縮には歯周病などの骨吸収に伴って起こる歯肉退縮と、突出歯などで元々骨がほとんどない状態に伴って起こる歯肉退縮がある（さらには合併のケースもある）。
■歯肉が薄いと退縮しやすい。
■硬い歯ブラシの使用や強いブラッシングは歯肉退縮の引き金になる。
■突出歯や傾斜歯、捻転歯では骨がないことが多いだけでなく、歯肉も薄く、ブラッシング圧も強くなるために、歯肉退縮のリスクが非常に高くなっている。

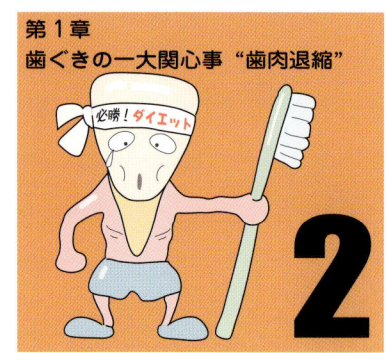

歯ぐきのダイエット測定？
歯肉退縮診査診断編

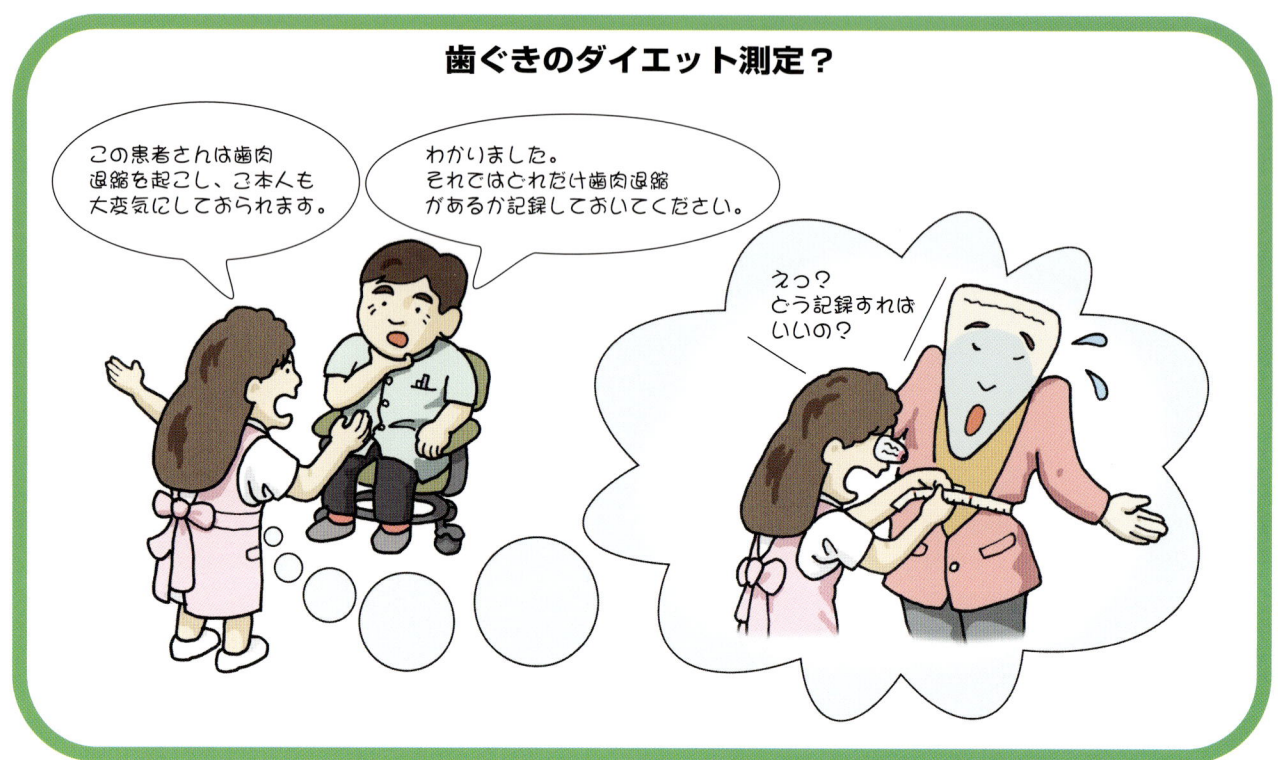

どうして歯肉退縮を記録するの？

　歯肉が退縮しているからといって、すぐに治療の対象になるとは限りません。一般に、その退縮が進行性でなくプラークコントロールができており、炎症も起きていないようであれば治療は見合わせます。しかし、審美性の問題や根面う蝕、知覚過敏などの問題が併発すれば、前記の条件を満たしていても治療をすることはあります。いずれにしても歯肉退縮の程度を把握しておかないと、進行性であるかどうかもわかりません。それでは歯肉退縮はどのように診査し、記録していけばよいのでしょうか？

　前項は、歯肉退縮の原因について考えてみましたので、歯肉退縮を気にされている患者さんへの説明は、バッチリのはず？です。ここでは、歯肉退縮の診査に焦点を当ててみたいと思います。さらに、ステップアップするためにも、歯肉退縮のリスクを把握できるようになりましょう。

第1章 歯ぐきの一大関心事"歯肉退縮"

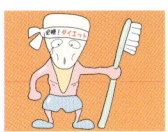

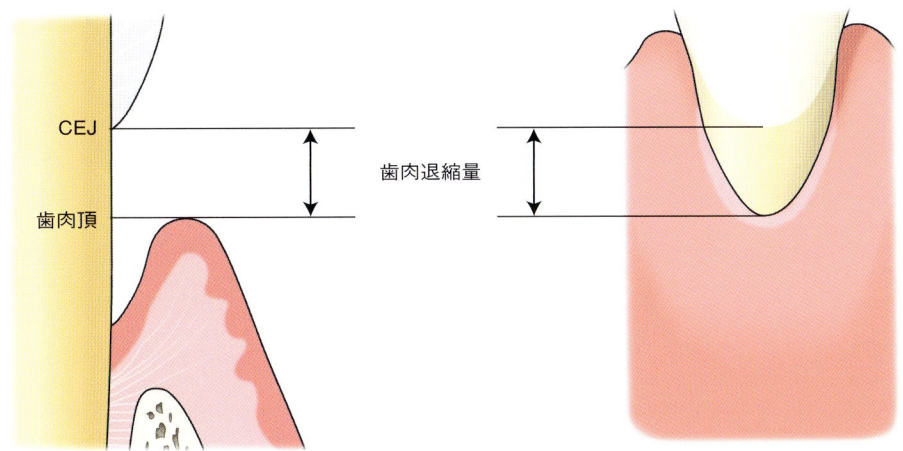

図1-9 CEJから歯肉のてっぺんまでの距離で、通常、唇頬側中央部のもっとも値の大きいところを測定する。

歯肉退縮量の記録法は？

　健康であれば、セメントエナメル境（以後CEJ）は歯肉に隠れているはずです。もし、CEJが外に出てきていれば、歯肉退縮を起こしていることになります。

　このときCEJから歯肉のてっぺんまでの距離を、プローブを使って記録します。これが歯肉の退縮量になります（図1-9）。退縮のもっとも大きいところ、通常は頬舌側中央部をmm単位で測ります。プロービングの値は誤差が大きいので、1mmより小さい値はあまり意味がありませんが、退縮量の場合測定できるのであれば、小さい値も記録しておくとよいでしょう。また、レジン充塡やクラウンなどが入っていたり楔状欠損のためにCEJがわからなくなっている場合は、修復物のマージンなど何らかの基準点から歯肉までの距離を記録しておきます（図1-10）。隣在歯のCEJや反対側の同じ歯のCEJから予想する手もありますが、これはあくまで予想の数値ですので不正確になるのは覚悟しておかなければなりません。

　プローブで測定した数値はしょせん数字です。微妙なところは口腔内写真の方が比較しやすいでしょう。比較するためには、撮影する角度や倍率は一定にしておく必要があります。あるいは、プローブをいっしょに撮影して退縮量がわかりやすくしておくのもよいでしょう。

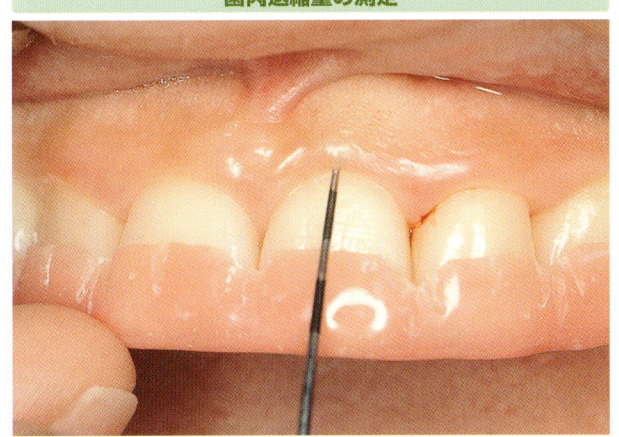

図1-10 ステントを用いた歯肉退縮量の測定。CEJがわからなかったり他に基準がない場合、ステントを作製してそこから歯肉の退縮量を測ればよい。本来は付着レベルを測定するためのものだが、歯肉の退縮量にも応用できる。

歯肉退縮のリスク診断

　歯肉の退縮量を測っても、すでに起こってしまった歯肉退縮の結果を見ているだけに過ぎません。大切なのは、どうしてその部位に歯肉退縮が起こったのかを考え、その原因を治療に活かしていくことです。

　まずは、エックス線写真で隣接面の骨を見てみましょう。歯周病による骨吸収がなければ、CEJから1〜2mm根尖側に骨があるはずです。2mm以上離れているようであれば、歯周病による骨吸収が背景にあることを

骨からはみ出す歯

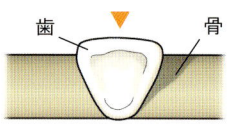
骨に対して歯が大きい

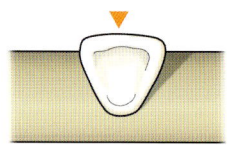
歯の位置異常

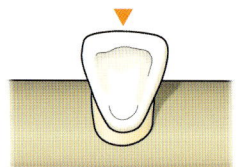
歯の傾斜

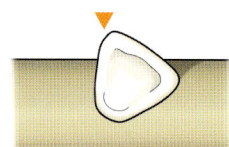
歯の捻転

図1-11　歯が骨からはみ出すケース。

歯頸部歯肉ライン

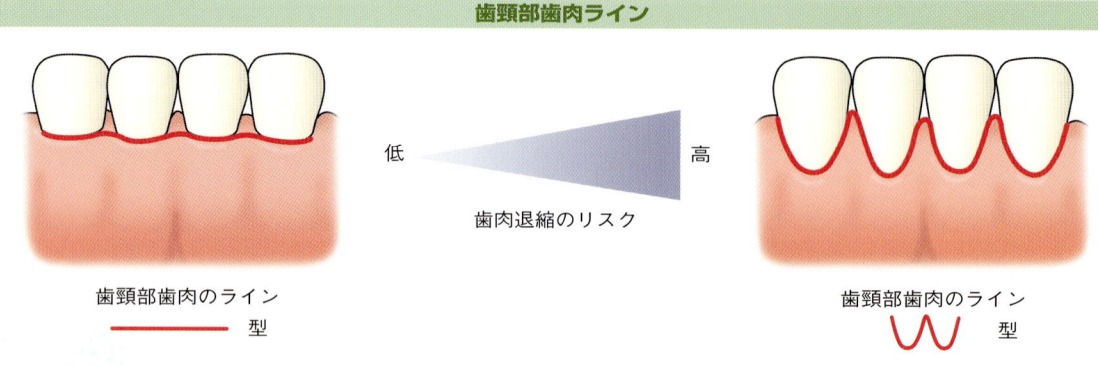

図1-12　W型はー型より歯肉退縮のリスクが高い。

付着歯肉の不足

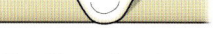

図1-13　付着歯肉がなくて、弱い歯槽粘膜が歯頸部にきていると、ブラッシングで傷ができやすく、痛みが出やすいうえに、歯肉退縮を起こしやすい。

考えます。

　次に、歯の位置、傾斜、捻転など歯列をチェックしましょう（図1-11）。例えば歯列からはみ出している歯は、骨の裂開を伴っていたり骨が非常に薄いことが多く歯肉退縮のリスクが高くなっています。また歯列からはみ出していなくても、歯槽骨と歯の大きさがアンバランスである場合は要注意です。というのも歯がきれいに並んでいても、歯槽骨より少し外側にはみ出して並んでいるからです。このような場合は歯根の突出感があったり、歯頸部の歯肉のラインが強く波打っています（図1-12）。

　歯肉はどうでしょう？　歯頸部の歯肉のラインと共に、歯肉の厚みや付着歯肉の量を見てください。透けてしまいそうな薄い歯肉は、歯肉退縮が起こりやすくなっています。歯肉の厚みを測るには、浸潤麻酔下でプローブを突き刺す方法や超音波を応用した機器での測定もありますが、プローブやエキスプローラーを歯肉溝に入れたときに、それが透けて見えるかどうか見たり（12ページ図1-7参照）、歯根を覆っている歯肉が貧血帯のように白く見えないか（図1-13）といった目の判断で十分だと思います。付着歯肉が不足しておりブラッシングで傷ができやすくなっている場合も、歯肉退縮のリスクが高くなっています。

　歯周組織のチェックが終われば、最後にブラッシングのチェックです。硬い歯ブラシや強いブラッシングは、"やわな"歯肉の強敵です（**補講その③、④**）。特に歯槽骨より外にはみ出している歯には、普通に磨いているつもりでも強いブラッシング圧がかかり、歯肉退縮の原因になります。ですから、患者さんの磨き癖は見抜いておか

第1章 歯ぐきの一大関心事 "歯肉退縮"

補講その③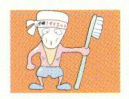

歯ブラシの硬さ─Part I

　歯ブラシの硬さは使用されている材料（ナイロン、PBT、豚毛など）によってももちろん異なりますが、同じ材料であっても毛の長さと太さによっても異なります。一般的に毛の硬さは、毛の長さの2乗に反比例し、毛の太さ（直径）の2乗に比例するといわれています（図③-1）。つまり、毛の長さが2倍になると硬さは1/4に、毛の太さが2倍になると硬さは4倍になるわけです。メーカーはこれを利用して、毛の長さを調節したり（図③-2）毛の太さを調節して（図③-3）毛の硬さを変えています。

参考文献
1. Harrington JH, Terry IA. Automatic and hand toothbrushing abrasions studies. J Am Dent Assoc 1964; 68: 343-50.

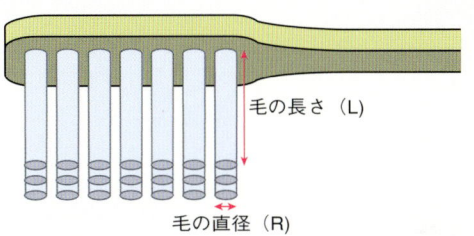

図③-1　歯ブラシの毛の硬さと毛の長さ、太さとの関係（参考文献1より引用）。

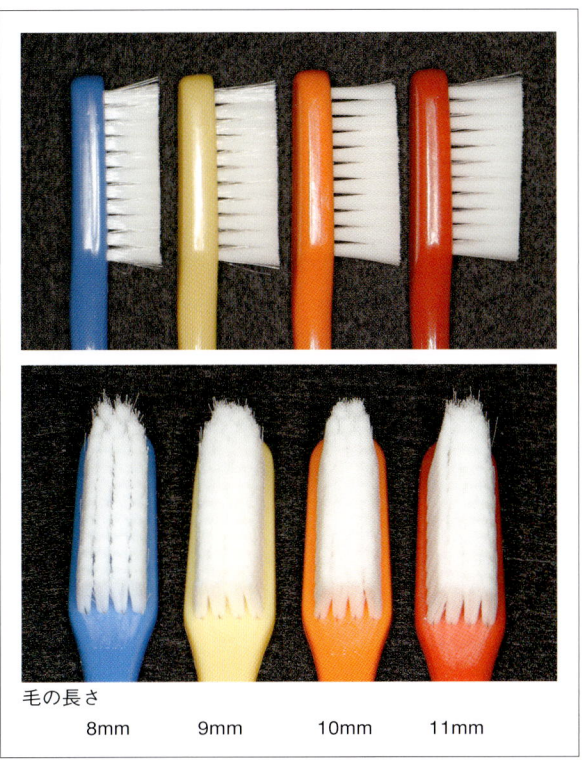

図③-2　毛の長さによる硬さの調整。0.07mmの極細毛が約11,000本植毛されている、毛の長さがそれぞれ異なる歯ブラシ。11mmなど毛が長いものは、炎症が強くて通常の歯ブラシが使えないときに使用する。

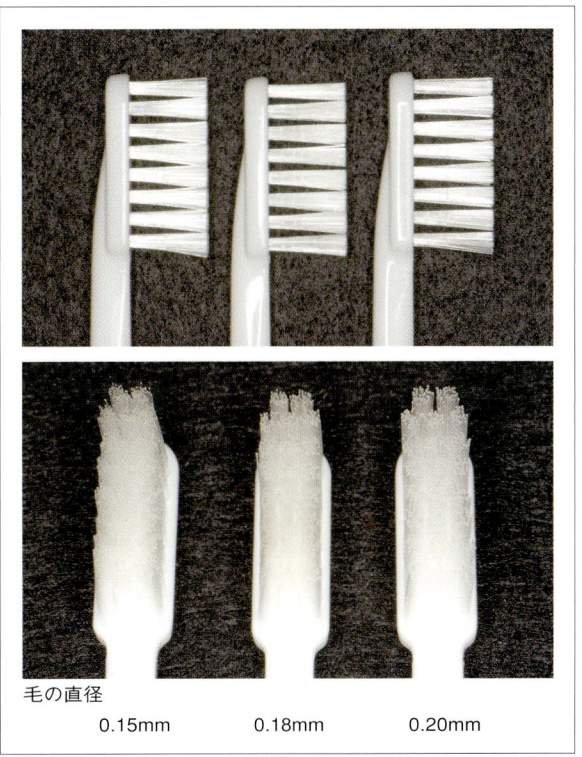

図③-3　毛の太さによる硬さの調整。

補講その④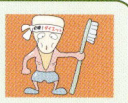

歯ブラシの硬さ──Part Ⅱ

市販の歯ブラシの硬さ表示は、どのように決められているのでしょうか？　新JIS規格によると、毛の長さを7mmに揃えた後、荷重をかけて変形するときの荷重/植毛面積（N/cm²）で割り出し、そのときの値から「硬め」「普通」「軟かめ」という表示を決めています（図④-a、b）。賢明な読者は気づかれたかもしれませんが、そもそも7mmに毛を揃えるという出発点から無理があります。図③-2（17ページ）のように毛の長さで硬さを調節してる歯ブラシは、すべて同じ硬さ表示になってしまいますし、山切りカットのような変則的な毛の長さの歯ブラシは、評価が困難になります。

つまり「新JIS規格表示では硬めですが、使用感覚は普通です」という、消費者が混乱するような表示になることがあるわけです。おまけに図④-bを見ておわかりのように、普通の硬さでも硬めや軟かめと重なっている部分がありますので、メーカーの裁量で硬さ表示ができるということになってしまいます。

ISOなどのような国際的な機関で世界的基準を作る動きもありますが、今のところは歯科衛生士自身が、患者さんの持参した歯ブラシを手にとって確認するほうが確実なようです。

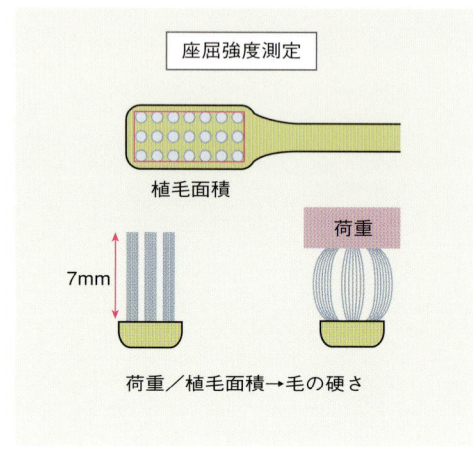

図④-a｜図④-b

図④　新JIS規格による、歯ブラシの硬さ表示の出し方。
図④-a　座屈強度測定。
図④-b　座屈強度の「硬め」「普通」「軟かめ」の基準。

なければなりません。例えば、右利きの患者さんは左側のブラッシング時に、ブラッシング圧が強くなりやすい（図1-14）と昔からよく言われていますが、右側をブラッシングするためにブラシを持ちかえ、ブラッシング圧が強くなる患者さんもおられます（図1-15）。また、歯肉の炎症にばかり気を取られて、歯肉退縮のリスクの高い部位を見過ごしていると、バス法を指導したとたんに歯肉

退縮が起こり出すこともあります。というのもバス法は、歯頸部のプラークを除去するには最適ですが、その反面、辺縁歯肉に強いブラッシング圧がかかりやすいからです。

このようにブラッシング指導は、患者さんに合わせたオーダーメードが基本ですから、通りいっぺんの指導にならないよう気をつけたいものです。

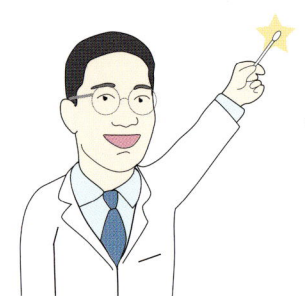

アンダーブラッシングに気を取られていると、オーバーブラッシングを見落とすので要注意！

第1章　歯ぐきの一大関心事"歯肉退縮"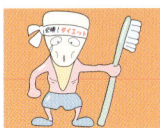

ブラッシング圧

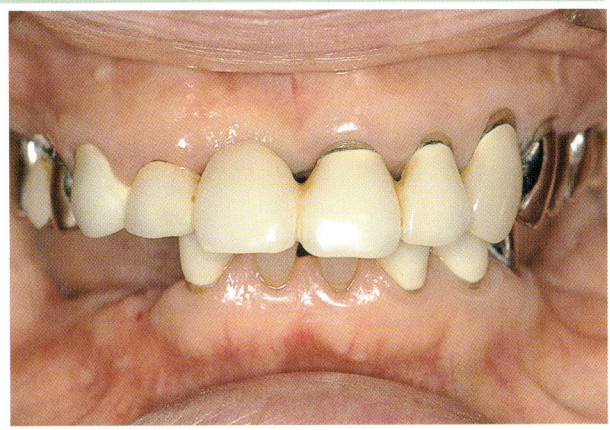

図1-14　左側のブラッシング圧が強い場合。|1 2 3はブラッシング圧が強く、逆に3 2|は歯ブラシを持ちかえたときに、磨きとばしてしまっている。

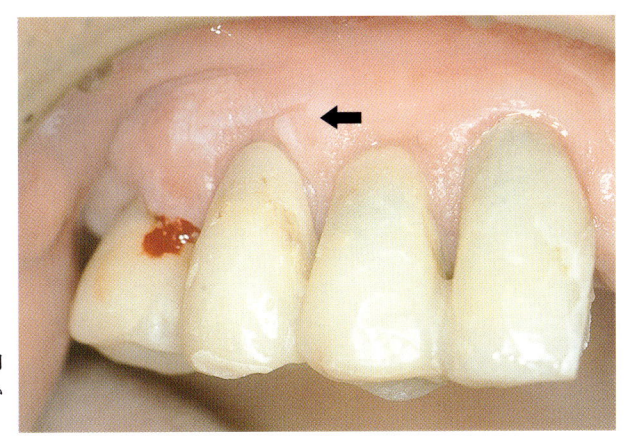

図1-15　右側のブラッシング圧が強い場合。結合組織移植で歯肉を厚くしたにもかかわらず、5|に「クレフト（cleft）」がでてきている。

POINT　第1章-2 これだけは！

- ■歯肉退縮の記録には、CEJから歯肉頂までの距離をプローブで測るか、口腔内写真を利用する。
- ■歯肉の退縮量は、歯肉退縮の結果に過ぎないので、歯肉退縮のリスクを把握することが大切である。
- ■歯肉退縮のリスクは、骨、歯列、歯肉のそれぞれに関して評価し、それにブラッシングを加味して診断する。
- ■歯肉の炎症にばかり気を取られていると、歯肉退縮のリスクを見過ごすことになるので注意が必要である。

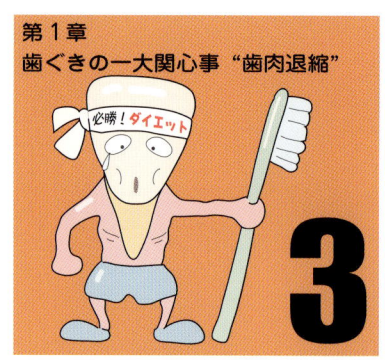

歯ぐきのダイエット？
リバウンド法？
歯肉退縮治療編

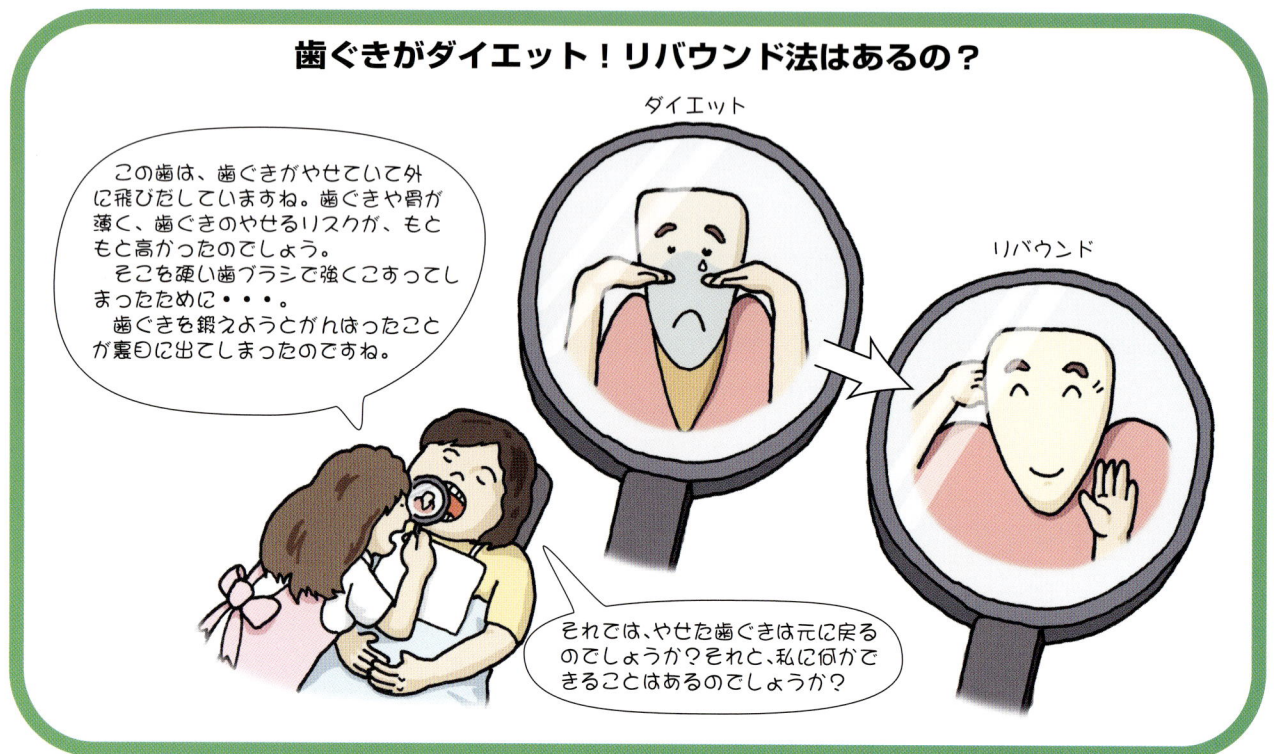

歯肉退縮は治るの？

　退縮した歯肉が元の位置に戻れば、患者さんにとってこれ程ハッピーなことはありません。ただ自然に戻るということはなかなか難しいようです。ブラッシングが主な原因ということであれば、それを改善することである程度は元に戻ることはあります(図1-16)。しかし、歯肉退縮はすでに骨がなくなっているので、骨と歯肉が自然にはい上がってくるとか、歯肉だけが自然にはい上がってくることは、生物学的に考えても可能性が低いといえます。

　これまでのお話では、歯肉退縮の原因を考え、診査診断まで説明しました。次に患者さんの関心事となるのは、歯肉退縮の治療方法です。歯肉退縮は治るのか、また、どのような治療法があるのか、この項ではそこにスポットを当ててみます。

第1章　歯ぐきの一大関心事 "歯肉退縮"

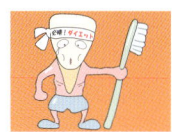

ブラッシング指導後の歯肉退縮の改善例

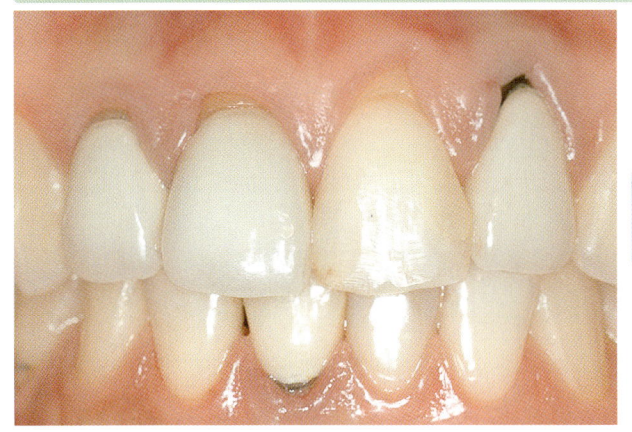
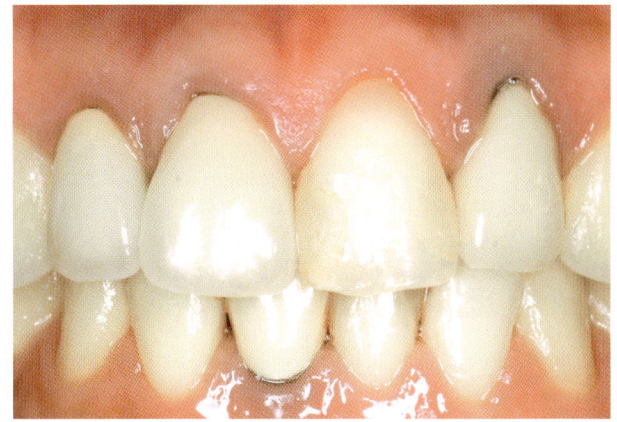

図1-16-a　強いブラッシング圧で|1 2|にクレフトや歯肉退縮が起こっている。

図1-16-b　ブラッシング圧がコントロールできるようになった12ヵ月後。歯肉退縮は改善している。

結合組織による根面被覆術

図1-17-a|図1-17-b

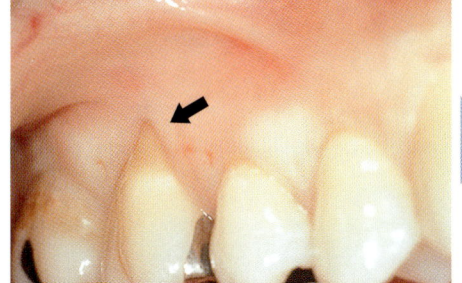
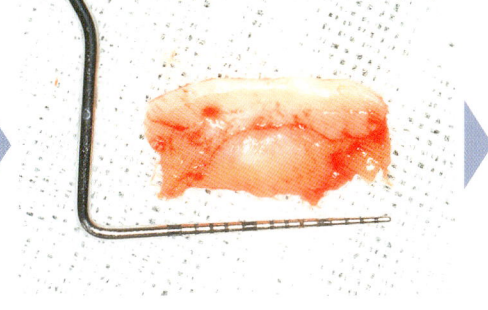

図1-17-a　|6 近心根に歯肉退縮を認める。
図1-17-b　口蓋側から結合組織移植片を採取したもの。

図1-17-c|図1-17-d

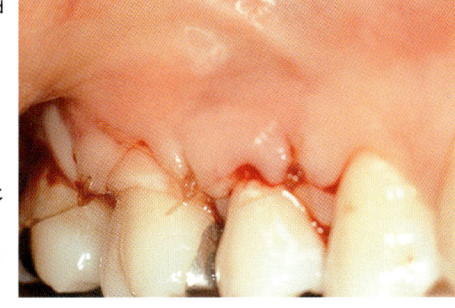
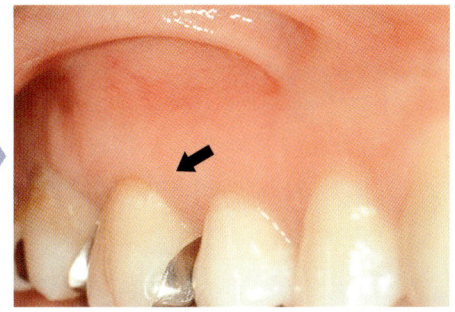

図1-17-c　歯肉退縮部に移植を行う。
図1-17-d　移植手術3ヵ月後の同部。

退縮した歯肉を元に戻す裏技

　退縮した歯肉を元の位置に戻すには、人為的に手術を行う必要があります。歯周外科の1つである「根面被覆術」がそれで、いくつかの方法があります。なくなった歯肉を近所から調達してくる方法として、根尖側に残っている歯肉を引っ張り上げてくる「歯肉弁歯冠側移動術」や、横に残っている歯肉を移動させてくる「歯肉弁側方移動術」があります。その他、「遊離歯肉移植術」や「結合組織移植術」(図1-17)という方法もあり、ちょっと遠方から歯肉(口蓋歯肉)の移植片を調達してきます。根面への付着をより強いものにするために、膜を使った「GTR法(組織誘導再生法)」を応用する場合もあります。

移植片への血液供給

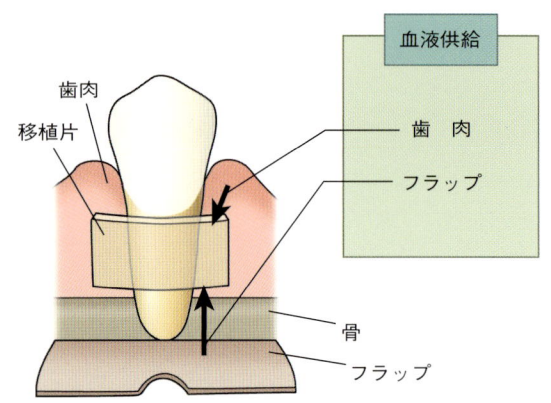

図1-18-a　隣接面の骨レベルが低い場合。歯根膜や骨膜からの血液供給が少なく、血管のない根面上に置いた移植片は壊死してしまう。

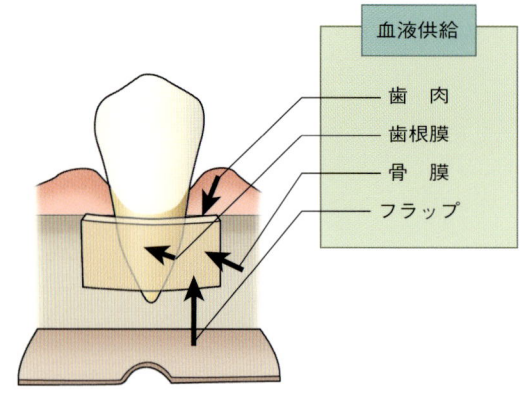

図1-18-b　隣接面の骨レベルが高い場合。

ミラーの分類

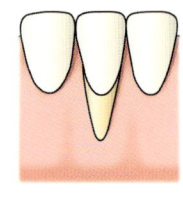

Class 1

歯肉退縮はMGJ（歯肉歯槽粘膜境）を越えていない。歯間部の骨、軟組織の喪失がない。

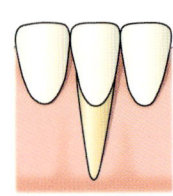

Class 2

歯肉退縮はMGJに達するか越えている。歯間部の骨、軟組織の喪失がない。

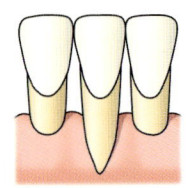

Class 3

歯肉退縮はMGJに達するか越えている。歯間部の骨、軟組織の位置はCEJ（セメントエナメル境）より根尖側にあるが、退縮した辺縁歯肉のレベルまで達していない。

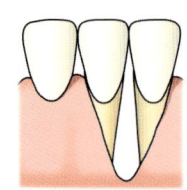

Class 4

歯肉退縮はMGJに達するか越えている。歯間部の骨の位置が退縮した辺縁歯肉のレベルまで喪失したもの。

図1-19　根面被覆術の適応症は、Class 1とClass 2である。Class 3とClass 4では、部分的な根面被覆かあるいは失敗に終わる。

根面被覆術さえすればすべて治るの？

　根面被覆術を行うにあたって、どの術式を使うにしても適応症を守らなければなりません。特に大事なことは、隣接面の骨レベルです。歯周病に伴って歯肉だけでなく、隣接面の骨レベルが下がっている場合では、根面被覆術は失敗に終ります。なぜなら骨がないということは、骨膜や歯根膜からの血液供給がないことになるからです。つまり、手術によって根面に持ってきた移植片は、血液供給がないので壊死してしまうのです（図1-18）。

　第1章1のお話の中で歯肉退縮の原因を、骨が元々ない場合と、歯周病などにより後からなくなってしまう場合とに分けて説明しました。このことから根面被覆術で治る可能性が高いのは、前者ということになります。

　根面被覆術の適応症を考えるとき、知っておくと便利な分類法があります。「ミラーの分類」（図1-19）と呼ばれるものです。この分類では、Class 1とClass 2が根面被覆術の適応症になります。

第1章　歯ぐきの一大関心事 "歯肉退縮"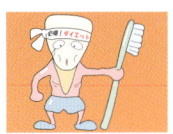

歯肉退縮をメインテナンスしていく方法

いくら根面被覆術の適応症であっても、手術を受け入れる患者さんは限られています。歯肉退縮を起こしている患者さんの多くは、手術をしないでメインテナンスしているのが実態でしょう。前項でも述べましたが、歯肉退縮を起こしているからといって積極的な治療の対象になるとは限りません。歯肉退縮が進行性でなく（つまり退縮がストップしている）、プラークコントロールが良好で炎症も認めないようであれば、そのままメインテナンスしていくこともあります。また逆にこれらの条件が揃っていても、審美的な問題や根面う蝕、知覚過敏などの問題があれば治療の対象になります。

ここでいうメインテナンスとは積極的な治療はしないということですが、これは何もしないということではありません。すでに起こってしまった歯肉退縮には手をつけないかわりに、これからさらに歯肉退縮が進行しないよう監視していくのが目標となります。そのためには、現存する歯肉退縮の程度と患者さんの歯肉退縮のリスクを把握しておく必要があります。その患者さんの歯肉退縮の原因は何なのかを自分なりに考えて（歯肉退縮のリスクの把握）、前回と比べて歯肉退縮が進行していないかを診査により確認します（第1章1、2参照）。ブラッシングは患者さん自身で改善できる唯一のリスクですから、来院の度にチェックする必要があります。

歯肉退縮をメインテナンスしていくうえで、特に気をつけなければならないのが、根面う蝕です。たとえ歯肉退縮が進行していなくても、根面う蝕になってしまっては治療としては失敗です。これに関しては次項でお話ししましょう。

POINT　第1章−3　これだけは！

■歯肉退縮の治療には歯肉を元に戻す治療と、元には戻さないがさらなる退縮が起こらないよう監視していく治療（メインテナンス）がある。
■歯肉を元に戻すには多くの場合、手術（根面被覆術）が必要である。
■歯周病により隣接面の骨が吸収している場合、根面被覆術は適応でないことが多い。
■歯肉退縮をメインテナンスしていく場合、歯肉退縮の程度とリスクを把握しておくことが出発点である。
■歯肉退縮を起こしている患者さんは、根面う蝕のリスク管理は欠かせない。

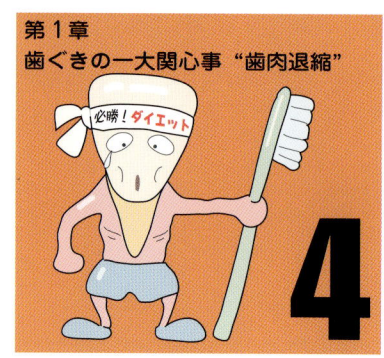

第1章
歯ぐきの一大関心事 "歯肉退縮"

4

歯周病の落とし子
－根面う蝕－

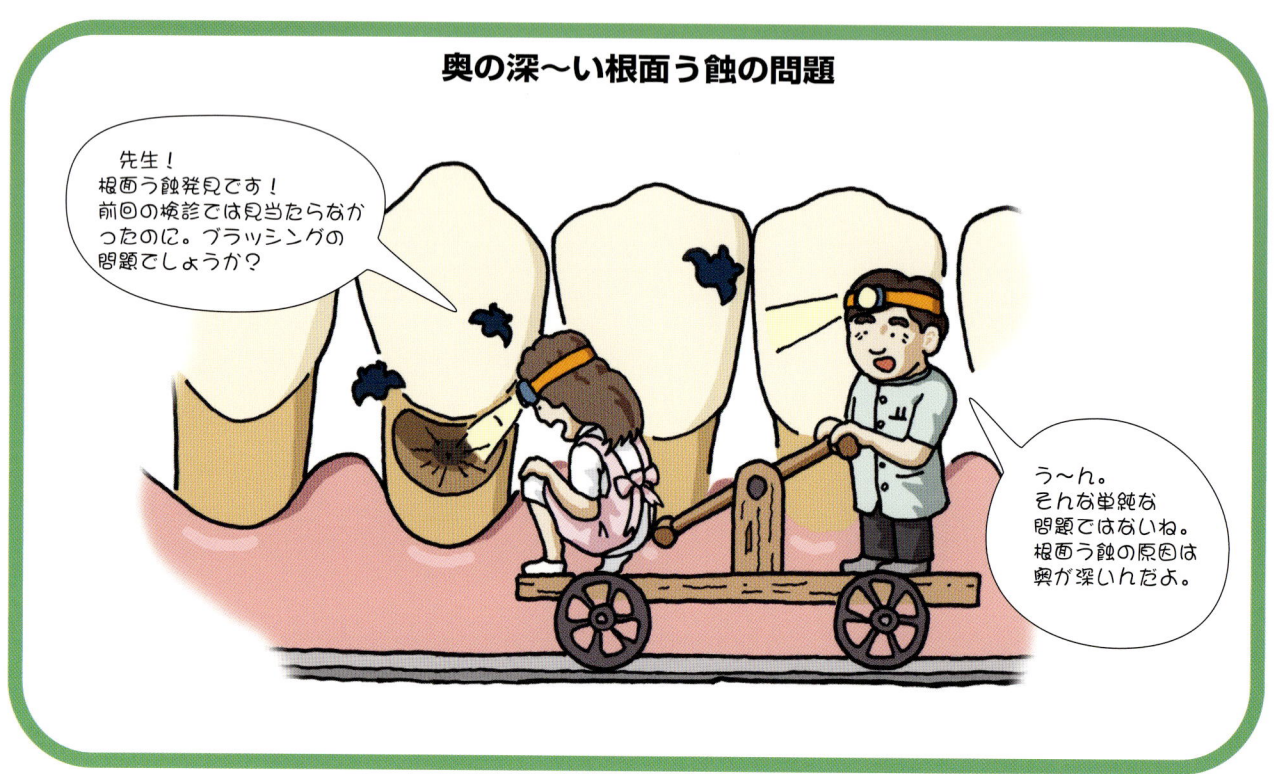

奥の深〜い根面う蝕の問題

歯周治療の落とし穴

歯肉退縮を起こしている患者さんを診査していると、露出した根面にう蝕が見つかりました。もちろんう蝕の治療はしなければいけませんが、何が原因だったのでしょうか？　この根面う蝕という問題は、歯周治療の大きな落とし穴となっています。露出した根面が今はう蝕になっていなくても、メインテナンスに入ってからう蝕になってしまうこともあります。つまり歯肉退縮を起こしている患者さんは、つねに"根面う蝕予備軍"であるという認識をしておかなければなりません。

この項では歯肉退縮のメインテナンスで欠かせない、根面う蝕のリスク管理についてお話します。これを機に、転ばぬ先の杖をゲットしましょう。

根面う蝕の注意信号

歯肉退縮の結果、露出した根面はエナメル質よりもいっそう酸に溶けやすくなっています（図1-20）。おまけにエナメル質のようにツルツルしていないので、プラーク

第1章　歯ぐきの一大関心事"歯肉退縮"

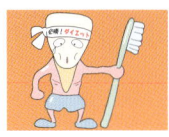

根面の特徴

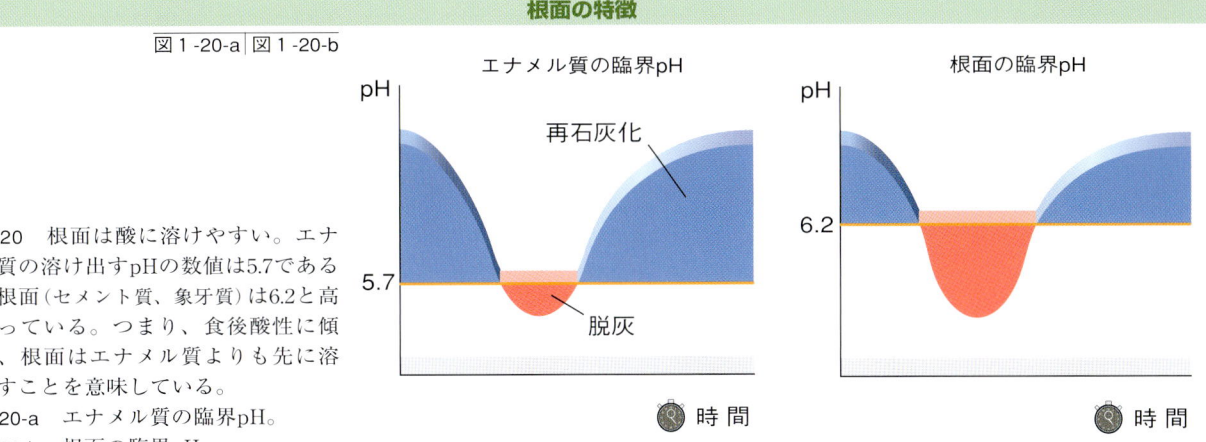

図1-20　根面は酸に溶けやすい。エナメル質の溶け出すpHの数値は5.7であるが、根面(セメント質、象牙質)は6.2と高くなっている。つまり、食後酸性に傾くと、根面はエナメル質よりも先に溶け出すことを意味している。
図1-20-a　エナメル質の臨界pH。
図1-20-b　根面の臨界pH。

根面の陥凹

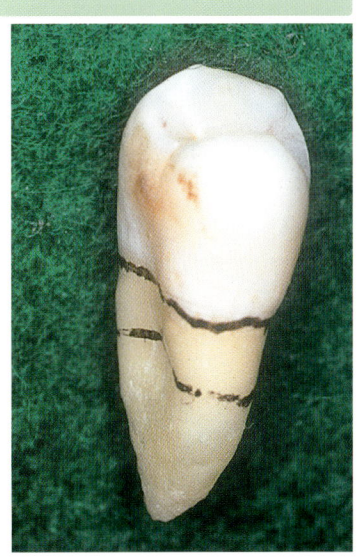

図1-21　上顎第一小臼歯近心面の陥凹部。歯肉が退縮し根面の露出量が大きくなればなる程、根面の陥没が深くなり、プラークコントロールが難しくなる。

が付着しやすく、取れにくくなっています(図1-21)。根面にはくぼみもあり、根面の露出量が大きくなるにつれくぼみは深くなる傾向があります。しかもくぼみは隣接面に多いので、プラークコントロールの難所となっています。つまり、根面は磨きにくくプラークがたまりやすいうえに溶けやすいわけですから、う蝕のリスクが非常に高くなっていることを意味します。

歯周病患者さんは多かれ少なかれプラークコントロールに問題があったわけですから、それらが改善しないと歯周病に加えて根面う蝕でも苦しむことになります。特に、歯周病菌と虫歯菌の両方を持ち合わせている患者さんは注意が必要です。

歯周病を持つ患者さんの年齢くらいになると、高血圧や糖尿病などなんらかの全身疾患があり、薬を常用している場合が多くなります。これらの薬は唾液の量を減らしてしまうことがあります。また歯周病のためによく噛めなくなったことが原因で、唾液が減ってしまうこともあります。唾液はう蝕を防ぐ数少ない味方ですから、これが減少してしまうのは大きな痛手です。

また歯周病患者さんの生活習慣が変わることも、根面う蝕の注意信号です。例えば、歯周病を持つ患者さんの年齢の場合では、この不況下ではリストラ対象となっているようです。リストラの結果、生活習慣がガラッと変わってしまうことも珍しいことではありません。生活習慣が変わると、当然食生活や口腔清掃習慣に影響がでます。う蝕の原因になる飲食物を多く摂取するようになっ

25

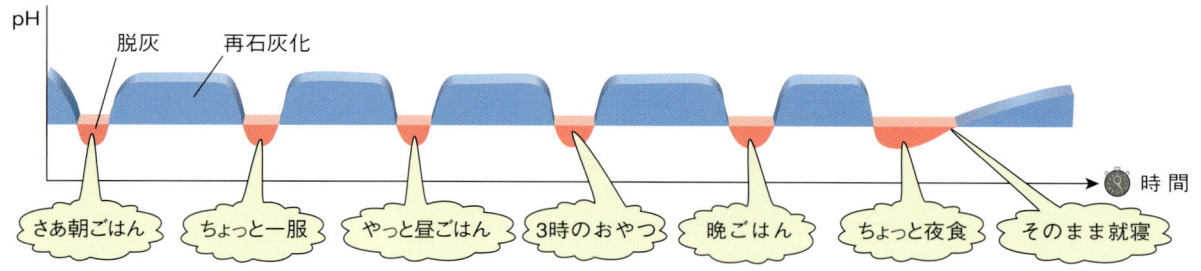

図1-22　飲食の回数と歯の脱灰のおいしい関係。飲食の回数が増えると歯の脱灰（赤色の部分）に傾く時間が増える。それが再石灰化（青色の部分）を上回れば、歯は溶けていくことになる。

フッ化物の医院内応用

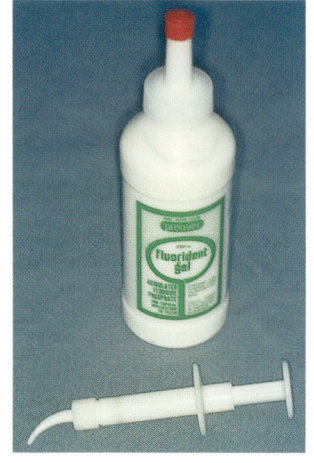
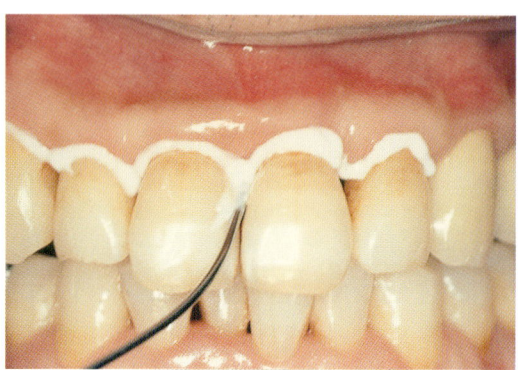

図1-23-a　根面へのフッ化物塗布は、流れにくいゲル状のものが使いやすい。
図1-23-b　しっかりと塗布できているかどうか把握できるよう、透明よりも白色ゲル状のものを使用すると確認しやすい。

たりその回数が増えたりすることは、う蝕の黄色信号です（図1-22）。このような生活習慣の変化は、前述の薬のことと共に、術者側が気がつかない間に起きていることが多く、メインテナンスの途中で急にう蝕のリスクが高くなるということもあるわけです。

う蝕のリスクの上昇がないかをつねに念頭において患者さんと接していることが大切です。虫歯菌の量などはキットを使わなければ知る由もありませんが、唾液の問題や生活習慣の問題などは、問診や患者さんとの会話の中でかなりチェックができます。我々の問題意識が大切なわけです。

根面う蝕のリスク管理

　根面う蝕のリスクを下げるには、どうしたらよいのでしょうか？　それにはまず、患者さんのう蝕のリスクを知ることが大切です。
　最近は、う蝕のリスクを測定するさまざまなキットが市販されるようになっています。それらを活用し、チャートにしてリスク管理をするのも大変結構なことと思います。しかしその前に、我々は日常の臨床の中で、

根面う蝕の予防策

　根面う蝕の予防対策には、いくつかのポイントがあります。順を追って説明していきましょう。
①いかに根面を強くするか
　やはりフッ化物の応用が効果的でしょう。医院内での根面へのフッ化物塗布（図1-23）や家庭内でのフッ化物入り歯磨剤の使用（**補講その⑤**）、あるいはフッ化物洗剤

第1章　歯ぐきの一大関心事"歯肉退縮"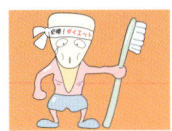

唾液の流れとう蝕のリスク

図1-24-a｜図1-24-b

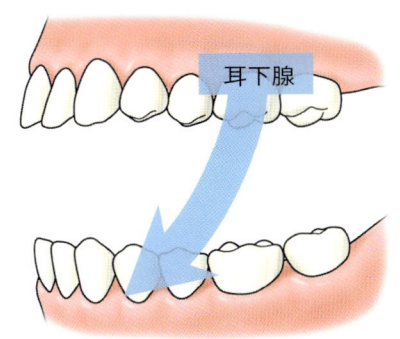
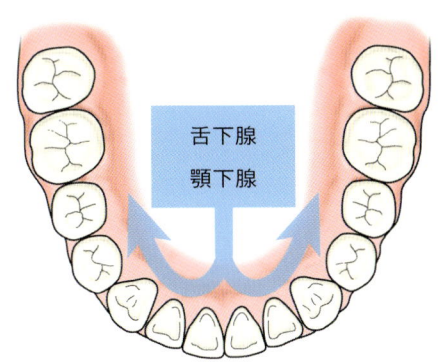

図1-24-a　耳下腺唾液は、上顎第一大臼歯の頬側面あたりから前下方へ流れていく。そのため上下とも第二大臼歯の頬側面は唾液が不足気味であり、う蝕リスクが高い。

図1-24-b　顎下腺唾液や舌下腺唾液は、下顎前歯の舌面にあたって、後方に流れていく。下顎臼歯部舌側面は、すべての唾液の流出路になっており、う蝕リスクは低い。

補講その⑤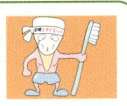

Toothpaste Technique

「歯磨剤は長い時間磨けないので使わない方が良い」という考え方は、プラークの除去という意味では間違いではないかもしれませんが（歯磨剤を使う方がプラークの除去効率が上がるということも言えますが…）、歯磨剤に含まれるフッ化物を、積極的にう蝕予防に取り入れることを考える場合には正しいとは言えません。歯磨剤を使った家庭内でのフッ化物応用（Toothpaste Technique）の最大の利点は、患者さんが新たに道具を追加する必要がないというところにあると思います。ちょっとした使い方の変更でフッ化物の恩恵が増えるわけですから、積極的に取り入れたいものです。使用する歯磨剤はフッ化物濃度が厚生労働省の認める上限1,000ppmFに近いものを選び、1回につき大人で最低0.5g（図⑤）は使うようにします。またうがいに使う水の量は少なくし、うがいの回数を極力おさえることも重要です（表⑤）。

図⑤-a｜図⑤-b

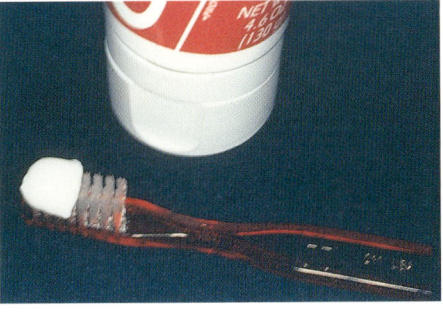
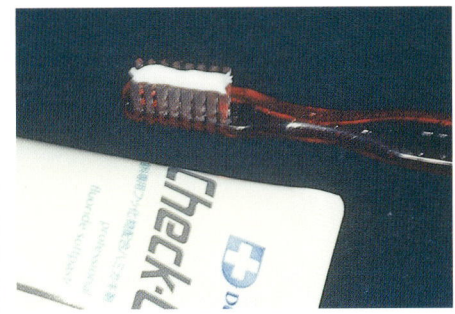

図⑤-a　通常のノズルの場合、使用する歯磨剤の量は歯ブラシの清掃部の約半分の量が必要である。

図⑤-b　ノズルの細いタイプの場合、使用する歯磨剤の量は歯ブラシの清掃部全体の量が必要である。

表⑤　フッ化物配合歯磨剤の有効な使い方

> 洗口後、口腔内に有効なフッ化物の量を
> 長時間保持するのが目標
>
> ■フッ化物濃度の高い製品を選ぶ
> ■就寝前には必ず、できれば1日2回以上使う
> ■十分な量（大人0.5g以上、子ども0.3g以上）を使う
> ■過度の洗口を避ける
> ■使用後飲食は控える

などをぜひ取り入れたいものです。

②いかに根面に虫歯菌を溜めないか

　もちろんプラークコントロールということになります。歯周病と違ってう蝕は、場所によりリスクが変わります。特に唾液の恩恵の受けにくい部分を重点的にチェックしましょう（前ページ図1-24）。

③いかに虫歯菌にエサを与えないか

　食生活の指導は、う蝕誘発性、口腔内停滞性の高いものを極力避けると共に、間食を含めた飲食の回数を減らす努力が必要です。

④いかに唾液という味方を増やすか

　咀嚼機能を回復させたり、食生活を指導（よく噛む、ガムを噛むなど）して唾液の量を増やすようにアプローチしましょう。平行して投薬などのチェックをし、唾液の量を減らしている原因除去に努めることも大切です。

　これらを参考に皆さんも、う蝕と歯周病の両方に目の届く広い視野を持った歯科衛生士を目指してもらいたいと思います。

POINT　第1章—4　これだけは！

■歯周病患者は根面が露出していることが多く、根面う蝕の監視が必要である。
■根面はプラークコントロールが難しいだけでなく、酸に溶けやすい。
■服薬による唾液の減少や、生活習慣の変化などで、急に根面う蝕になりやすくなる場合がある。
■根面う蝕の予防の前に、リスクの把握が大切である。
■予防策として、フッ化物による根面の強化と共に、虫歯菌を根面に溜めず、エサを与えないよう注意する。また、数少ない味方である唾液の量を増やすよう努力する。

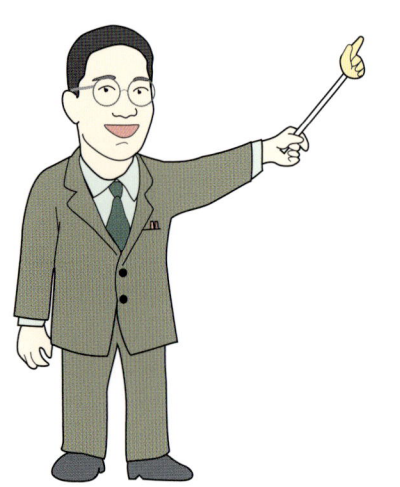

う蝕と歯周病をバランスよくケアできる歯科衛生士を目指しましょう！

第 2 章

プロービングを極める

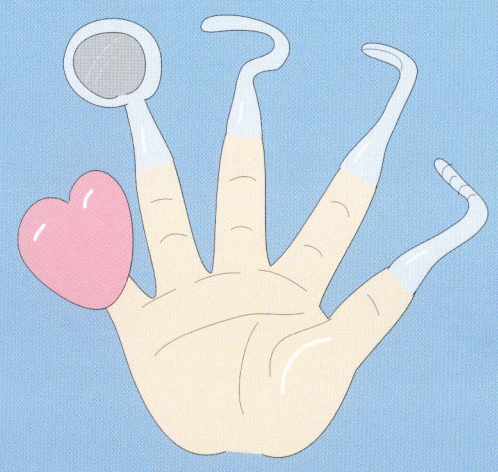

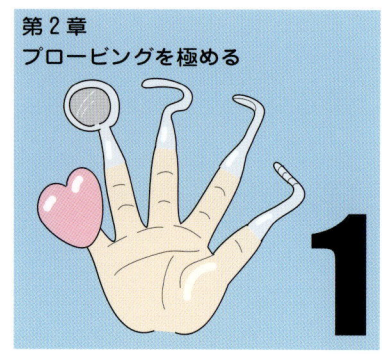

第2章 プロービングを極める

プロービング
―達人への道―

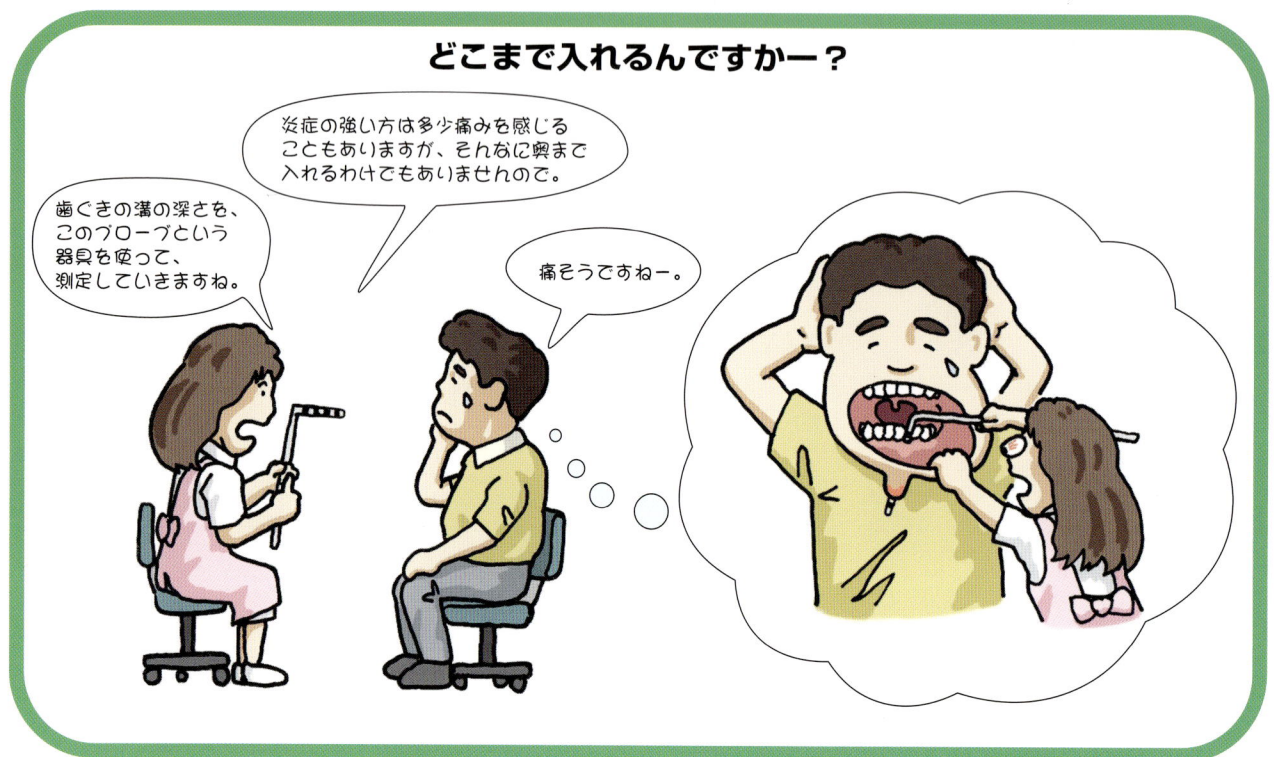

なんといっても プロービング

　歯周病を診断するには、歯肉溝の深さをまずは知りたいところです。なぜなら歯肉溝が深いということは、それだけ細菌の住みかがたくさんあるということですし、歯肉溝が深ければ深い程、歯周病菌の好きな環境になっていくからです(**補講その⑥**)。

　目に見えない部位においては、エックス線写真を使えば骨や歯といった硬組織の状況はわかりますが、歯肉という軟組織の情報まではわかりません。最近では、ファイバースコープをポケット内に挿入して調べる試みもされていますが、ここではもっともオーソドックスかつ重要な「プロービング」を、取り上げてみました。

　前章では、歯肉退縮を中心に歯肉を外から眺めたときのお話をしてきましたが、ここからしばらくは、歯肉の見えないところのお話を進めていきます。

プローブの先には 何があるの？

　私たちはプローブ(Probe)を歯肉溝の中に入れ、その

第2章　プロービングを極める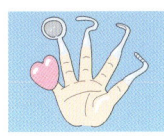

補講その⑥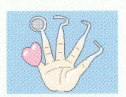

深いポケットはなぜ悪い？

　プロービングをして我々が一喜一憂するのは、「深いポケットが悪い」ということが根本にあります。ではどうしてポケットが深い（表⑥）と良くないのでしょうか？

　まず数多くの疫学調査によると、深いポケット程付着の喪失や骨吸収を起こす確率が高いということがあります。文献にもよりますが、未治療のポケットですと 6 mm を超えるような深いポケットは、浅いものと比べて 3 ～ 5 倍悪くなりやすくなっています[1]。細菌に目を向けると、深いポケット程細菌の量が多く[2]、しかも歯周病菌が増えています[3]。しかしながら、これらを除去しようとしても深いポケットでは機械的除去（SRP）が困難になりますし[4]、いったん成熟してしまった細菌バイオフィルムには薬も効きにくい[5]ことがわかっていますので、踏んだりけったりです。やっぱり歯肉溝は浅いにこしたことはないようです。

参考文献
1. Greenstein G. Contemporary interpretation of probing depth assessments:diagnostic and therapeutic implications. A literature review. J Periodontol 1997; 68 (12) : 1194-205.
2. Moore WE, Moore LV. The bacteria of periodontal diseases. Periodontol 2000 1994; 5: 66-77.
3. Wolff L, Dahlen G, Aeppli D. Bacteria as risk markers for periodontitis. J Periodontol 1994; 65 (5 Suppl) : 498-510.
4. Waerhaug J. Healing of the dento-epithelial junction following subgingival plaque control. II: As observed on extracted teeth. J Periodontol 1978; 49 (3) : 119-34.
5. Donlan RM, Costerton JW. Biofilms: survival mechanisms of clinically relevant microorganisms. Clin Microbiol Rev 2002; 15 (2) : 167-93.

表⑥　深いポケット

- ■付着の喪失を起こす可能性が高い
- ■細菌が多く、歯周病菌がはびこっている
- ■機械的プラークコントロールが困難
- ■成熟したバイオフィルムには、化学的プラークコントロールも困難

プロービング値と歯肉溝の深さ

図2-1　プロービング値＝歯肉溝の深さ？

深さを測っています。このプロービング値（Probing Depth）を、「歯肉溝の深さ」として代用しているわけです。しかし、プローブが歯肉溝の底で止まるとは限りません。なぜなら、さまざまな状況によってプローブの止まる位置は変化しているからです（図2-1）。

プローブストッパー

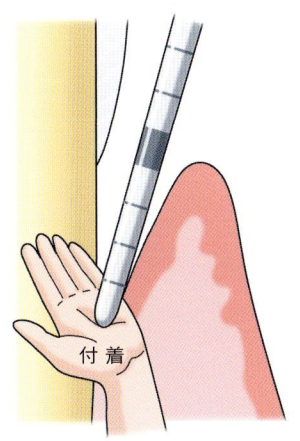

図2-2　付着はプローブストッパー。

　プローブが止まるということは、歯に何かがひっついたためにプローブが入り込めないわけです。プローブの侵入を阻止するもの、それが歯肉と歯の間にある「付着（Attachment）」（図2-2）と呼ばれるものです。

　この「付着」は、大きく分けて「上皮性付着」と「結合組

上皮性付着

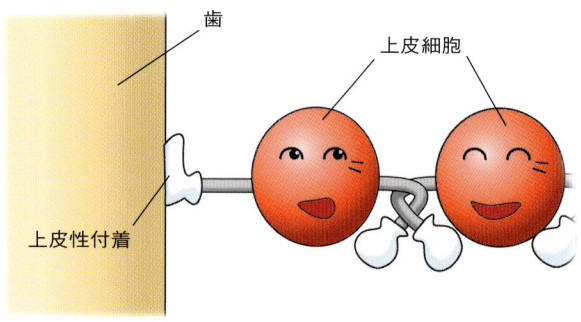

図2-3 上皮性付着は、上皮細胞そのものが「手」を出して歯面にひっついている。

織性付着」との2種類に分けられます。プローブを正しく使用するためには、この「付着」への理解が欠かせません。それでは、この2種類の「付着」について、プローブが出会う順に、お話ししていくことにしましょう。

第一の付着 "上皮性付着"

我々の体は上皮で覆われています。水分を失わないため、また体の内部を守るために「上皮細胞」と呼ばれる細胞がびっしりとシート状に体の表面を覆っています。歯肉も同じで、その表面は上皮細胞に覆われています。そしてプローブを歯肉溝に入れていったとき、最初に出会う付着が「上皮性付着(Epithelial Attachment)」と呼ばれるものです。上皮細胞が歯にひっついている「付着」のことを指します。

上皮性付着を顕微鏡でのぞいてみると、上皮細胞は「ヘミデスモゾーム(Hemidesmosome、半接着斑)」と呼ばれる斑点状の接着装置によって、歯面にひっついているようすがわかります。最近ではヘミデスモゾームの中の「接着分子」と呼ばれるタンパク質が、実際の付着に関わっていることがわかっています。いずれにせよ上皮性付着の場合、上皮細胞自身が「手」を出して歯にひっついていることが、重要なポイントとなります(図2-3)。なぜならこの「手」は、上皮細胞の機嫌で、出たり引っ込んだりするからです。つまり上皮性付着は再生しやすく、口腔清掃状態の悪化が起これば、簡単に破壊もしてしまうものなのです(図2-4)。

生理的な状況では、上皮性付着の幅は約1mmといわれています。ただし、歯周治療後の治癒形態によく見られるものに「長い上皮性付着」と呼ばれる1mmを越えた付着があります。これは適切な歯周治療を行った後の歯肉縁上、縁下のプラークコントロールが良好なとき、上皮細胞の機嫌が良くなったために大盤振る舞いをして多めに付着をすることです(図2-5)。この長い上皮性付着は、口腔清掃状態の悪化などで上皮細胞の機嫌を損ねてしまうと、せっかくの付着も剥がれやすくなるので注意が必要です。

第二の付着 "結合組織性付着"

上皮性付着の次に控えているのは、「結合組織性付着(Connective Tissue Attchment)」と呼ばれるものです。ご存知のように歯肉の結合組織にはコラーゲン線維が豊富に含まれています。そしてこのコラーゲン線維が歯根のセメント質に埋め込まれた付着が、結合組織性付着の本体です。もともとコラーゲン線維は「線維芽細胞」という細胞が、セメント質は「セメント芽細胞」という細胞が作り出したものです。この線維芽細胞とセメント芽細胞のそれぞれによって作り出された産物(つまりコラーゲン線維とセメント質)が絡み合ってできた「付着」、これを「結合組織性付着」と呼びます(図2-6)。上皮性付着は上皮細胞自身が手を出してひっついているわけですから、同じ「付着」といっても上皮性付着と結合組織性付着とでは、大きな違いがあるのです。

第2章　プロービングを極める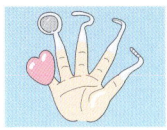

上皮性付着の破壊と再生

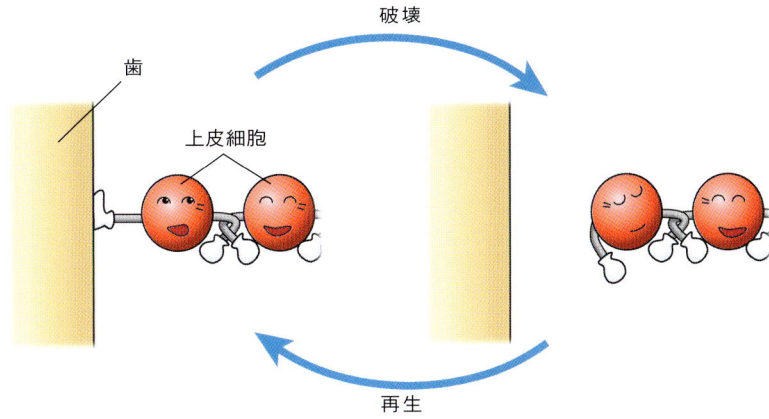

図2-4　上皮性付着は再生しやすく、破壊もしやすい。

長い上皮性付着

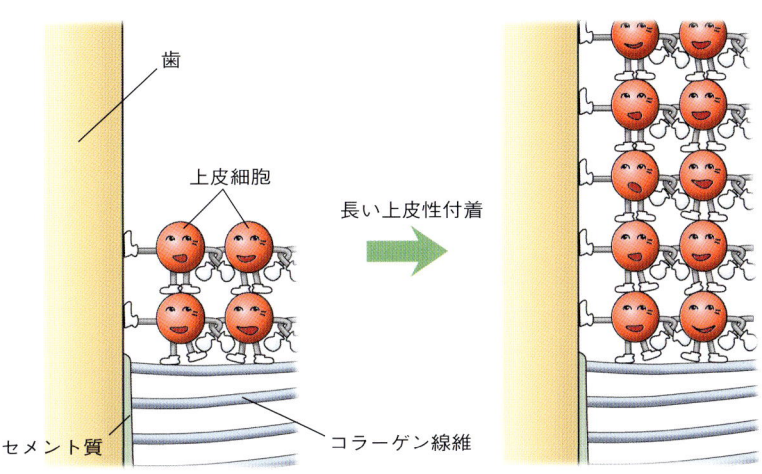

図2-5　歯周治療後、条件が揃えば、上皮細胞は大盤振る舞いし、多めに歯面に付着する。

結合組織性付着

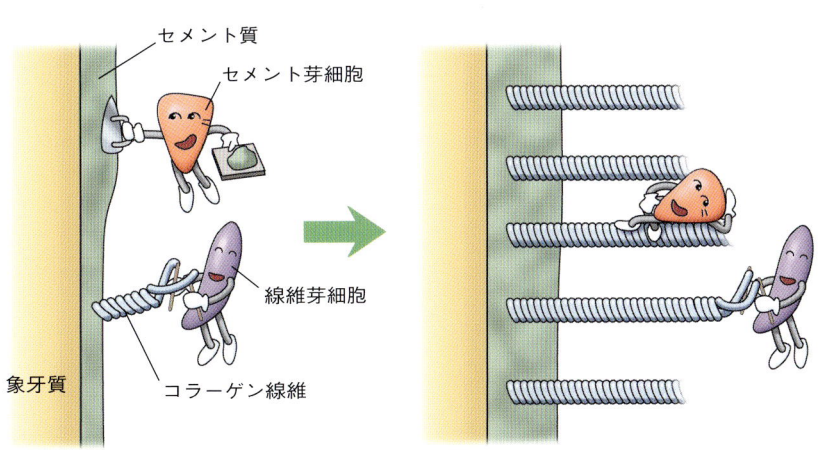

図2-6　結合組織性付着はセメント芽細胞の作り出すセメント質の中に、線維芽細胞の作り出すコラーゲン線維が埋め込まれたものである。

結合組織性付着の獲得と喪失

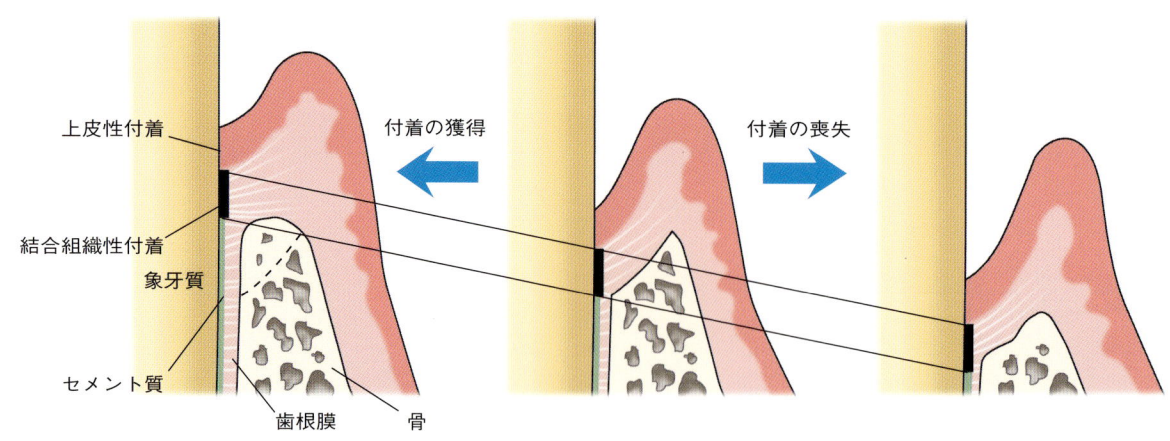

図2-7　結合組織性付着は、骨頂から約1mmの幅でつねに存在する。

　この結合組織性付着を再生しようとすると、線維芽細胞やセメント芽細胞をたくさん集め、お互い仲良く連係プレーをさせなければなりません。これは非常に難しいことで、歯周治療における再生療法の最大の課題となっています。逆に、この結合組織性付着を破壊しようとすれば、コラーゲン線維を切り刻む酵素（コラゲナーゼ）を作り出さなければならないので、これもまた容易なことではありません。つまり結合組織性付着は上皮性付着に比べ、再生や破壊が起こりにくいということを表しています。

　また、上皮性付着と異なる結合組織性付着の特性の一つとして、付着の位置が変化することがあげられます。一般的に付着の位置が、骨の吸収とともに根尖側に移動することを「付着の喪失（Attachment Loss）」、逆に歯冠側に移動することを「付着の獲得（Attachment Gain）」といいます（図2-7）。

　結合組織性付着の幅は約1mmと一定です。そのメカニズムは不明ですが、歯周病が進行し骨が吸収しているようなところでも、約1mmの結合組織性付着は保たれています。

生物学的幅径は「付着」の物差し

　生理的な状況ですと、上皮性付着および結合組織性付着は共に約1mmの幅があり、この合計約2mmを「生物学的幅径（Biologic Width）」と呼びます。健康な歯肉溝の深さである約1mmを加えた合計約3mmを、生物学的幅径と呼ぶこともあります（図2-8）。

　いずれにしても生物学的幅径は、付着の幅や歯肉の厚みを考えるときの基本形となります。これを基準にどう変化しているかを考えると、組織の状況を把握しやすくなることでしょう。

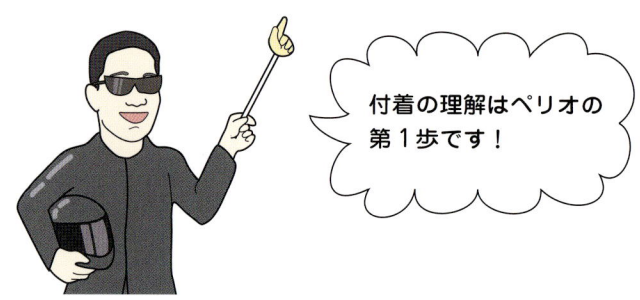

付着の理解はペリオの第1歩です！

第2章　プロービングを極める

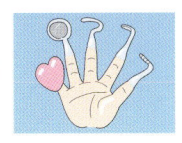

生物学的幅径

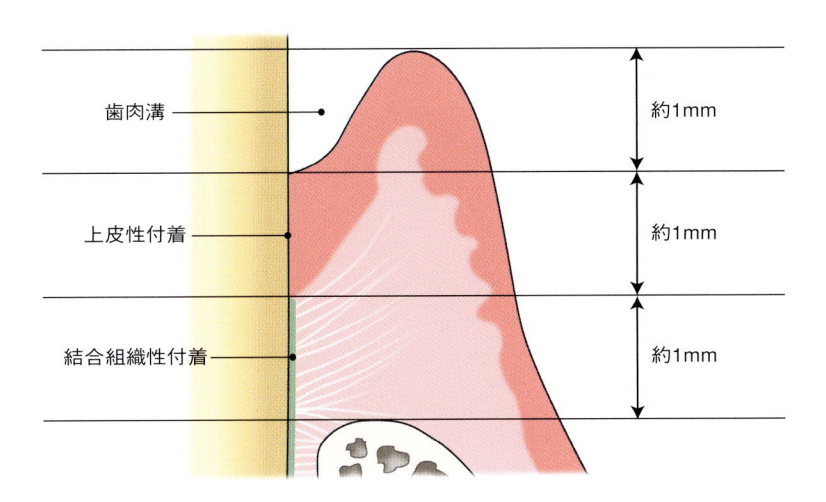

図2-8　生物学的幅径（Biologic Width）。

POINT　第2章－1　これだけは！

■歯肉の歯への付着には歯冠側から順に、「上皮性付着」「結合組織性付着」の2種類がある。
■上皮性付着は上皮細胞自身が付着しており、破壊や再生が比較的容易である。
■上皮性付着の幅は生理的な状況では約1mmだが、それ以上の幅で付着する長い上皮性付着と呼ばれるものもある。
■結合組織性付着は線維芽細胞とセメント芽細胞の産物による付着であり、上皮性付着に比べ、再生や破壊が起こりにくい。
■結合組織性付着の幅は生理的状況、病理的状況に関わらず約1mmである。

第2章
プロービングを極める

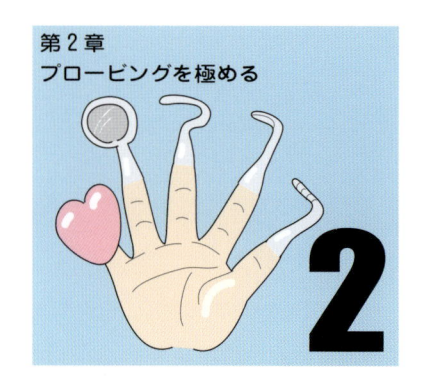

まだまだ続くプロービング
─達人への道─

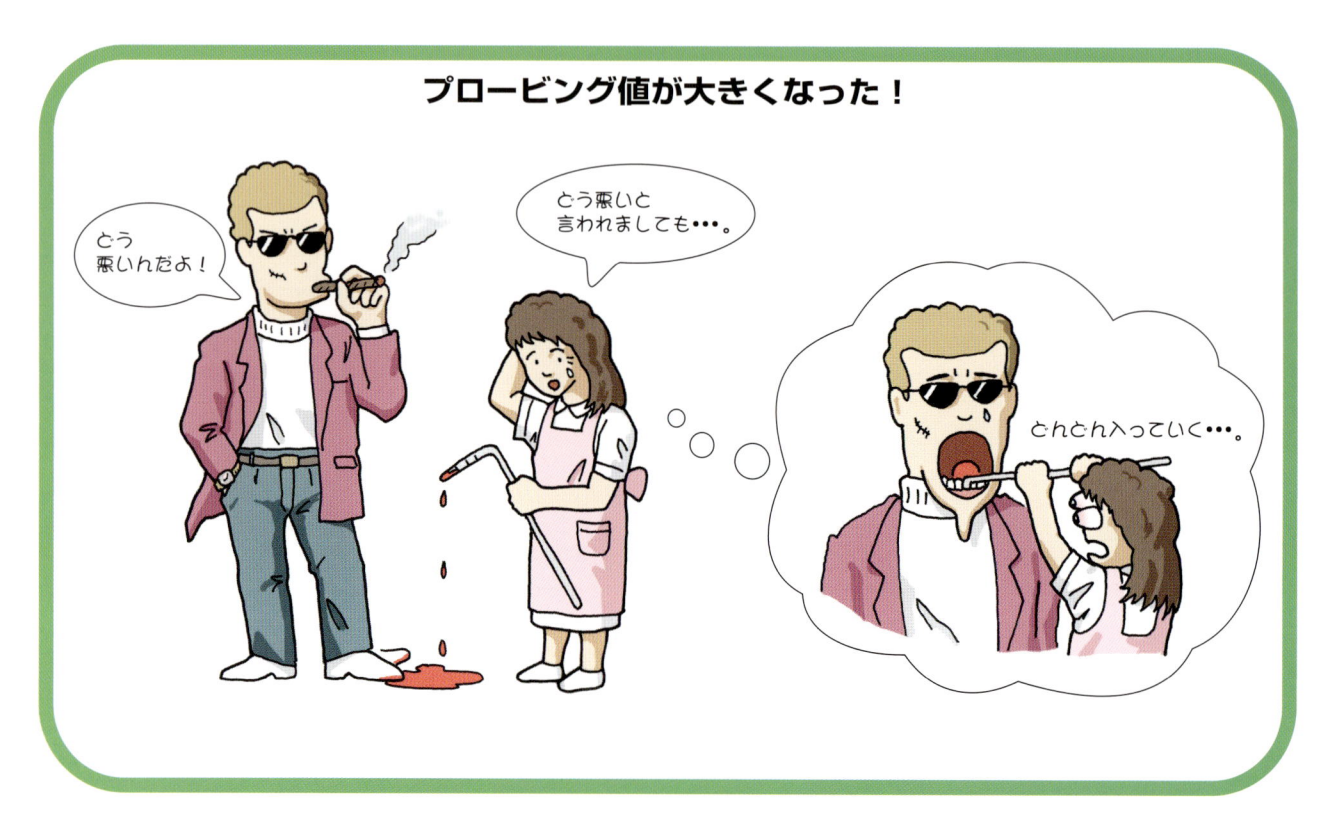

プロービング値が大きくなった！

どう悪いんだよ！

どう悪いと言われましても…。

どんどん入っていく…。

プロービング値が大きくなった！

　定期検診をしている患者さんにプロービングをしてみたところ、その値が大きくなっているところがありました。さあ大変！　いったいどうなったのでしょう？

　プロービング値というのは、歯肉のてっぺんの位置からプローブの先までの距離を指します（図2-9）。したがって歯肉のてっぺんが歯冠側に移動した場合（早い話が歯肉が腫れた場合）は、もちろんプロービング値は大きくなります（図2-10）。まずはそれを確認してみま

しょう。もし歯肉のてっぺんの位置が変わっていないのにプロービング値が大きくなっていたのであれば、プローブの先がより深く入るようになったということを意味します。

　では、プローブが深く入るようになったとは、どのような場合があるでしょうか？

　まず、歯肉の結合組織の影響が考えられます。歯肉の結合組織は主にコラーゲン線維でできていますが、炎症が起こるとこれらが破壊され張力が弱くなってしまいます（たるんだお肌を想像しましょう）。コラーゲン線維は、歯や骨に向かって歯肉をしっかり貼り付ける方向に走っ

第2章 プロービングを極める

プロービング値

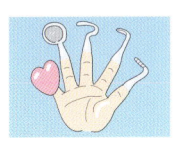

図2-9 適性プロービング圧（約25g重）で、プローブが止まる位置から歯肉頂までの距離がプロービング値になる。

歯肉腫脹によるプロービング値の増加

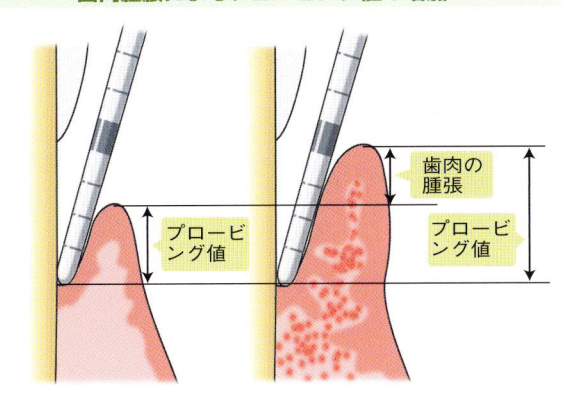

図2-10 歯肉が腫れた分だけ歯肉頂が移動し、プロービング値は大きくなる。

歯肉のたるみによるプロービング値の増加

図2-11 歯肉結合組織のコラーゲン線維が炎症で緩むと、プローブは深く入るようになる。

炎症とプローブ先端の位置の関係

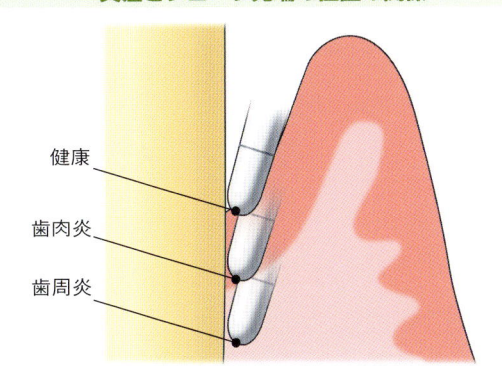

図2-12 健康な歯肉では上皮性付着の途中まで、歯肉炎では上皮性付着と結合性付着の境界部まで、歯周炎であれば結合組織性付着の途中まで達するというデータがある。バラツキも大きいと思われるが、いずれにしても炎症が深部に拡がればプローブは深く入る。

ていますから、張力が弱まると歯肉は歯や骨からダラッと離れやすくなります。つまり、歯肉も炎症で"たるむ"わけです。このような状態を、「歯肉の側方圧が減少した」と表現します。これらが要因でプローブは容易に深く入りやすくなり、プロービング値が大きくなるのです（図2-11）。

炎症が起きると結合組織だけでなく上皮も弱ってきますので、プローブが上皮を突き破りやすくもなります。プロービングでは上皮は剥がされるというよりも、プローブが突き破っていくということの方が実際は多いようです。炎症が強くなる程、プローブが深く入ることは昔からよく知られています。25g重の力でプローブを挿入すると、健康な状況では上皮性付着の途中まで、歯肉炎では上皮性付着と結合組織性付着の境界部まで、歯周炎では結合組織性付着まで、プローブが達することが実験で示されています（図2-12）。

以上をまとめますと、骨の破壊や付着の喪失がなくても、炎症が強くなるだけでプロービング値は大きくなります。つまり、プロービング値が大きくなったとは、

● 歯肉が腫れて歯肉のてっぺんが歯冠側に移動した場合
● 歯肉結合組織の張りがなくなって歯肉の側方圧が減少した場合
● 上皮が弱くなりプローブが深くまで入るようになった場合

が考えられるのです。また治療により長い上皮性付着ができていたところが口腔清掃不良などが原因で、その

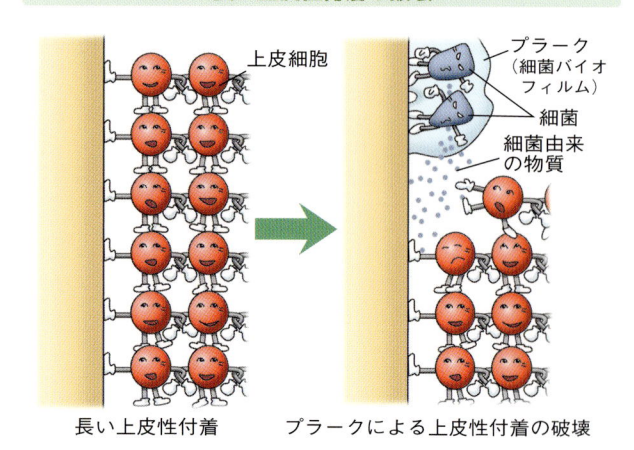

図2-13　プラークコントロール悪化による長い上皮性付着の破壊。

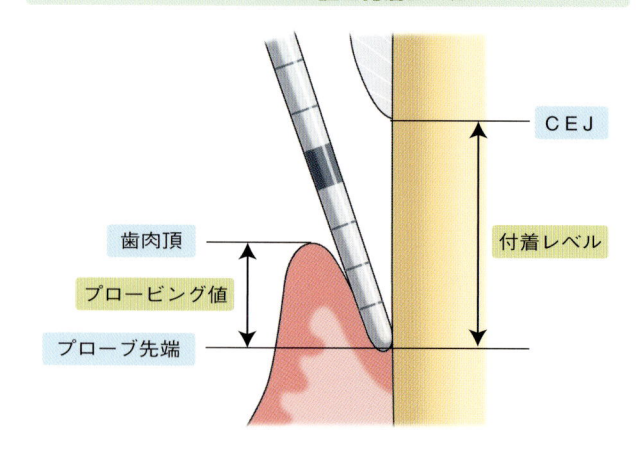

図2-14　プローブの先端から歯肉頂までの距離を「プロービング値」、CEJまでの距離を「付着レベル」という。

上皮性付着が短くなってしまう場合もあります（図2-13）。

プロービングで1mmくらいは誤差の範囲内といわれますが、実際、骨の位置が同じでも炎症の有無で1mm程度の変動は十分起こります。つまり、1mm程度の変動であれば、歯肉縁上、縁下のプラークコントロールを徹底して行い炎症の改善を図れば、元に戻る可能性があるということです。しかしプロービング値が2mmを越えて大きくなると、これは危険信号です。骨や付着の破壊が起こっている可能性が、十分考えられるからです（補講その⑦）。

真の歯周病の進行とは？

歯を支えている骨が吸収し、それに伴って結合組織性付着が根尖側に下がっていくことが、真の歯周病の進行です。プロービング値が2mmを越えて大きくなったときには、歯周病の進行が起こっている可能性があります。その部位が隣接面であればエックス線写真で確認をしましょう。隣接面以外の部位になると、頼りになるのはプローブだけです。

前述のようにプロービング値は歯肉のてっぺんの位置によって値が変わります。これではプローブの先の位置が、どこなのかわかりません。そこでCEJなどの歯面上の固定点を基準にして、プロービングを行います。この値を「付着レベル（Attachment Level）」といいます（図2-14）。付着レベルにより、歯肉のてっぺんの位置に関係なくプローブがどこで止まるかを判断することが可能となります。この付着レベルの値が大きくなることを「臨床的な付着の喪失（Clinical Attachment Loss）」、小さくなることを「臨床的な付着の獲得（Clinical Attachment Gain）」といいます。

付着レベルは、プロービング値と同じく炎症の有無で変化します。2mmを越えて付着レベルが大きくなるということは、プローブが2mmを越えて深く入っていくことを意味しますから、プロービング値以上に事態は深刻です。徹底的な炎症のコントロールを行っても付着レベルの改善がなければ、歯周治療の対象ということになります。

付着レベルはCEJから測定するのが基本です。しかし実際の臨床では、レジン充填やクラウンなどでCEJの位置がわからなくなっていることも多くあります。その場合は、充填物や補綴物のマージンなどを基準点として使います。それでも決めにくい場合は、ステントを作製してそこからの距離を測定します（15ページ図1-10参照）。

いずれにしても、CEJ以外を基準とする場合は相対的な付着レベル、CEJを基準とする場合は絶対的な付着レベルということになります。

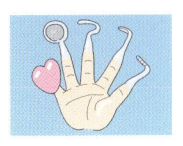

補講その⑦

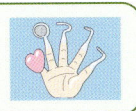

プロービング値増減の解釈

プロービング値（正確には付着レベル）がどれくらい増加すれば、本当の付着の喪失が起こっているのでしょうか？もちろんプロービング値が大きくなればなる程、付着の喪失が起こっている可能性は高くなりますが、多くの疫学調査の文献では2mmないしは3mmの増加を"付着の喪失が起こった"という基準にしていることが多いようです（表⑦）。また「フロリダプローブ」という極めて正確にプロービング圧をコントロールできるコンピューター制御のプローブと、マニュアルのプローブを比べてみると、ポケットが浅ければ0.2mm程度しか差がないのに、6mm以上の深いポケットになると1mm以上の差が出ることがわかっており（図⑦）、特に深いポケットでは1mm程度は誤差に含まれると考えられます。つまり1mm程度のプロービング値の変化に一喜一憂するのではなく、2mm程度変化があるようであれば、エックス線写真などで詳しく調べたり、再治療を考えた方がよいでしょう。

参考文献
1. Vanooteghem R, Hutchens LH, Garrett S, Kiger R, Egelberg J. Bleeding on probing and probing depth as indicators of the response to plaque control and root debridement. J Clin Periodontol 1987; 14(4): 226-30.
2. Badersten A, Nilveus R, Egelberg J. Effect of nonsurgical periodontal therapy. VII. Bleeding, suppuration and probing depth in sites with probing attachment loss. J Clin Periodontol 1985; 12(6): 432-40.
3. Osborn JB, Stoltenberg JL, Huso BA, Aeppli DM, Pihlstrom BL. Comparison of measurement variability in subjects with moderate periodontitis using a conventional and constant force periodontal probe. J Periodontol 1992 Apr; 63(4): 283-9.

表⑦ プロービングの増加量 と 付着の喪失 の関係（参考文献1、2より引用）

	プロービングの増加量		
	>1mm	>1.5mm	>2mm
Vanooteghem, et al.	61%	68%	69%
Badersten, et al.	50%	80%	90%

プロービング値の増加量が大きくなると付着の喪失が起こっている確率が高くなる

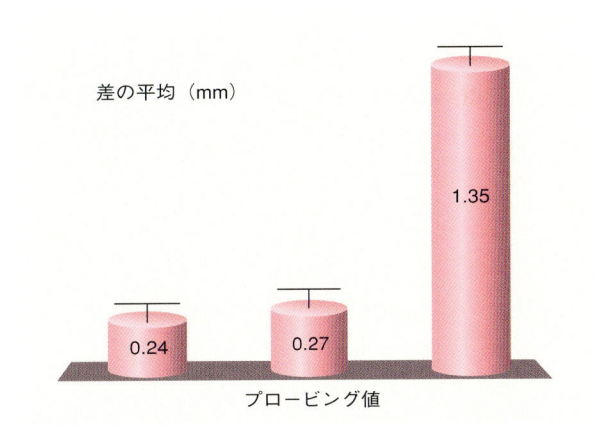

図⑦ マニュアルプローブとフロリダプローブの測定差（参考文献3より引用）。

POINT 第2章-2 これだけは！

- ■プロービング値は、歯肉頂からプローブの先までの距離である。
- ■歯肉頂は、炎症や歯肉退縮で位置が変化する。
- ■プローブは、炎症が強くなる程、歯肉溝へ深く入る。
- ■歯肉頂の代わりにCEJを基準にすると、歯肉頂の位置の影響がなくなり、プローブ先端がどこで止まるかが判断できる。CEJを基準としたプロービングの値を「付着レベル」という。
- ■付着レベルが2mmを越えて大きくなることは、歯周病の進行の可能性が高い。

第2章 プロービングを極める

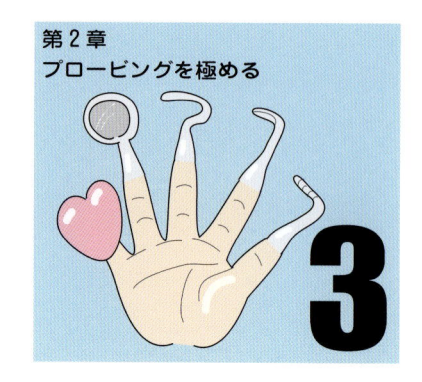

3 しつこく続くプロービング
―達人への道―

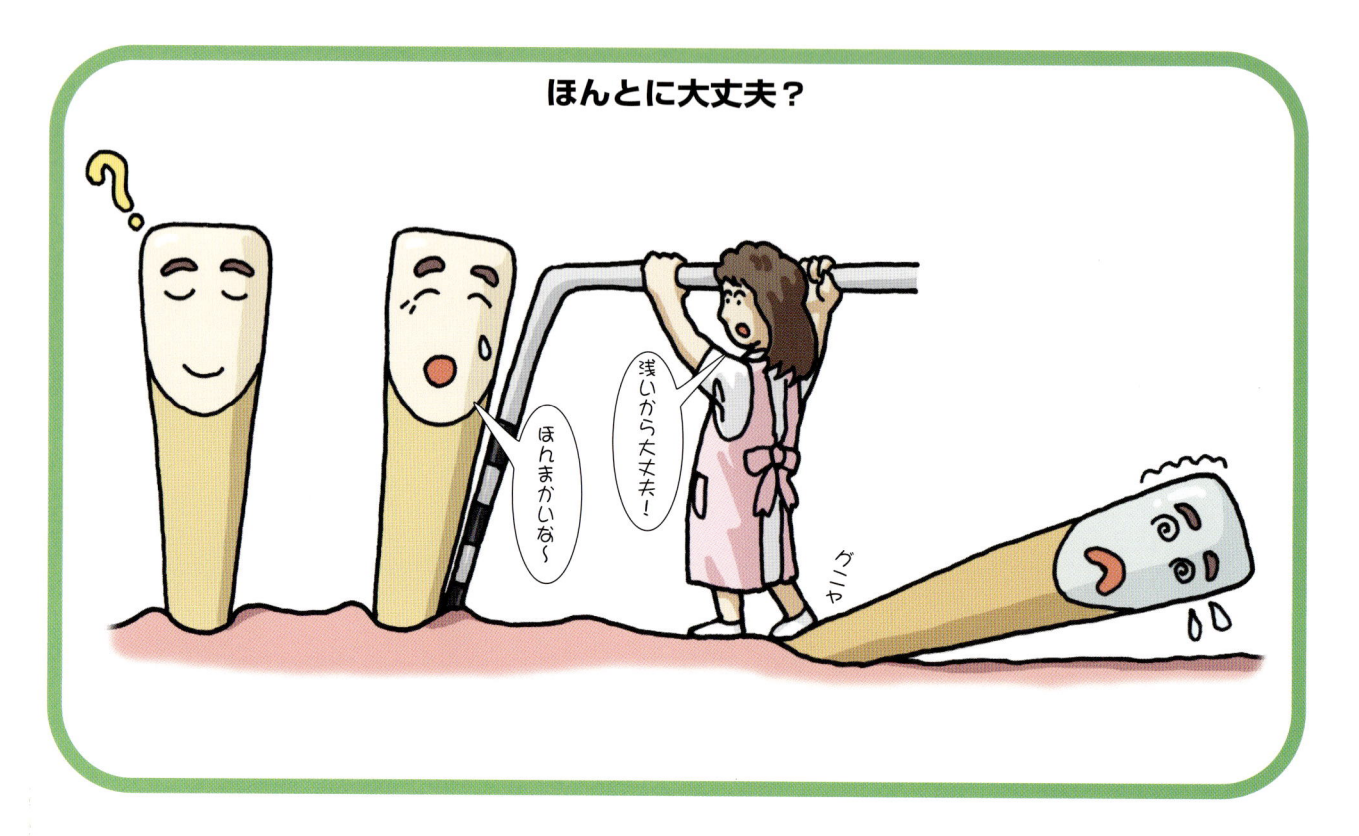

ほんとに大丈夫？

（イラスト：歯とアシスタントのキャラクター。「ほんまかいな〜」「浅いから大丈夫！」「グニャ」）

"プロービング値""付着レベル""歯肉退縮"の三角関係

　これまでのお話で、プロービング値と付着レベルをマスターできたでしょうか？　せっかくですのでこの項では、プロービングと付着レベルのあやしい関係も押さえておきましょう。

　さて、歯肉退縮のお話を思い出してみましょう（第1章参照）。歯肉退縮の量を記録するには、CEJから歯肉のてっぺん（歯肉頂）までの距離を測定しました。ということは、プロービング、付着レベルそして歯肉退縮の間に、次の式が成り立ちます（図2-15）。

> **付着レベル＝プロービング値＋歯肉退縮量**

　歯肉が退縮しておらず、逆に増殖しているような場合を、「マイナスの歯肉退縮」と考えれば、あらゆる場面でこの式が成り立ちます。したがって、どれか2つを測定すれば、3つの値が得られるわけですから、わざわざ3つの値を測定する必要はありません。

　歯周病を治療していくうえで付着レベルは気になるところですが、患者さんは歯肉退縮の方が気になることが多いようです。そこで私の医院では、いつもプロービン

第2章 プロービングを極める

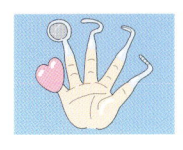

付着レベル＝プロービング値＋歯肉退縮量

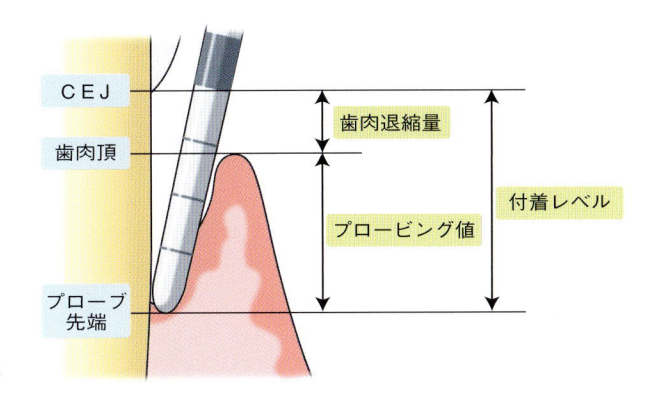

図2-15 歯肉頂がCEJより歯冠側に位置する場合は、マイナスの歯肉退縮と考える。

プロービング値と細菌の住みかの関係

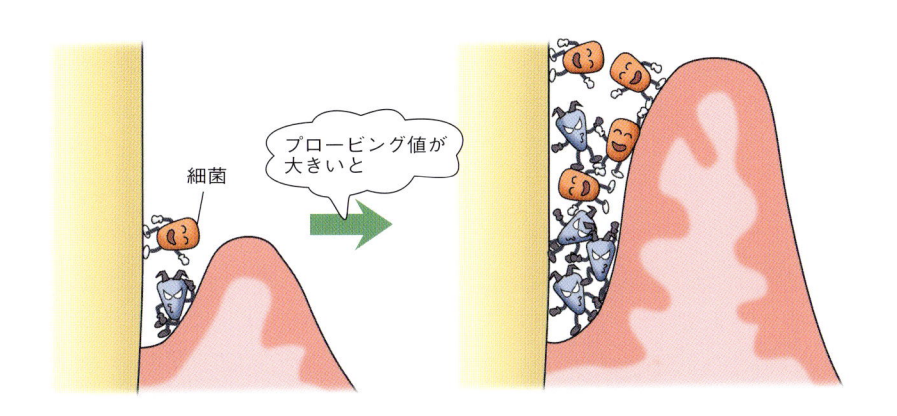

図2-16 プロービング値が大きいと、細菌の住みかが広い。

グ値と歯肉退縮量のデータを取るようにしています。今までプロービング値だけを記録していた方は、今後はこの3つのデータを総合的に捉えるトレーニングをしていきましょう。これは歯周組織を見る目を養う第一歩です。

"プロービング値"と"付着レベル"の横顔

プロービング値とは、歯肉頂からプローブ先端までの距離であり、"臨床的な歯肉溝の深さ"として扱われています。細菌からみれば、「プロービング値が大きい＝細菌の住みかが広い」ということで、それだけたくさんの細菌が住み着いていることを意味します（図2-16）。また、深いところ程酸素が少なくなり、歯周病菌の好きな環境になっていきます（次ページ図2-17）。

プロービング値に対して付着レベルとは、"細菌が根面のどこまで侵入しているか"を表しています（次ページ図2-18）。付着レベルが大きい程、根尖近くまで細菌が入り込んでいるわけです。また付着レベルは、「過去における付着の破壊の程度」という見方もできます。

このような測定値の横顔を知っておくことは、患者さんへの説明にも役立ちますので、きっちりとおさえておきましょう。

41

歯周病菌の巣

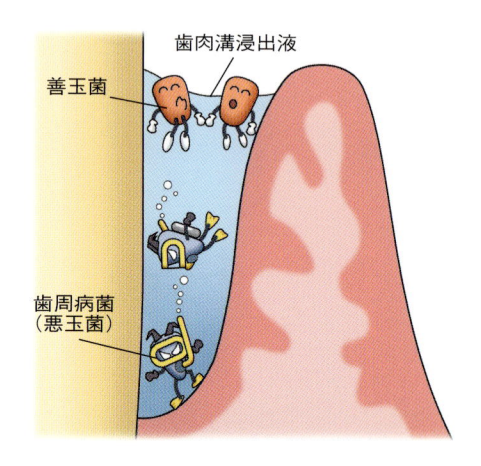

図2-17　深いポケットは、歯周病菌の巣。ポケットが深くなっていくと、酸素がなくても生活できる歯周病菌の天国だ。

付着レベルは細菌の侵入レベル

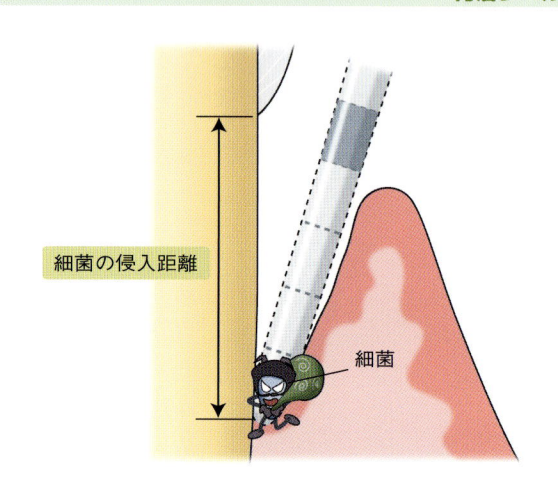

図2-18　付着レベルは、どこまで細菌が侵入しているかということを示す。

プロービングよもやま話

　前項でお話したように、プローブは、炎症の程度にもよりますが、だいたい結合組織性付着の最歯冠側あたりで止まります。結合組織性付着の幅は炎症の有無にかかわらずだいたい1mmですから、プローブ先端から約1mm下に骨があるわけです。結合組織性付着のあたりでプローブが止まり、その下約1mmのところに骨があるという原則は、臨床上非常に大切なことです。

　例えば、エックス線写真上では垂直性骨欠損のように見えているのに、プローブが深くまで入っていかない場合があります。これは、咬合性外傷などで見られることがあります。このとき、垂直性骨欠損のように見えるからといってあわてて麻酔をしてスケーリング・ルートプレーニング（SRP）をしてしまうと、器具の届いたところまで上皮が入り込み、結局ポケットを作ってしまうことになりかねません（図2-19）。プローブが入らないということは、結合組織性付着が残っていることを意味しますので、このような場合、咬合性外傷に対する治療を行えば、元に戻ります。

　また、歯が傾斜しているときにもエックス線写真上では、垂直性骨欠損のように見えることがあります。このような場合も、プローブの止まる位置に結合組織性付着がありますので、真性の骨欠損かどうか判断できます。

　ついでに言っておきますと、傾斜している歯を矯正で

第2章　プロービングを極める

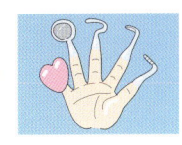

垂直性骨欠損のように見えるが…

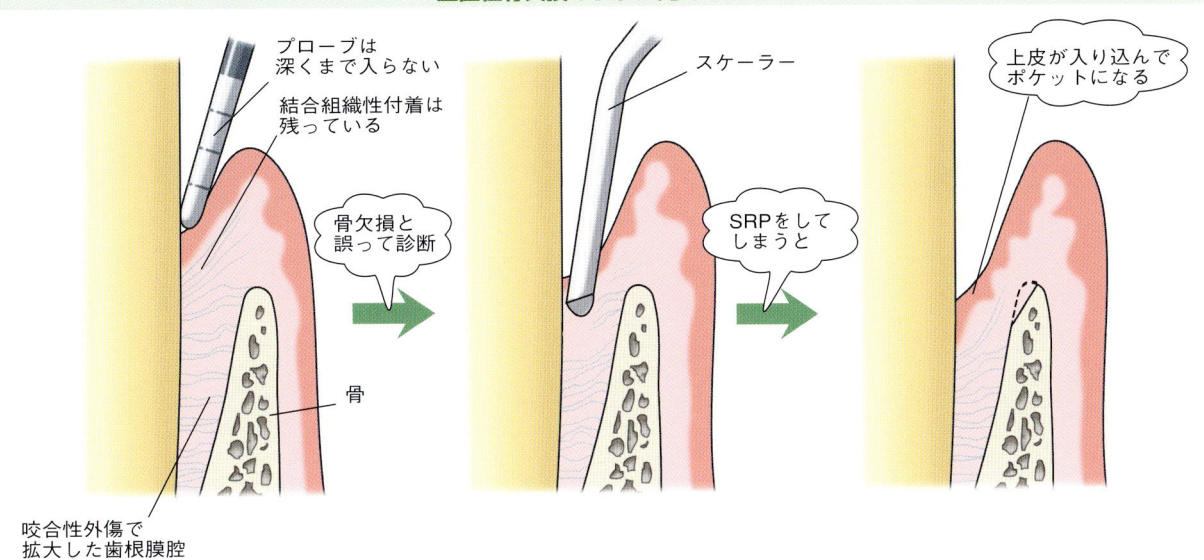

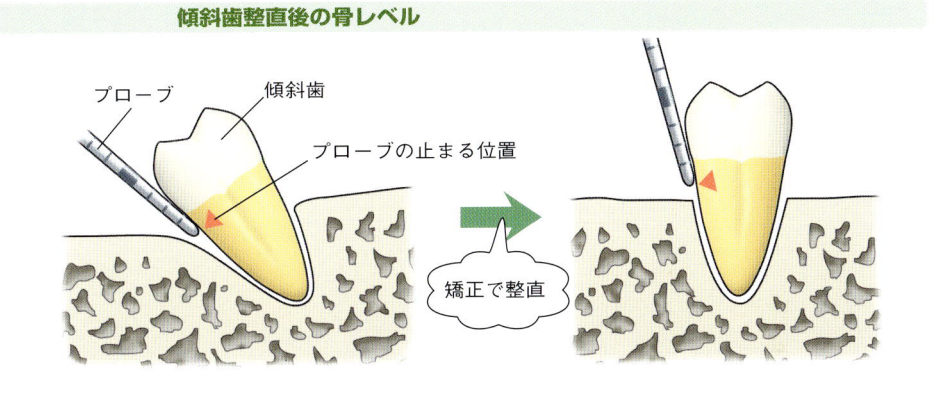

図2-19　結合組織性付着の存在は、プローブで確認。

(プローブは深くまで入らない／結合組織性付着は残っている／骨欠損と誤って診断／咬合性外傷で拡大した歯根膜腔／骨／スケーラー／SRPをしてしまうと／上皮が入り込んでポケットになる)

傾斜歯整直後の骨レベル

図2-20　矯正で起こした後の骨レベルは、プローブの止まる位置の約1mm根尖側である。

(プローブ／傾斜歯／プローブの止まる位置／矯正で整直)

起こしたときについてくる骨の位置は、前述のようにプローブの止まった位置から1mm根尖側に存在するということになります（図2-20）。

プロービング時の出血

プロービングの話からは少しずれますが、プロービング時に出血するかどうかは、忘れずに記録しておきましょう。

この出血は、歯肉に炎症があることを意味します。炎症があれば、必ず出血するとは限りませんが、少なくとも出血するところでは炎症があると考えてよいでしょう。また、出血するようなポケットでは、歯周病菌が増えていることもわかっています。この「プロービング時の出血（Bleeding On Probing：BOP）」は、発赤、腫脹といった他の炎症の兆候より早く現れますので、炎症をより初期のうちに発見することができます。

ある報告によると、4年間毎年プロービング値を測定する度に出血しているところと一度も出血していないところでは、破壊の起こる確率は出血する方が20倍も高いということがわかっております。つまり、プロービング時の継続的な出血は、歯周病のハイリスクと捉えるべきでなのです（補講その⑧）。

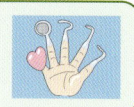

補講その⑧　プロービング時の出血はなぜ悪い？

プロービング時の出血（BOP）は何を意味しているでしょうか？（表⑧）　疫学的にはBOPが多い程、付着の喪失や骨吸収の起こる確率が高くなるといわれています。特に同じ部位でBOP（+）が続くことは、ハイリスクと考えられています（図⑧）。ただしBOPは "うその出血（False-positive）" が多い診査ですので、BOP（-）であれば「悪くなる確率が低い」とは言えるのですが、BOP（+）であれば「悪くなる確率が高い」とは、必ずしも言えないというコンセンサスが得られています[2]。またプロービングで出血するようなポケットでは歯周病菌が増えていて[3]組織学的にも炎症が認められる[4]ことがわかっています。BOPはプロービングと同時にチェックできて、時間も費用もかからない有効な診査項目ですから、積極的に取り入れるようにしましょう。

参考文献
1. Lang NP, Joss A, Orsanic T, Gusberti FA, Siegrist BE. Bleeding on probing. A predictor for the progression of periodontal disease? J Clin Periodontol 1986;13(6): 590-6.
2. Haffajee AD, Socransky SS, Goodson JM. Clinical parameters as predictors of destructive periodontal disease activity. J Clin Periodontol 1983; 10(3): 257-65.
3. Armitage GC, Dickinson WR, Jenderseck RS, Levine SM, Chambers DW. Relationship between the percentage of subgingival spirochetes and the severity of periodontal disease. J Periodontol 1982; 53(9): 550-6.
4. Greenstein G, Caton J, Polson AM. Histologic characteristics associated with bleeding after probing and visual signs of inflammation. J Periodontol 1981;52(8): 420-5.

表⑧　プロービング時の出血（BOP）

- ■付着の喪失を起こす可能性が高い
- ■結合組織中に炎症が存在
- ■歯周病菌がはびこっている
- ■他の臨床所見（発赤、腫脹など）より早期に出現

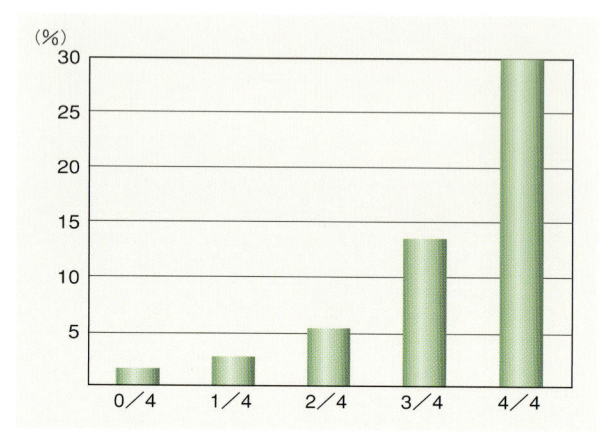

図⑧　2年間に2mm以上の付着の喪失を示した部位（%）（参考文献1より引用）。

POINT　第2章ー3　これだけは！

- ■付着レベル＝プロービング値＋歯肉退縮量
- ■プロービング値は、細菌の住みつく巣の大きさを表している。
- ■付着レベルは、細菌がどこまで侵入しているか、あるいは過去に起こった付着の喪失の程度を表している。
- ■プローブが止まれば、それは結合組織性付着が存在することを意味し、その約1mm下には骨が存在する。
- ■プロービング時の出血は、歯肉結合組織に炎症があり、歯肉溝には歯周病菌が住みついていることを示している。また他の臨床症状よりも早期に現れるので、炎症を初期のうちに発見することができる。

第 2 章　プロービングを極める

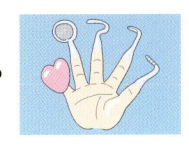

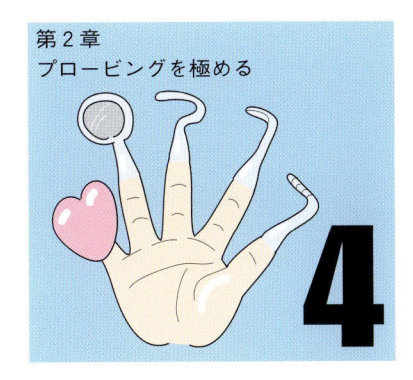

過去形？現在進行形？
未来形？

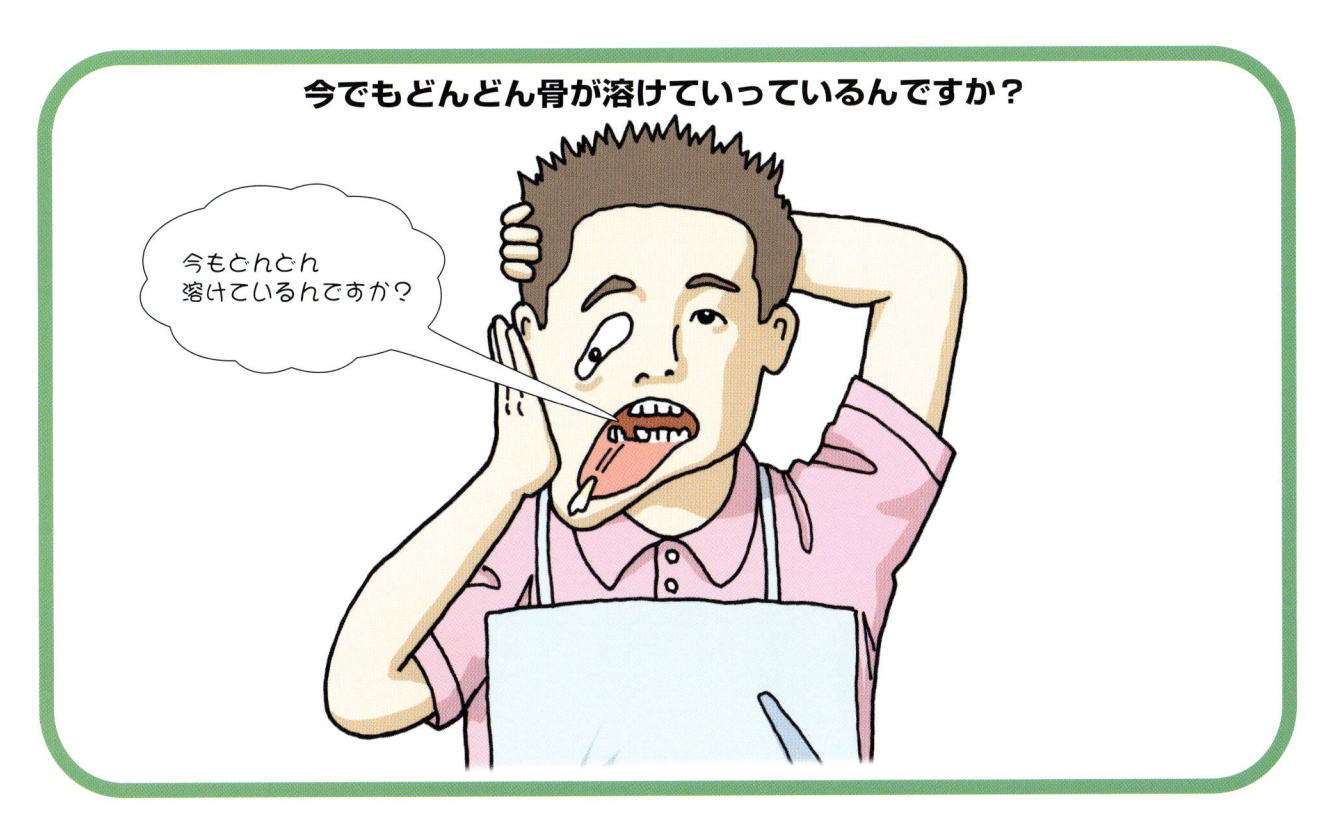

4

今でもどんどん骨が溶けていっているんですか？

（今もどんどん溶けているんですか？）

疾患活動度は現在進行形

　これまでにお話した、付着レベルやプロービング値が大きくなったことや、またエックス線写真で骨が吸収していたということは、過去に進行した歯周病の結果を見ているに過ぎません。本当に今現在、歯周病が進行しているかどうかはどのようにして調べたらいいでしょうか？　この項ではそこにスポットをあててみましょう。

　付着レベルやエックス線写真所見が過去形だとすれば、現在進行形はどういうものでしょう？　歯肉や骨で破壊が起こっているわけですから、それらを検出できれば現在進行形の検査ということになります。ほかの臓器であれば血液検査というところでしょうが、歯周組織の破壊で特異的に血中に出てくるものは知られていませんので、血液検査をしても無理なようです。そこで候補にあがるのが「歯肉溝滲出液」です。

　歯肉溝滲出液は、歯肉結合組織中の毛細血管から漏れ出た滲出液が歯肉溝に流れ出てきたものです（次ページ図2-21）。歯肉からの湧き水のようなものですから、山の環境破壊で湧き水が汚染されるように（次ページ図2-22-a）、歯肉や骨で炎症や破壊があれば、歯肉からの湧き水

歯肉溝滲出液

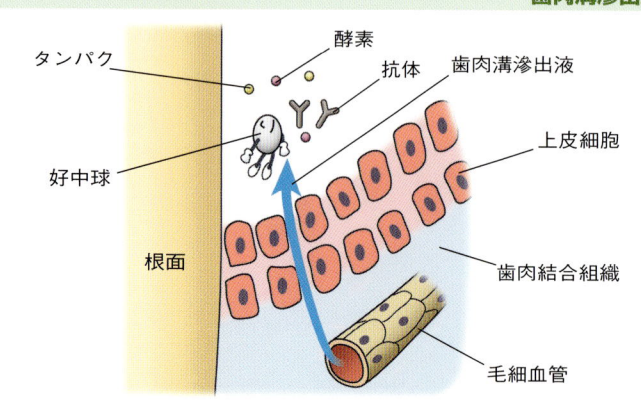

図2-21　歯肉溝滲出液は歯肉の血液由来。

歯周組織の破壊信号

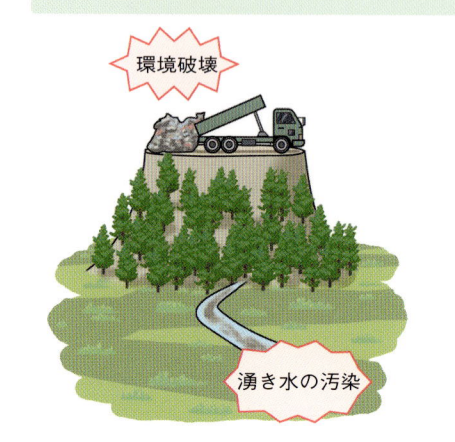

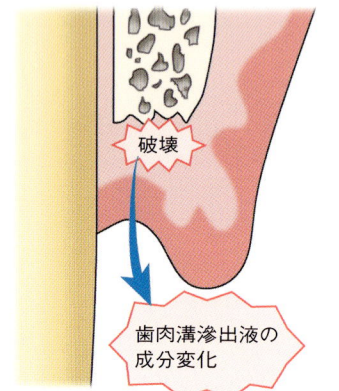

図2-22-a　環境破壊による湧き水汚染。
図2-22-b　歯周組織の破壊による歯肉溝滲出液の変化。歯周組織の炎症や破壊が起こると、歯肉溝滲出液の量が増えると共にその成分に変化が起こる。

歯肉溝滲出液内の混ざり物

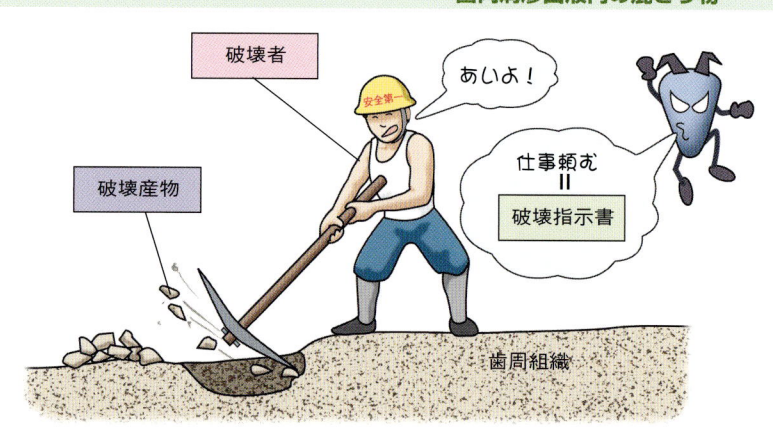

図2-23　破壊者、破壊指示書、破壊産物。歯周組織の破壊に伴ってこれらの成分が、歯肉溝滲出液に混ってくる。

も成分が変わってくるのです（図2-22-b）。

　組織が破壊されるときには破壊の張本人である酵素"破壊者"や、破壊者に破壊するよう指示するシグナル"破壊指示書"、破壊されて瓦礫となった歯周組織の成分"破壊産物"などが歯肉溝滲出液に混ざってきます（図2-23）。このようなものを鋭敏な検査で検出することにより歯周組織の破壊を"現在進行形"で捉えることができます（表2-1）。

　歯周組織の破壊が今現在どの程度起こっているかという指標のことを「疾患活動度（Disease Activity）」といいま

第2章 プロービングを極める

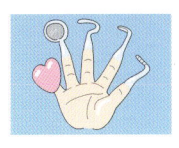

歯肉溝滲出液内物質

表2-1 破壊者、破壊指示書、破壊産物のリスト

	破壊者	破壊指示書	破壊産物
炎症や破壊に伴って歯肉溝滲出液に混入してくる物質	・コラゲナーゼ ・エラスターゼ ・カテプシン etc	・インターロイキン1 ・プロスタグランディンE2 etc	・コラーゲン分解産物 ・アスパラギン酸アミノトランスフェラーゼ etc

疾患活動度

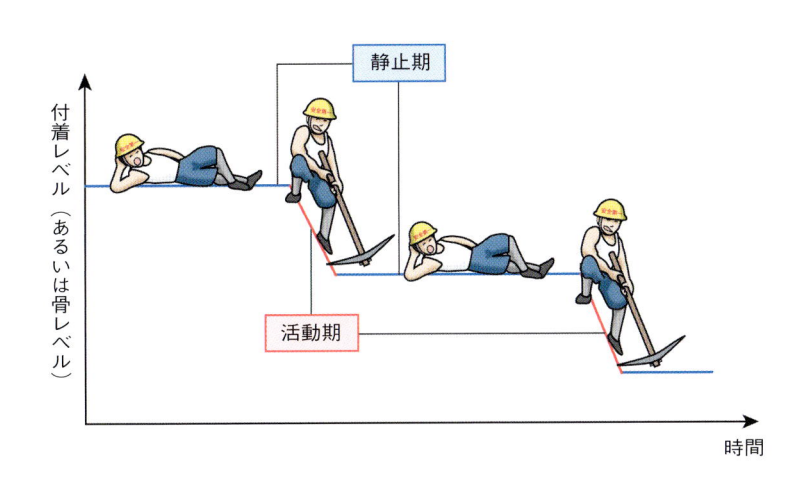

図2-24 歯周病の進行は長い安定した「静止期」と、短い「活動期」の繰り返しだといわれている。

す。歯周病の進行は、一般に疾患活動度が低く期間の長い"静止期"と、疾患活動度が高く期間の短い"活動期"の繰り返しと考えられています（図2-24）。したがってこの活動期をうまく捉えて集中的に治療すれば、効率よく歯周病の進行を抑制できると考えられます。そのときに頼りになるのが歯肉溝滲出液の検査なのです。

ちなみに過去形の値であるプロービング値が大きいと、活動期に入る可能性が高くなることがわかっていますし、プロービング時の出血が続くことは活動期に入る危険信号であるといわれています。

未来形の検査？

過去形と現在進行形があるということは、"未来形"もあるはずです。この場合未来形の検査とは、将来歯周病になる可能性が高いかどうかを調べるものになります。つまりその人が歯周病体質かどうかを調べるわけです（次ページ図2-25）。これはまだまだ研究段階ですが少しずつわかってきています。ここではその一部を紹介しておきます。

歯周病体質かどうかは、"遺伝子レベル"で調べる研究が進められています。ただし、歯周病は遺伝病のように1つの遺伝子の異常で起こる病気ではないはずですので、どの遺伝子を調べるかは極めて重要です。その中でトップを走っているのが「インターロイキン1」という物質の遺伝子です。これは前述の破壊指示書にあたるもので、これがたくさん出回ると歯周組織が破壊されていくことがわかっています。したがって、このインターロイキン1の遺伝子のちょっとした変異で"歯周病へのなりやすさ（Disease Susceptibility）"が変わってくるわけです。この遺伝子と喫煙の有無とを掛け合わせ、歯周病になる

歯周病体質

ペリオ体質線

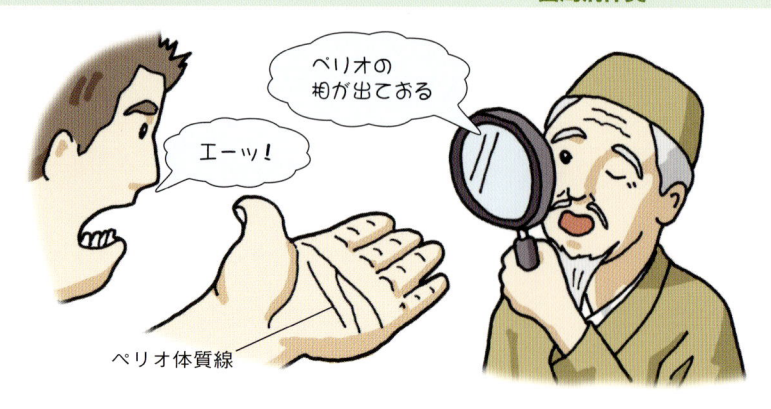

図2-25　ペリオ体質？

リスクが高いか低いかを判定する検査はすでに存在しています。実際、欧米人では有効なデータとなっているようです。しかし最近中国人で調べたところ、必ずしも良い結果が得られなかったことから、人種差などまだまだ越えなければならないハードルがあるようです。

インターロイキン1はたまたま今トップを走っていますが、これからどの遺伝子に追い越されるかはわかりません。こういった歯周病へのなりやすさは、21世紀の検査として注目を集めています（**補講その⑨**）。

POINT　第2章－4 これだけは！

■付着レベルやエックス線所見は過去の破壊の結果にすぎない。
■歯肉溝滲出液の成分を調べることで、現在破壊が進んでいるかどうかを判断できる。
■歯肉溝滲出液の成分としては、破壊を起こす破壊者やそれに出される破壊指示書、破壊後に出てくる破壊産物などがある。
■破壊が現在どんなスピードで進んでいるかということを、疾患活動度という。これを調べる検査が、歯肉溝滲出液の検査である。歯周病は疾患活動度が高く期間の短い活動期と、疾患活動度が低く期間の長い静止期の繰り返しといわれている。
■将来歯周病になりやすいかどうかの検査は遺伝子レベルでの検索が行われており、インターロイキン1の遺伝子の検査がある程度の成果をあげている。

第2章 プロービングを極める

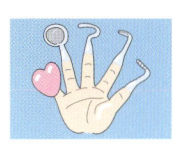

補講その⑨

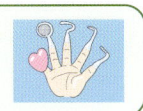

先天的リスクファクター

生まれながらにして歯周病体質かどうかということがわかっていれば、重点的にプロケアやセルフケアを心がけることができます。この先天的リスクファクターは遺伝子レベルの話になりますので、今のところそれを治すことはできませんが、これからどんどん研究が進んでいく分野になることと思います（表⑨）。

一番研究の進んでいるのが歯周病の破壊指示書で、有名な「インターロイキン1（Interleukin-1）」（図⑨-1）と、細菌や異物を捕らえるときの目印（抗体のFc部分）を感知する白血球の手である「Fcレセプター（Fc receptor）」（図⑨-2）と呼ばれるものです。ある特定の遺伝子配列になっているとそれらが強く働いたり弱く働いたりするので、その配列を調べることにより歯周病体質を診断しようというわけです[2,3]。

これは遺伝子の個人差を調べようということですが、遺伝子は個人レベルでも異なるだけでなく、人種や民族、男女などのレベルで異なるわけですから、欧米人のデータがそのまま日本人に当てはまらないことが出てくるのは当然です。事実インターロイキン1もFcレセプターも、日本人で実験してみるとそれ程歯周病体質と関係が深くなさそうという報告も見られます[4]。

参考文献

1. Page RC, Offenbacher S, Schroeder HE, Seymour GJ, Kornman KS. Advances in the pathogenesis of periodontitis: summary of developments, clinical implications and future directions. Periodontol 2000 1997; 14: 216-48.
2. Kornman KS, Crane A, Wang HY, di Giovine FS, Newman MG, Pirk FW, Wilson TG Jr, Higginbottom FL, Duff GW. The interleukin-1 genotype as a severity factor in adult periodontal disease. J Clin Periodontol 1997; 24(1): 72-7.
3. Warmerdam PA, van de Winkel JG, Gosselin EJ, Capel PJ. Molecular basis for a polymorphism of human Fc gamma receptor II (CD32). J Exp Med 1990; 172(1): 19-25.
4. Kobayashi T, Yamamoto K, Sugita N, van der Pol WL, Yasuda K, Kaneko S, van de Winkel JG, Yoshie H. The Fc gamma receptor genotype as a severity factor for chronic periodontitis in Japanese patients. J Periodontol 2001; 72(10): 1324-31.

表⑨ 歯周病の感受性を増大させる遺伝的要因（参考文献1より引用）

- hFcγRⅡa多形性（第1染色体）
- IL-1β多形性（第2染色体）
- TNFα多形性（第6染色体）
- IgG2産生能低下（第6染色体）
- 食細胞の食機能異常
- 単球、マクロファージの機能の変化
- PGE2合成酵素多形性（第9染色体）

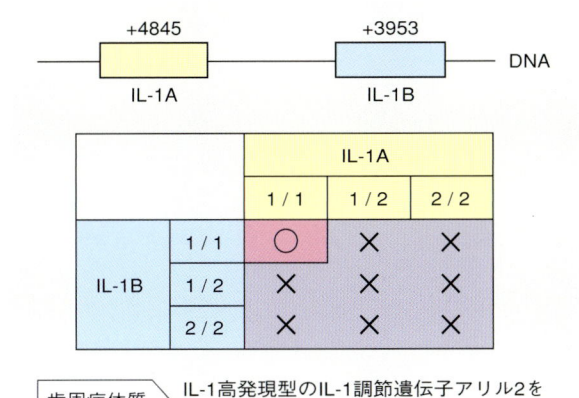

図⑨-1 インターロイキン1にはIL-1AとIL-1Bの2種類があるが、それぞれの遺伝子（各遺伝子は各ペアになっているので合計4つの遺伝子がある）に少なくとも1つの「アリル2」という配列が存在すると、歯周病体質になるといわれている。

歯周病体質：IL-1高発現型のIL-1調節遺伝子アリル2を少なくても1copy有する人

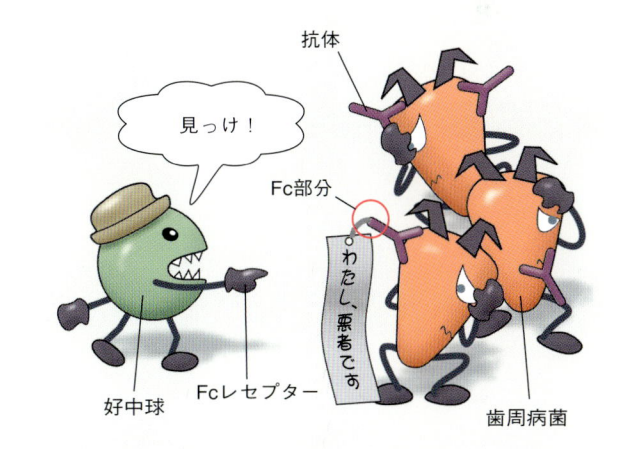

図⑨-2 Fcレセプター多形性。細菌などに結合した抗体の目印である「Fc」部分に、Fcレセプターを介して好中球が付着し細菌を捕らえる。これを「オプソニン効果」という。

第2章 プロービングを極める

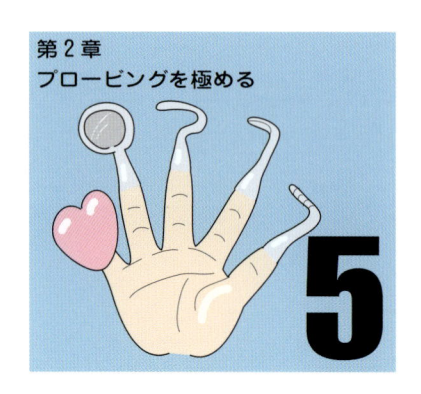

5 私の歯肉溝は病的？

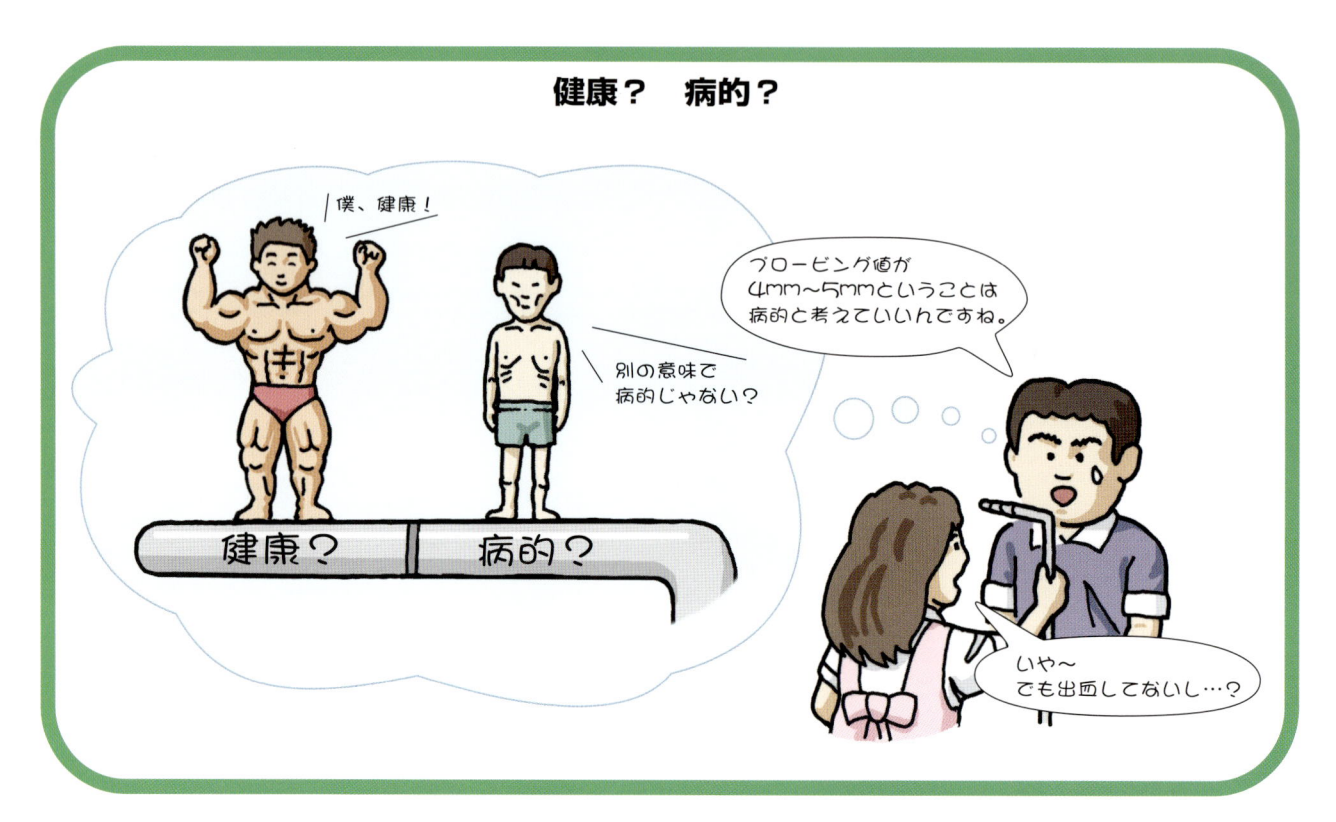

健康？　病的？

病的な歯肉溝 "ポケット"

　プロービング値の検査結果は気になりますが、"病的か""健康か"ということは、数字の大きさだけでは判断できません。ここでは、歯肉溝の健康、不健康について考えてみましょう。

　病的な歯肉溝のことを「ポケット（Pocket）」（図2-26）といいますが、何をもって病的かというのは案外難しい問題です。例えば、エックス線写真を見て骨が吸収しているといっても過去に骨吸収があったというだけで、今も病的とは限りません。骨が吸収していても治療をきちんと行えば健康になれるわけですから、骨が吸収しているところが一生病的だとすれば、患者さんはうかばれません。ではプロービング値が大きい場合はどうでしょうか？　歯肉溝が深い程住み着く細菌の量は増えていきますし、歯周病菌のような悪玉菌の割合も増えていきます。もちろんプラークコントロールが難しくなることもリスクを上昇させることになります。しかしプロービング値が4〜5mmあっても何年にもわたって安定していることもあります。

　結局、一つの指標だけで判断するのではなく、いくつ

第2章　プロービングを極める

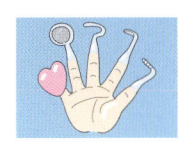

ポケットは病的

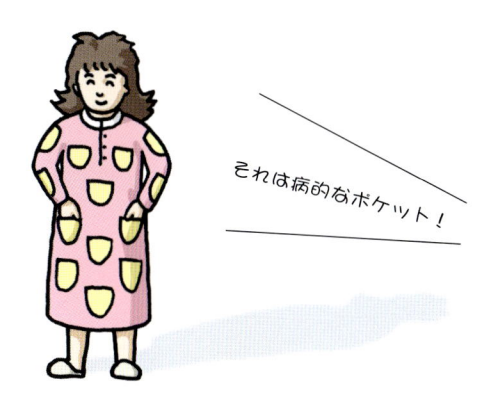

図2-26　ある意味病的なポケット？

それは病的なポケット！

シャローサルカス

生物学的幅径が確立されている

プロービング値は3mm以下

プロービング時の出血は認めない

歯肉退縮のリスク低い

垂直性骨欠損は認めない

図2-27　"歯肉溝の健康優良児"シャローサルカス。

かの指標とそれまでの治療の経緯などを加味して判断していくということが大切になります。では、主だった判断基準をあげてみましょう。

- 歯肉の発赤、腫脹が見られる
- プロービング値が3mmを越えている
- プロービングで出血や排膿が認められる
- エックス線写真診査で骨吸収が認められる
- 歯石やプラークの沈着が見られる
- 歯周病菌が検出できる
- 歯肉溝滲出液の量が多い
- 歯肉溝滲出液中に破壊に伴う物質が検出できる

など、これらを基準に判断します。

健康な歯肉溝"サルカス"

では逆に、「サルカス(Sulcus)」と呼ばれる健康な歯肉溝とはどんなものでしょう？

単純にポケットの判断基準の裏返しを考えれば良いわけですが、サルカスについてちょっと知っておいてもらいたいことがあります。それは、臨床的に「サルカス」は2種類あるということです。

その一つは「シャローサルカス(Shallow Sulcus)」と呼ばれるもので、"歯肉溝の健康優良児"です。プロービング値は3mm以内で、いわゆる生物学的幅径(35ページ図2-8参照)が確立されています。出血の傾向などの炎症

シャローサルカスの作製例

ポケット → 根尖側移動術 → シャローサルカス

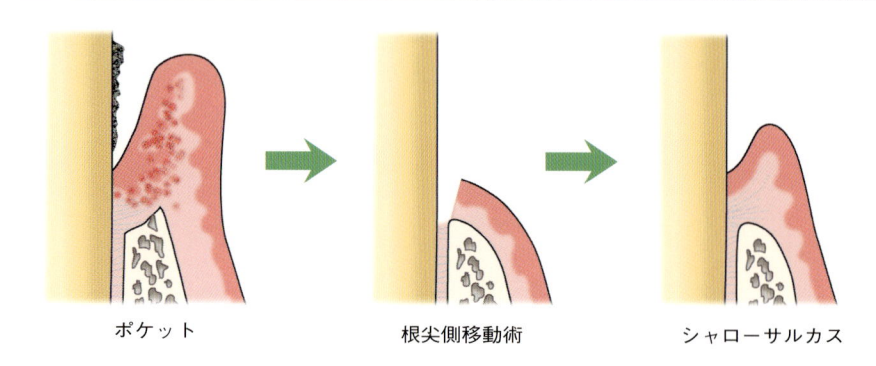

図2-28　シャローサルカスの作製例。

ディープサルカス

- プロービング値は3mmを越える
- プロービング値の出血は認めない
- 歯肉退縮のリスク比較的高い
- 垂直性骨欠損は認めることがある
- 長い上皮性付着

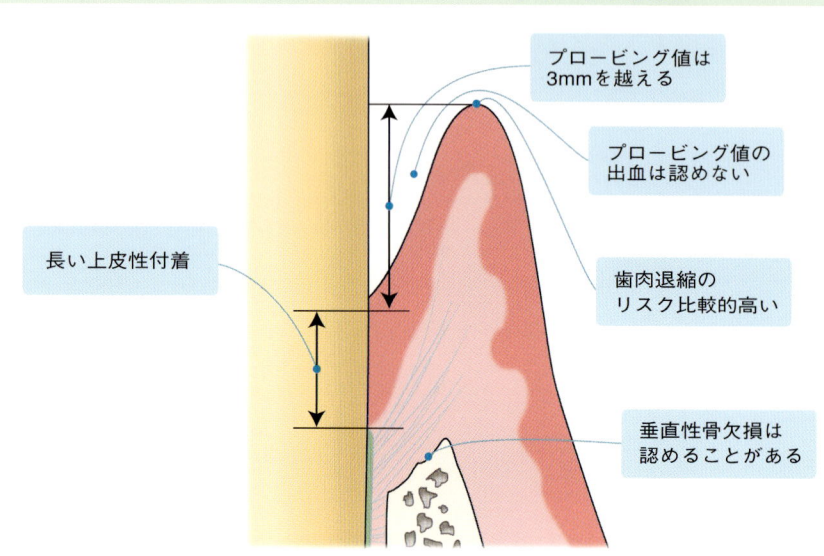

図2-29　"歯周溝の努力家"ディープサルカス。

の兆候ももちろんありませんし（図2-27）、エックス線写真を見ても垂直性の骨欠損は認められません（水平性骨欠損は認められることがあります）。このシャローサルカスは一度も歯周病になっていない、"うぶな歯肉溝"ということですが、いったんポケットになってしまった歯肉溝でも適切な治療によりシャローサルカスに戻ることはできます（図2-28）。

もう一つのサルカスは「ディープサルカス（Deep Sulcus）」と呼ばれるもので、"歯肉溝の努力家"です。その名のとおりサルカスにしてはプロービング値も3mmを越えますし、長い上皮性付着（33ページ図2-5参照）で付着していますので少し心もとない感じがします（図2-29）。また、エックス線写真で垂直性骨欠損を認められることもあります。それでも患者さんと我々の努力次第では、長期にわたって健康を維持できることがあるのです。このディープサルカスはSRPや歯周外科手術などの後でよく見かける治癒形態で、知らず知らずの間に皆さんも接しているはずです。

歯周治療のゴール "サルカス"

病的な歯肉溝が「ポケット」で、健康な歯肉溝が「サルカス」ということは、歯周治療は歯肉溝をポケットからサルカスに変える治療といえます。そしてサルカスには「シャローサルカス」と「ディープサルカス」があるわけですから、治療にもシャローサルカスを目指す「シャローサルカス・セラピー」とディープサルカスを目指す「ディー

第2章 プロービングを極める

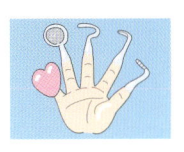

SRP後の治癒形態

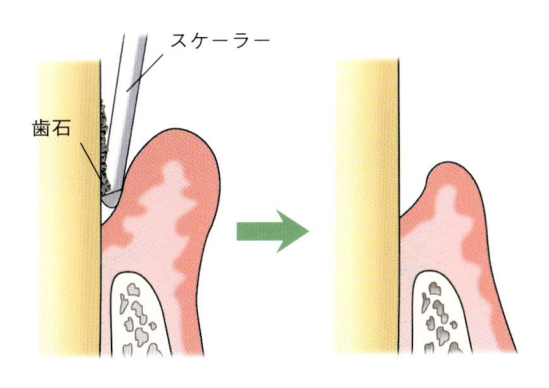

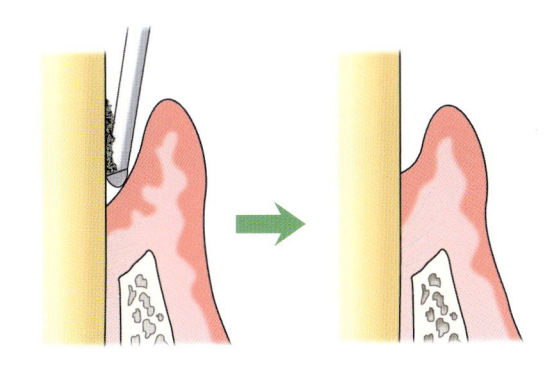

図2-30 SPR後の治癒形態。

プサルカス・セラピー」があります。
　では、どのような治療がシャローサルカス・セラピーで、どのような治療がディープサルカス・セラピーとなるのでしょうか。例えば、皆さんが毎日行っているSRPでは、骨吸収がなく歯肉が腫れて仮性ポケットのようになっている場合は、シャローサルカスを作り出すことができます。しかし、骨吸収のある深い真性ポケットの場合は、うまくいってディープサルカスしか作り出せません。うまくいかなければポケットの残存ということになります。このように歯周組織の状態と行う治療内容によって、シャローサルカス・セラピーあるいはディープサルカス・セラピーかが決まります（図2-30）（**補講その⑩**）。

POINT 第2章-5 これだけは！

■病的な歯肉溝をポケットと呼び、さまざまな指標をもとに総合的に診断する。
■健康な歯肉溝をサルカスと呼び、シャローサルカスとディープサルカスの2種類がある。
■シャローサルカスは、生物学的幅径の確立された理想的な歯肉溝である。
■ディープサルカスは比較的深い歯肉溝や長い上皮性付着が存在するものの、メインテナンス次第で長期に渡って維持できる可能性がある。
■シャローサルカスを目指す治療をシャローサルカス・セラピー、ディープサルカスを目指す治療をディープサルカス・セラピーと呼ぶ。
■どちらのサルカスで治るかは、元の組織の状態と行う治療内容によって決まる。

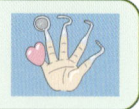

補講その⑩ フラップ断端の位置と術後のサルカス

本文中で歯肉弁根尖側移動術（Apically Positioned Flap Surgery）によりシャローサルカスができると書きました（52ページ）が、フラップ断端の位置とできあがるサルカスの間には深い関係があります。骨の形態修正や根面のデブライドメントを行った後、フラップをどの位置に戻すかによってできあがるサルカスが違ってくるといわれているのです。根面にフラップを重ねて戻す（改良型ウイッドマンフラップなど）場合ですと、そのフラップが壊死しなければ「ディープサルカス」、フラップを骨頂に位置づける（歯肉弁根尖側移動術）と「シャローサルカス」ができます。これはフラップの縫合が終わった時点で骨までの距離をプローブで測定し（これを「Bone sounding」とか「Transgingival probing」といいます）術後にできるサルカスの深さと照らし合わせ、Bone soundingの値が小さい程（つまりフラップが根尖側に近い程）術後のプロービング値が小さくなっている（つまりシャローサルカスになっている）ことで証明されています（図⑩）[1]。

参考文献
1. Machtei EE, Ben-Yehouda A. The effect of post-surgical flap placement on probing depth and attachment level: a 2-year longitudinal study. J Periodontol 1994; 65(9): 855-8.

2年後のプロービング値（mm）

3mm以下: 2.52
4mm以上: 3.58
$P<0.001$

Bone Sounding

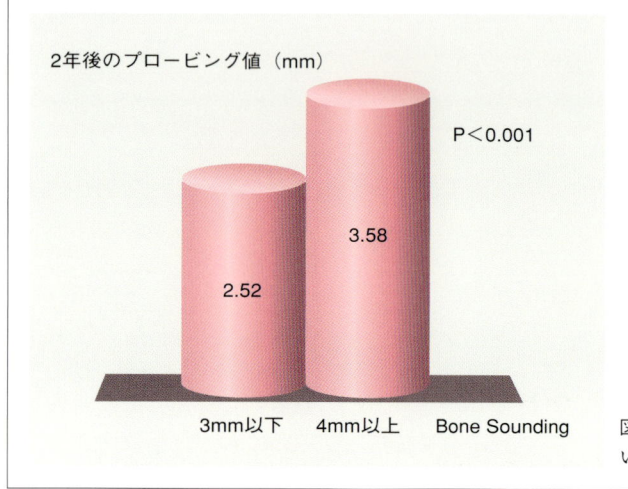

図⑩ フラップの戻す位置による、術後のプロービング値の違い（参考文献1より引用）。

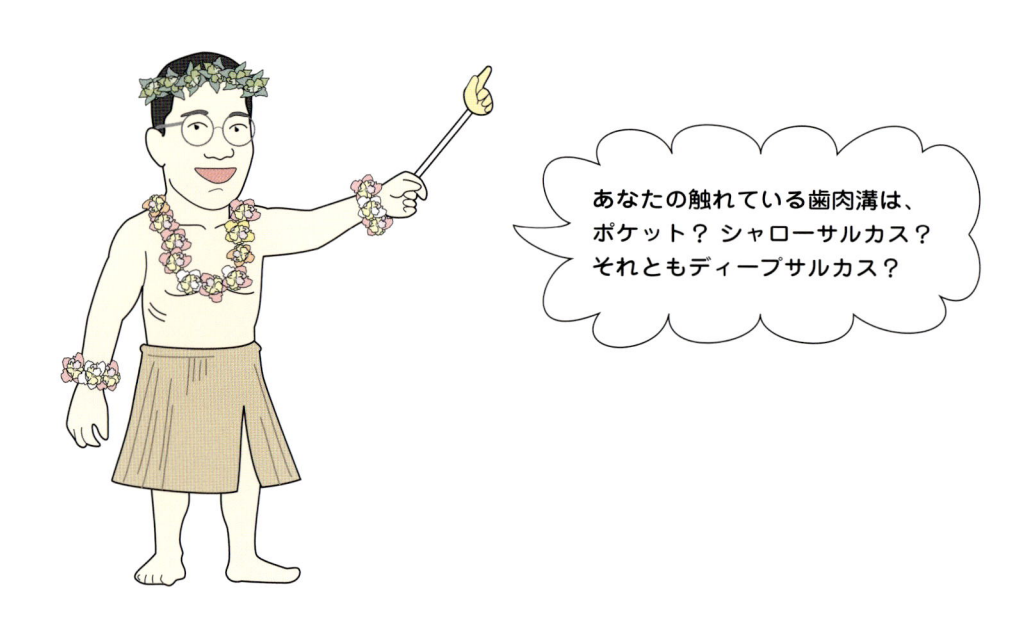

あなたの触れている歯肉溝は、ポケット？ シャローサルカス？ それともディープサルカス？

第2章　プロービングを極める

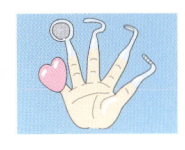

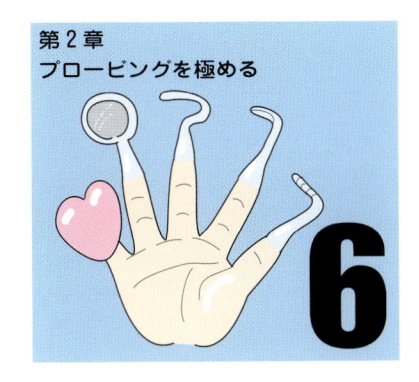

付着歯肉に密着！

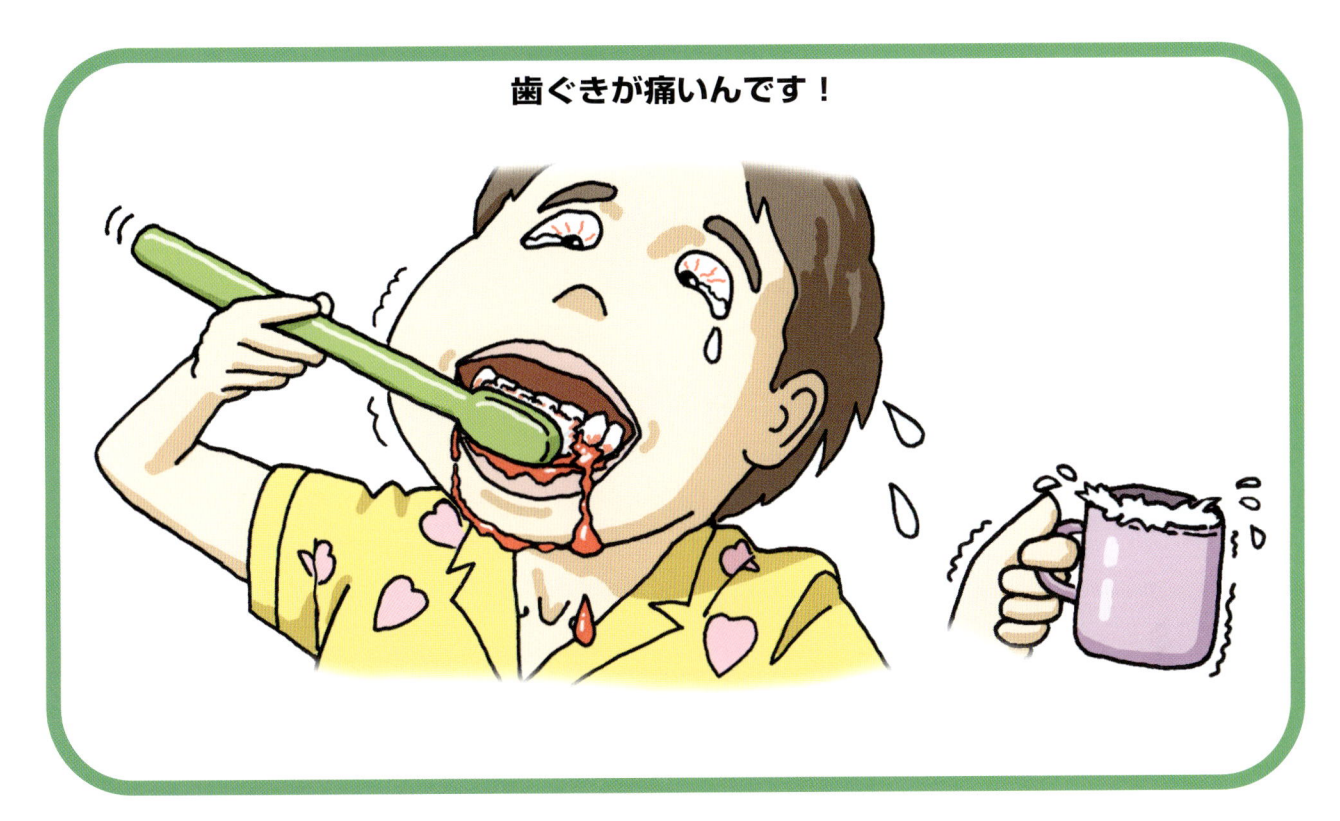

歯ぐきが痛いんです！

付着の知識を総動員！

　炎症を起こしている歯肉に、歯ブラシが触れると痛いのは当然ですが、炎症を起こしていなくてもブラッシングに耐えられない歯肉もあります。この項では、"歯肉のクオリティーを見分ける目の養成講座"ということでお話を進めていきましょう。

　本章2を思い出してください。歯肉は上皮性付着と結合組織性付着を介して、歯にひっついているということをお話ししました。ここでもう一つ覚えておいていただきたいのは、歯肉は骨にもひっついているということです。実際は、骨膜に歯肉の結合組織が付着しているわけです。つまり歯肉の付着には「歯への上皮性付着と結合組織性付着」、「骨への結合組織性付着」の三つがあるということになります（次ページ図2-31）。

　外からは見えませんが、この三つの付着を介して歯や骨にひっついている歯肉のことを「付着歯肉（Attached Gingiva）」と呼びます。付着歯肉よりも歯冠側は「遊離歯肉」とか「辺縁歯肉」といわれる歯肉です。これは裏は歯肉溝ですから付着はしていません。また付着歯肉より根尖側は、「歯槽粘膜（Alveolar Mucosa）」という可動性の粘

55

三つの付着

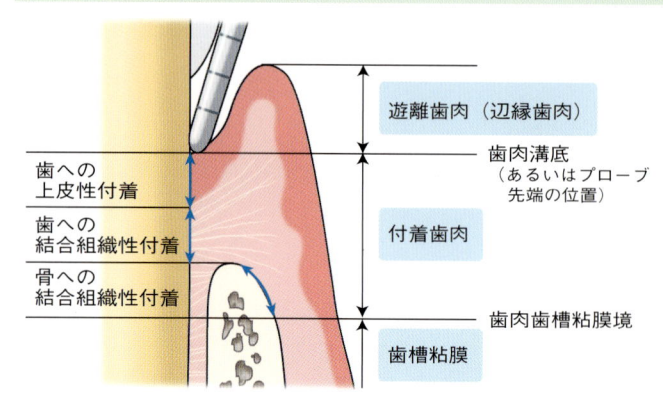

図2-31 付着歯肉を支える三つの付着。

付着歯肉と歯槽粘膜

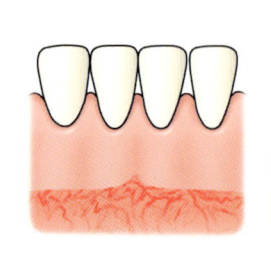

	上皮	色調	結合組織	可動性
付着歯肉	角化	ピンク	コラーゲン線維が密	動かない
歯槽粘膜	非角化	赤（血管が透けて見えるため）	コラーゲン線維が疎 弾性線維豊富	動く

図2-32 付着歯肉と歯槽粘膜。

膜に移行します（図2-32）。ちなみにその移行部のことを「歯肉歯槽粘膜境（Mucogingival Junction：MGJ）」といいます。

歯の鎧"付着歯肉"

付着歯肉は、表面が角化した丈夫な上皮で、中はコラーゲン線維がびっしりとつまっており、非常に抵抗力のある組織になっています（図2-33）。だからブラッシングにも耐えられるわけです。つまりブラッシングで歯肉が痛む患者さんは、この付着歯肉が少ないためにブラッシングに耐えられなかったわけです。付着歯肉が少ないと、歯槽粘膜が歯のすぐ近くまできています。この歯槽粘膜は表面は角化していませんし、中はコラーゲン線維が少なく弱い組織になっていますから、ブラッシングをするとすぐに傷がついてしまいます。

付着歯肉は他にも役に立っています。歯槽粘膜と遊離歯肉に挟まれた歯肉が付着歯肉ということですが、歯槽粘膜も遊離歯肉も動く組織ですから、もし付着歯肉がなければ唇やほっぺたが動く度に、歯肉の先までその動きが伝わってきてしまいます。つまり付着歯肉は、二つの動く組織の間の緩衝帯として役立っているわけです（図2-34）。また付着歯肉があることで口腔前庭が深くなり、食片の流れが良くなったり、ブラッシングしやすくなったりという利点もあります（図2-35）。

付着歯肉の必要性

付着歯肉が本当に必要なのか、必要とすればどれだけ必要なのかという議論は何十年もされてきました。結論としては"付着歯肉がなくても健康を維持できる場合がある"ということです。しかし、これを付着歯肉はなく

第2章　プロービングを極める

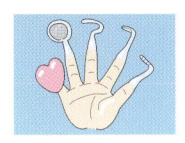

歯の鎧

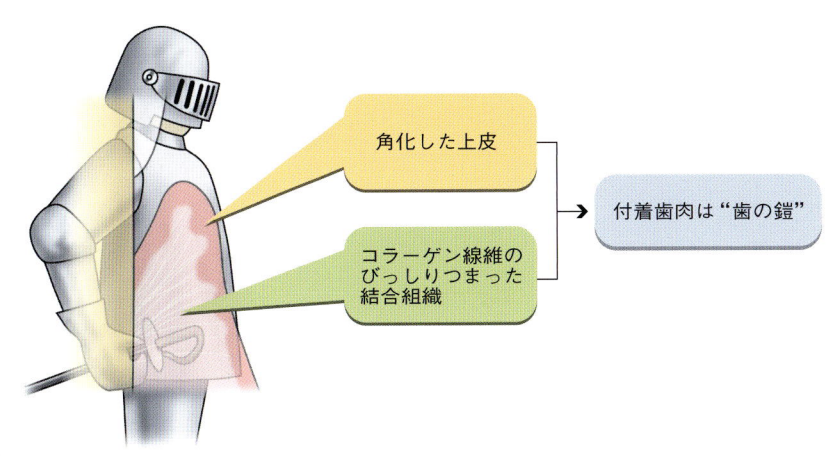

図2-33　付着歯肉は歯の鎧。

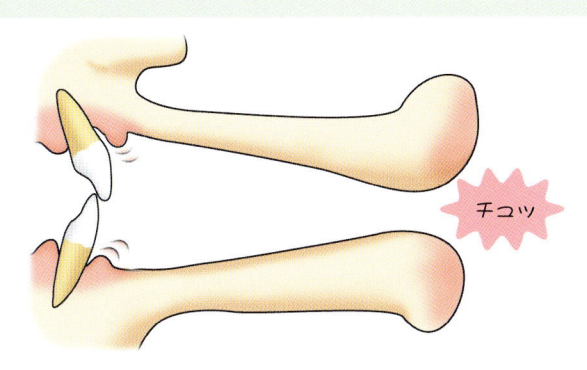

緩衝帯

図2-34　付着歯肉は緩衝帯。付着歯肉がないと、口唇や頬の動きが遊離歯肉まで伝わってしまう。

口腔前庭の確保

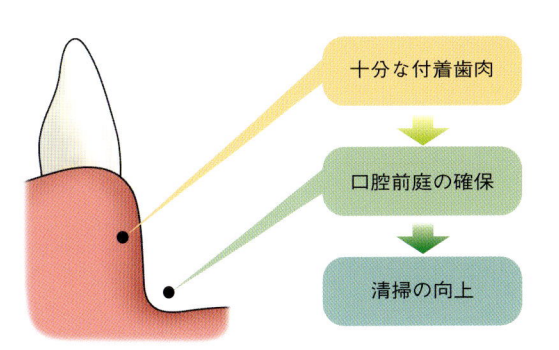

図2-35　付着歯肉による口腔前庭の確保。

ても良いと解釈することは危険です。なぜなら付着歯肉がなくても大丈夫なケースもあれば、付着歯肉がないことでトラブルの出ているケースもあるからです。付着歯肉がないためにブラッシングできない患者さんがいるのも事実ですし、付着歯肉がないために歯肉退縮を起こしている患者さんがいるのもまた事実です。

一般に、
①プラークコントロールができている
②炎症の兆候がない
③進行性の歯肉退縮がない

このような場合は、付着歯肉がなくても健康を維持できる可能性は高いと考えられています。そういった条件

57

付着歯肉の幅

	付着歯肉の幅		
	1mm	2mm	3mm以上
歯への上皮性付着	●	●	●
歯への結合組織性付着		●	●
骨への結合組織性付着			●

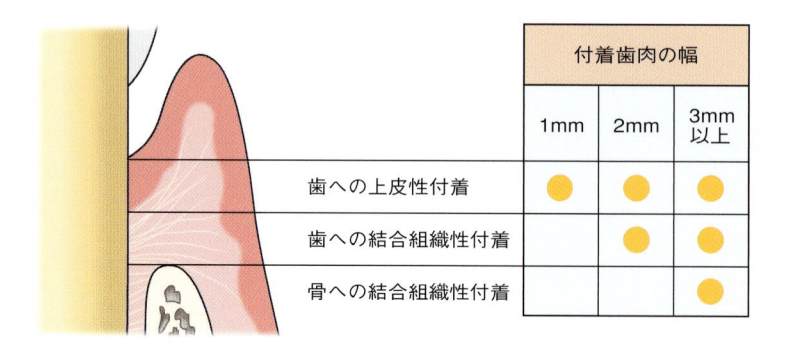

図2-36　シャローサルカスにおける付着歯肉の幅と、それを支える付着の関係。

を満たさない場合や歯肉縁下にマージンを持つ補綴物などが入っている場合は、付着歯肉がないと要注意です。

どれだけの付着歯肉があればひと安心なのかということも、はっきりとした基準がないので理解しにくいところです。そもそもポケットと違って付着歯肉の量というのは、個性の範囲の問題にも通じるものです。鼻が"高い人"と"低い人"がいるように、付着歯肉が"多い人"と"少ない人"がいるわけです。でも鼻が低すぎて審美的に問題が出たり、眼鏡がかけられないなどという機能的な問題が出てくれば、治療の対象になります。付着歯肉も同じで、それが少ないことでブラッシングできないとか、歯肉退縮が起こっているというような続発的な問題が起こるようであれば、治療を考えなければなりません。もちろん予防的に付着歯肉を増やすことを考えることもありますが…。

本章1で結合組織性付着は破壊されにくく、強い付着だとお話しました。ということは付着歯肉を支える付着も、結合組織性付着がある方がいいわけです。もしシャローサルカスで付着歯肉が1mmだとすれば、それを支えている付着は上皮性付着ということになりますし、2mmだとすれば上皮性付着と根面への結合組織性付着、3mmだとすれば上皮性付着と根面への結合組織性付着、そして骨膜への結合組織性付着ということになります（図2-36）。つまり付着歯肉が増えれば増える程、結合組織性付着が増えて強くなるわけです。歯肉が歯だけでなく、骨にもしっかりと付着していることを望むのであれば、シャローサルカスの場合、最低3mmの付着歯肉がほしいところです。これがディープサルカスになると上皮性付着は長くなりますので、もっと必要になります（補講その⑪）。

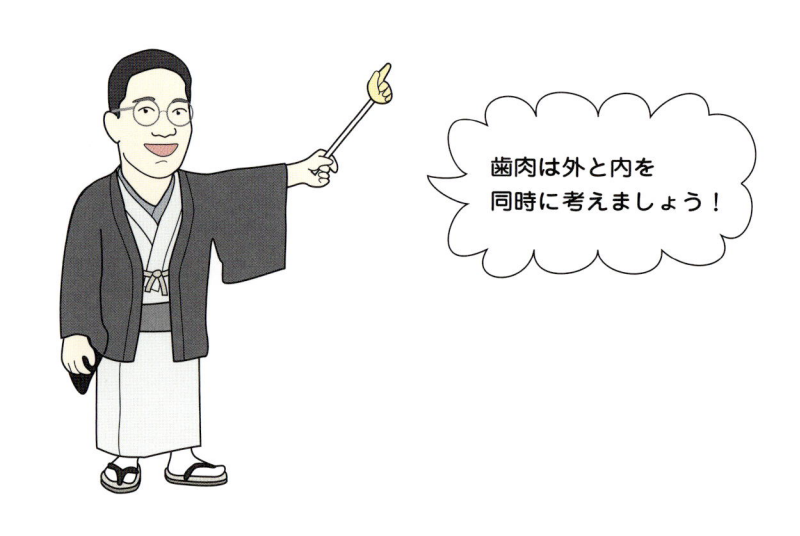

歯肉は外と内を同時に考えましょう！

第2章 プロービングを極める

補講その⑪

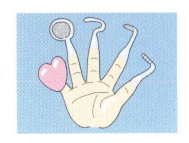

付着性付着歯肉？

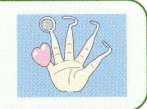

結合組織性付着に裏打ちされた角化歯肉が、"もっとも丈夫な付着歯肉"という考え方があります。これを「付着性付着歯肉」といいます[1]。これに対して上皮性付着に裏打ちされた角化歯肉のことを「非付着性付着歯肉」と呼んでいます。この非付着性付着歯肉を裏打ちしている上皮性付着は変動しやすい特徴がありますので、強い付着を求める場合は付着性付着歯肉が十分に存在することが望ましいとされています（図⑪）。

参考文献
1. Nevins M. Attached gingiva--mucogingival therapy and restorative dentistry. Int J Periodontics Restorative Dent 1986; 6 (4): 9-27.

■ 上皮性付着に裏打ちされた付着歯肉 ➡ 非付着性付着歯肉
■ 結合組織性付着に裏打ちされた付着歯肉 ➡ 付着性付着歯肉

- 1mm 歯肉溝
- 1mm 上皮性付着　｝非付着性付着歯肉
- 1mm 根面への結合組織性付着　｝角化歯肉
- 骨膜への結合組織性付着　｝付着性付着歯肉

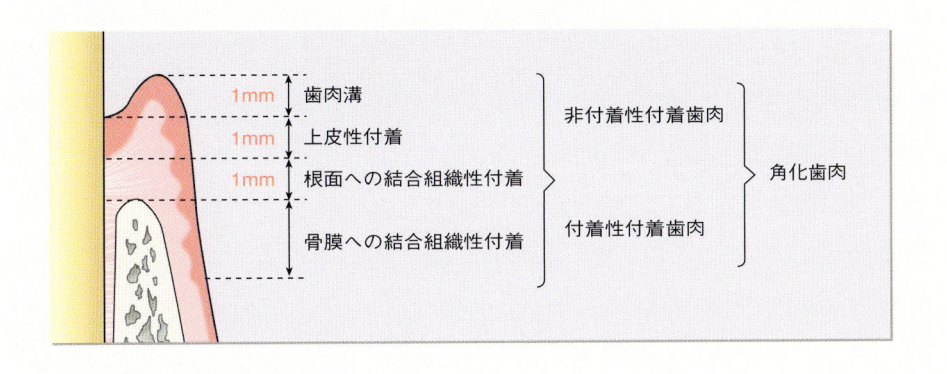

図⑪　付着性付着歯肉と非付着性付着歯肉（参考文献1より引用）。

POINT　第2章-6 これだけは！

- ■ 上皮性付着や結合組織性付着を介して、歯や骨に付着している歯肉を付着歯肉という。
- ■ 付着歯肉は角化した上皮とコラーゲン線維の豊富な結合組織でできていて、抵抗力のある強い歯肉である。
- ■ 付着歯肉がなくても健康を維持できる場合がある。それにはプラークコントロールが良好で、炎症の徴候がなく、進行性の歯肉退縮が認められないという条件が付いている。
- ■ 結合組織性付着に裏打ちされた十分な付着歯肉があるに越したことはない。

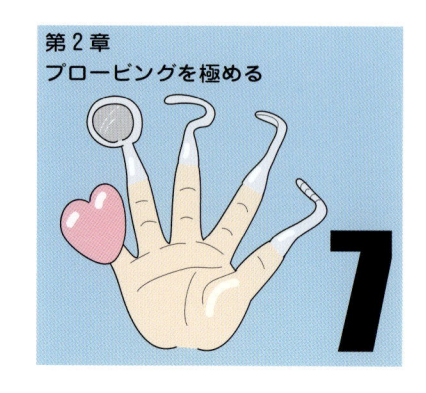

第2章 プロービングを極める

7 付着歯肉の眺め方

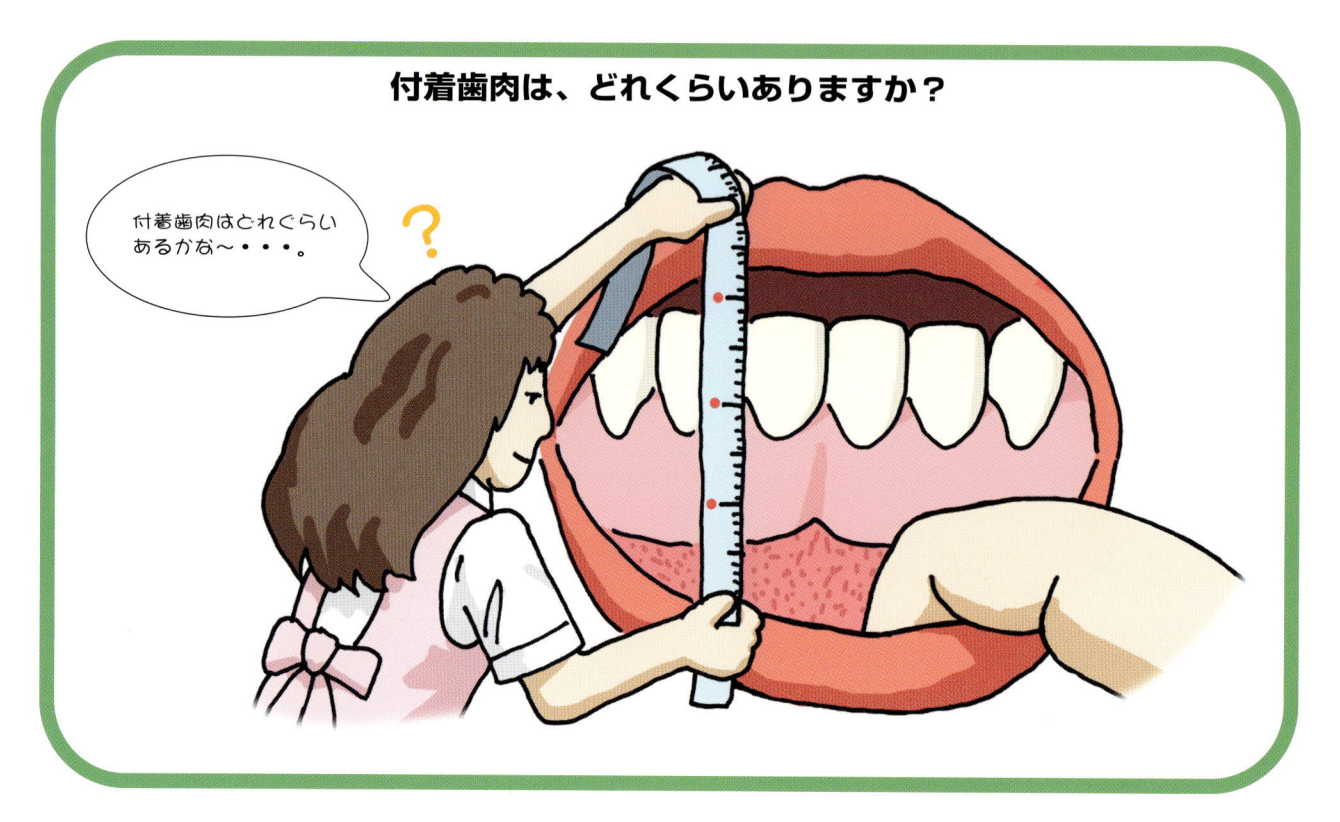

付着歯肉は、どれくらいありますか？

付着歯肉はどれぐらいあるかな～・・・。

付着歯肉の幅を測ろう！

前項では、付着歯肉の基本的なお話をしました。この項では、実際の臨床でどのように見ていくかという"付着歯肉臨床編"のお話を進めていきます。

さて、歯肉のてっぺんから歯槽粘膜との移行部（MGJ、歯肉歯槽粘膜境）までの歯肉のことを、「角化歯肉（Keratinized Gingiva）」といいます。そこで付着歯肉の幅は、図2-37のように表されます。

角化歯肉の幅を測るには、MGJがどこなのかわからなければいけません。歯槽粘膜は、表面が角化していませんので血管が透けて見え、角化歯肉より赤くなっています。慣れればこの見た目だけで、MGJがわかるようになります（図2-38-a）。まだ慣れていない方のために、他の方法も紹介しておきましょう。

一つは唇やほっぺたを引っ張ってみることです（テンションテスト）。角化歯肉は動きませんが歯槽粘膜は動きますので、その境界部のMGJがわかります（図2-38-b）。また、プローブの柄の部分で歯槽粘膜を歯冠側にたぐり上げる方法もあります（ロールテスト・図2-38-c）。これはそっとやらないと痛いので、患者さんに嫌われないよ

第2章　プロービングを極める

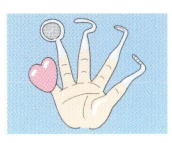

付着歯肉の幅

付着歯肉の幅＝角化歯肉の幅－歯肉溝の深さ

付着歯肉の幅＝角化歯肉の幅－プロービング値

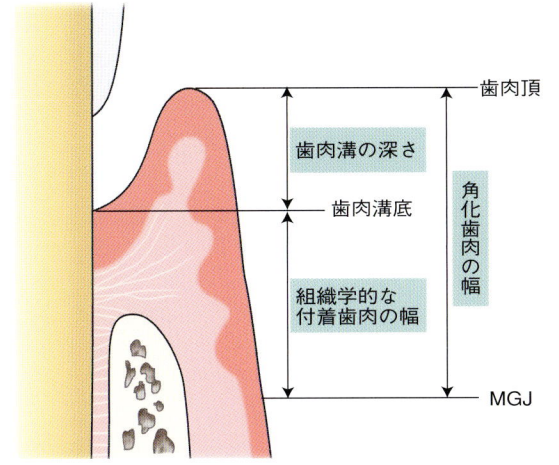

図2-37-a　組織学的な付着歯肉の幅。

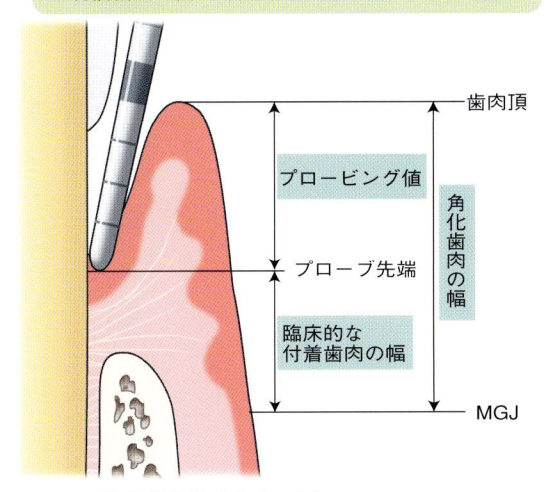

図2-37-b　臨床的な付着歯肉の幅。

MGJの識別

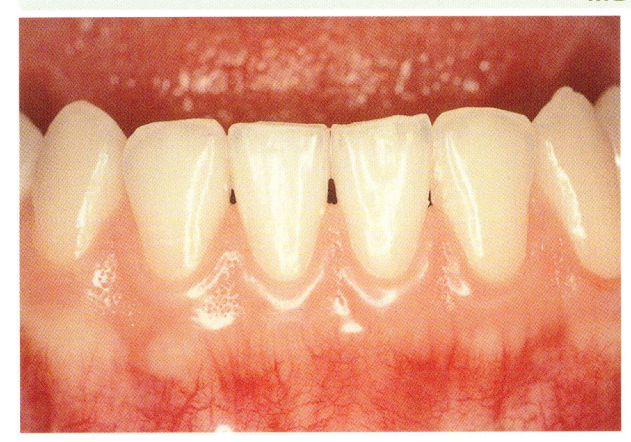

図2-38-a　見た目でわかるMGJ。歯槽粘膜は角化していないので、血管が透けて見える。そのため赤く、歯肉と区別がつく。

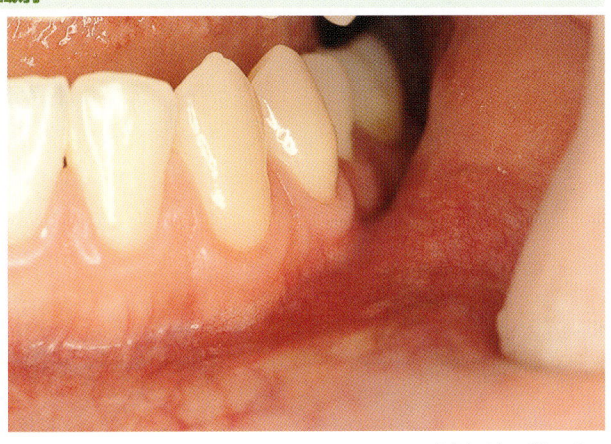

図2-38-b　テンションテスト。ほっぺたや唇を引っ張ると、弾性線維の豊富な歯槽粘膜は動く。

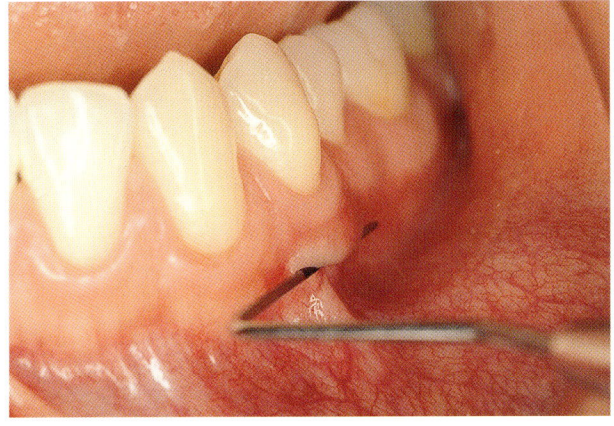

図2-38-c　ロールテスト。歯槽粘膜は可動性なので、たぐりあげることができるが、不動性の歯肉のところでストップする。

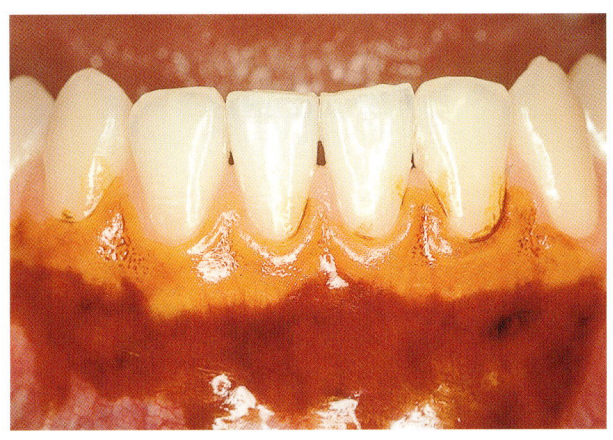

図2-38-d　ヨードによる染色。歯槽粘膜はヨードで染まる。

炎症時の付着歯肉の幅

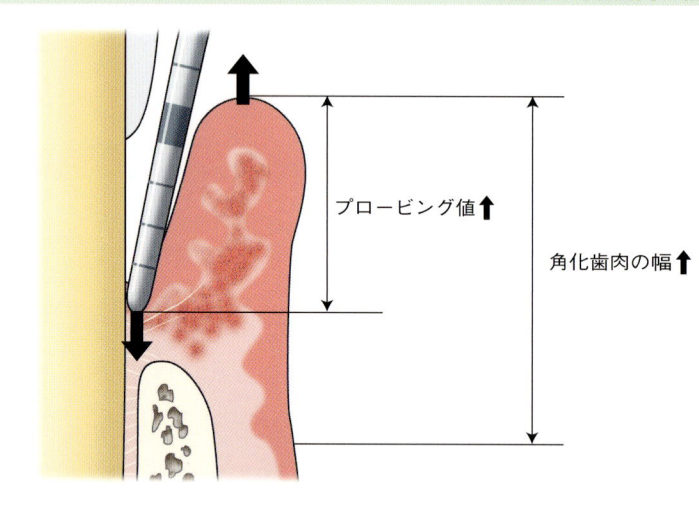

図2-39　炎症があると角化歯肉の幅、プロービング値共に大きくなる。したがって付着歯肉の幅（角化歯肉の幅－プロービング値）は不安定なものになる。

プローブの透けている歯肉

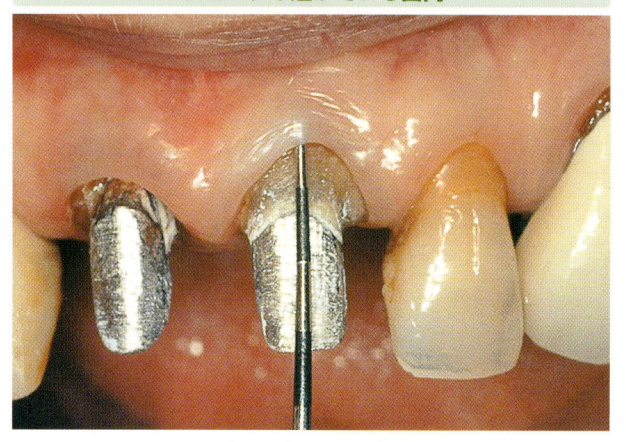

図2-40　プローブが透ける程遊離歯肉が薄いと、付着歯肉もかなり薄いことが予想される。

う注意しましょう。ヨードを含むもので歯槽粘膜だけ染める方法もあります（前ページ図2-38-d）。ただし、これも闇雲に歯槽粘膜に塗りつけるとヒリヒリしますので、要注意です。

いずれにしても、歯肉のてっぺんからこのMGJまでの距離をプローブを用いて測ります。これが角化歯肉の幅で、この値からプロービング値を引いた値が"臨床的な付着歯肉の幅"ということになります。付着歯肉は少ないところが問題になりますので、通常唇頬側や舌側中央部だけ測定します。ちなみに上顎口蓋側にはMGJがありませんのであしからず。

また歯肉の炎症の強いときは、歯肉のてっぺんが腫れて角化歯肉の値は変わりますし、プロービング値も変わりますので、当然付着歯肉の幅にも影響します。付着歯肉の幅の測定は、炎症がコントロールされてから行うのがプロの心得です（図2-39）（補講その⑫）。

付着歯肉は三次元的に捉えよう！

歯肉が薄いと、歯肉退縮のリスクが高くなることはすでにお話しました。ですから付着歯肉も幅だけでなく、厚みも考慮に入れなければなりません。超音波装置を使って厚みを測定することもできますが、通常はプローブを入れて透けて見えるかどうかなどで判断します（図2-40）。プローブが入っている所は付着歯肉ではなく遊離歯肉ですが、ある程度の参考にはなります。どうしても厚みを測りたい几帳面な方は、麻酔の効いているときにプローブを突き刺して測るサディスティックな方法もあります（図2-41）。

心眼を使って診査しよう！

歯肉退縮の話の中で、骨の重要性を強調しました（第1章1参照）。付着歯肉の診査にも、その下の骨を心眼を使って見てほしいのです。骨が薄ければ薄い程、歯肉が薄ければ薄い程歯肉退縮を起こしやすいことは、臨床的

第2章　プロービングを極める

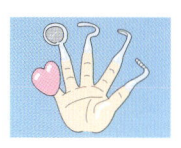

付着歯肉の厚み測定法？

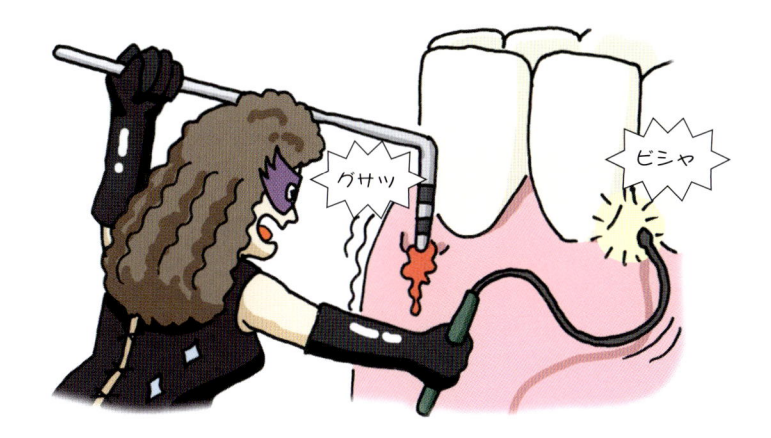

図2-41　サディスティックな付着歯肉の厚み測定法。

補講その⑫

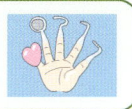

付着歯肉が少ないパターン

　付着歯肉は、"少ない"ときに問題になりますので、"どんな場合に少なくなるのか"を知っておかなければなりません。これには大きく分けて2パターンあります。
　一つは、角化歯肉そのものが少ないパターンです（図⑫-a）。「角化歯肉－プロービング値＝付着歯肉の幅」ですから、角化歯肉自体が少なければ、どんなにプロービング値が小さくても付着歯肉は少なくなってしまいます。
　そしてもう一つのパターンがプロービング値が大きい場合です（図⑫-b）。角化歯肉の幅が広くてもそれ以上にプロービング値が大きければ、差し引きすると付着歯肉は存在しなくなります。つまり、プローブの先が歯肉歯槽粘膜を越えて深く入ってしまうようなケースです。角化歯肉がたくさんあるからといって油断すると、プロービング値によっては付着歯肉がなくなっていることがあるので要注意です。

■付着歯肉が少ないケース
　➡ 角化歯肉の幅が狭い

■付着歯肉が少ないケース
　➡ プロービング値が大きい

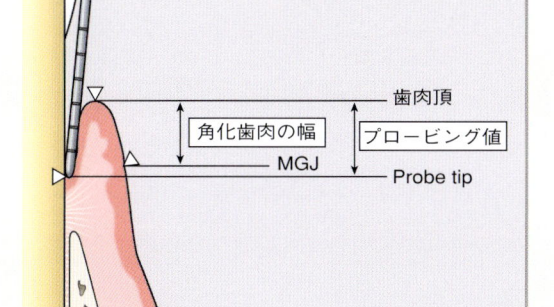

図⑫-a　角化歯肉が少ないと、プロービング値が小さくても付着歯肉が少なくなる。

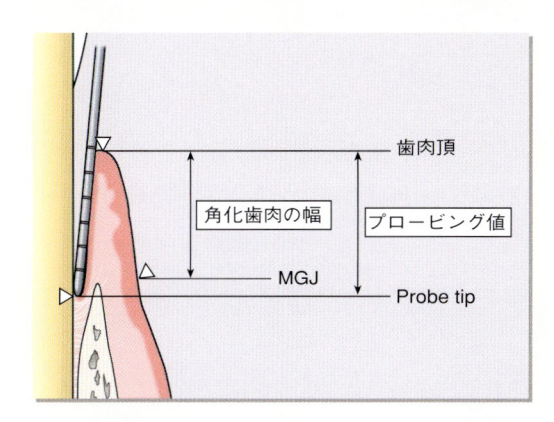

図⑫-b　角化歯肉の幅が広くても、プロービング値が大きいと付着歯肉が少なくなる。

メイナードの分類

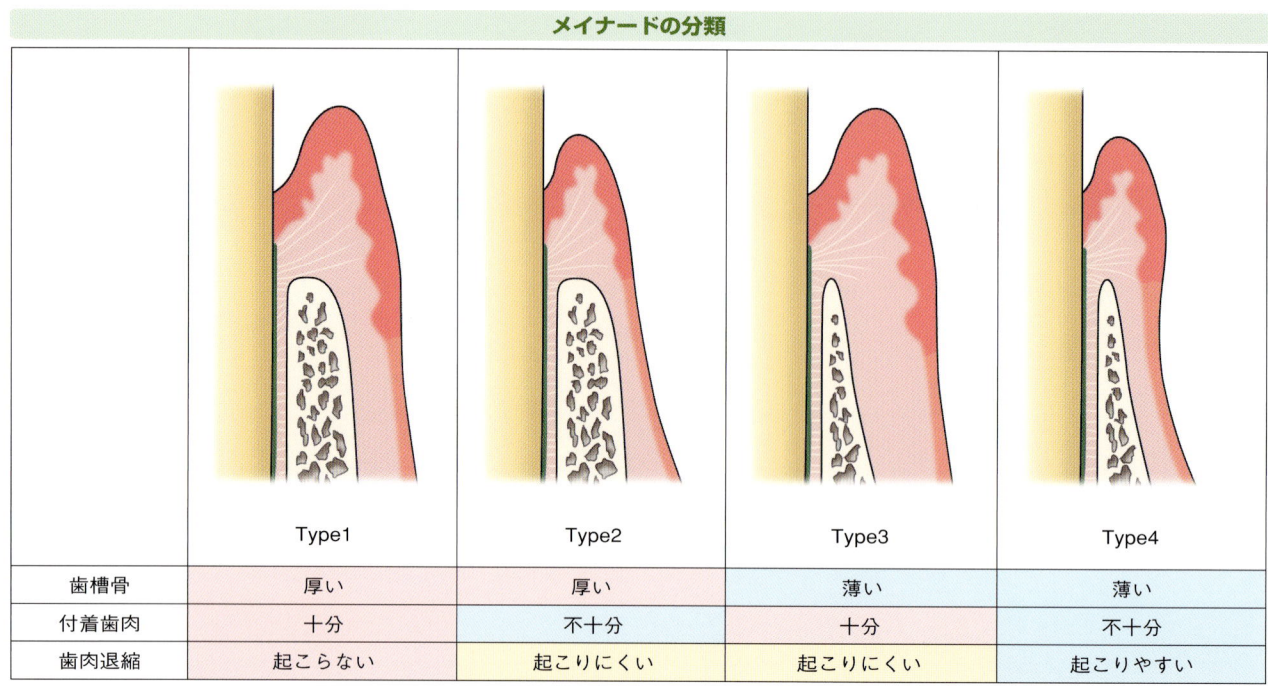

	Type1	Type2	Type3	Type4
歯槽骨	厚い	厚い	薄い	薄い
付着歯肉	十分	不十分	十分	不十分
歯肉退縮	起こらない	起こりにくい	起こりにくい	起こりやすい

図2-42 メイナードの分類。

に体験していると思います。そこでこの"骨の厚み"と"歯肉の厚み"の関係を分類したのが「メイナードの分類」（図2-42）です。

この中でType 1は骨も付着歯肉も十分あるので、もっとも歯肉退縮しにくく、Type 4はどちらも不十分なので、もっとも歯肉退縮しやすいと考えられています。実際の臨床でもっとも歯肉退縮を起こしやすいのは、すでに骨がなくなっている場合ですが、そのタイプはここには含まれていません。

歯肉の厚みを調べるのも難しいのに、骨のような見えないものの厚みを調べるとなると、さらに難しくなります。CTスキャンという手段は現実的ではありませんので、実際は心眼をもって想像するだけです。つまり、咬合面観や側方面観で歯軸の方向と歯肉の出っぱりを見たり、歯肉のマージンの波打ち方を見たりします。骨が厚い程歯肉のマージンは平坦なラインになります（16ページ図1-12参照）。

小帯の正体？

小帯（頰小帯や唇小帯）が、歯肉のマージン近くにまで入り込んでいることがあります（図2-43）。それにより歯肉が牽引されてポケット形成の誘因になっていたり、歯の離開の原因になっていたりします。この小帯は、歯槽粘膜の一部だと考えれば理解しやすいでしょう。つまり小帯が歯肉のマージン近くまで侵入しているのは、局所的な付着歯肉不足があるわけです。したがってこれにより続発的な問題が生じている場合は、小帯の切除というより、その部分の付着歯肉の獲得を考えないと根本的な解決にならないことがあります。

第 2 章　プロービングを極める

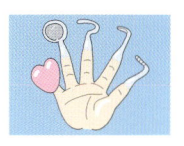

小帯の付着異常

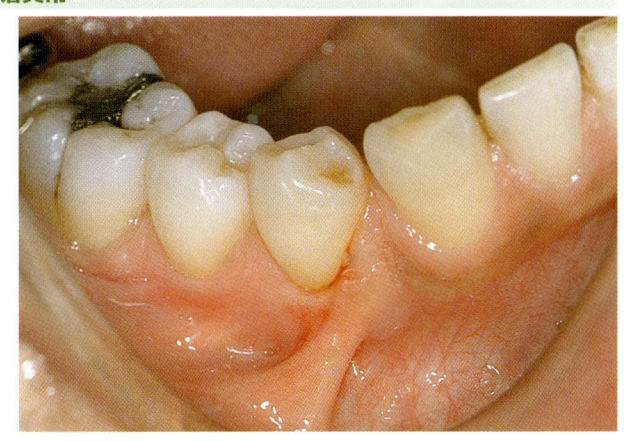

図 2-43　小帯は歯槽粘膜の一部であり、これが歯の近くまで入り込んでいる状態は、局所的な付着歯肉不足である。

POINT　第2章ー7　これだけはおさえて！

- ■臨床的付着歯肉の幅＝角化歯肉の幅ープロービング値
- ■角化歯肉の幅を測るためには、MGJの位置がわからなければならない。そのためには、外見で判断する方法や「テンションテスト」「ロールテスト」「染め出し」などの方法がある。
- ■付着歯肉の幅の測定は、炎症をコントロールしてから行う。
- ■付着歯肉の診査には、幅だけでなくその厚みそしてその下の骨の厚みも考慮に入れる。
- ■小帯は歯槽粘膜の一部である。

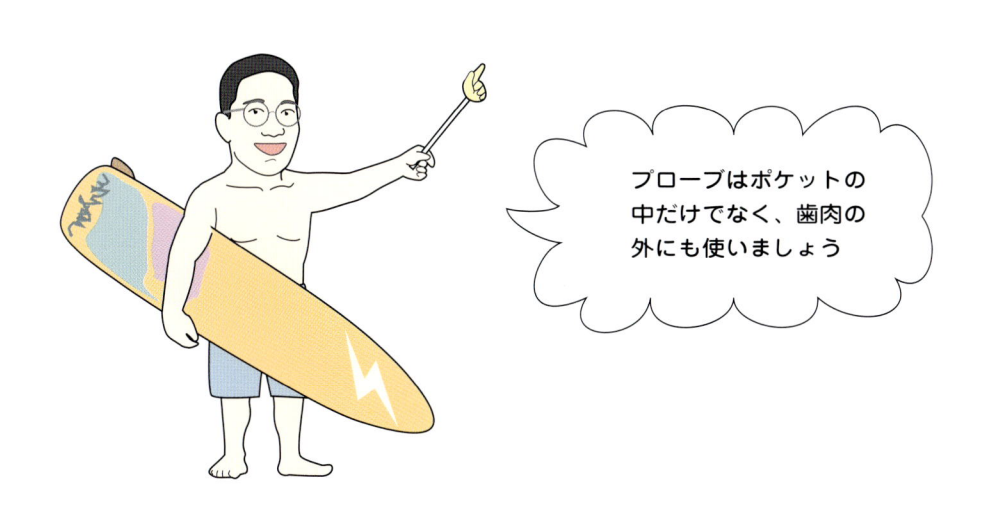

プローブはポケットの中だけでなく、歯肉の外にも使いましょう

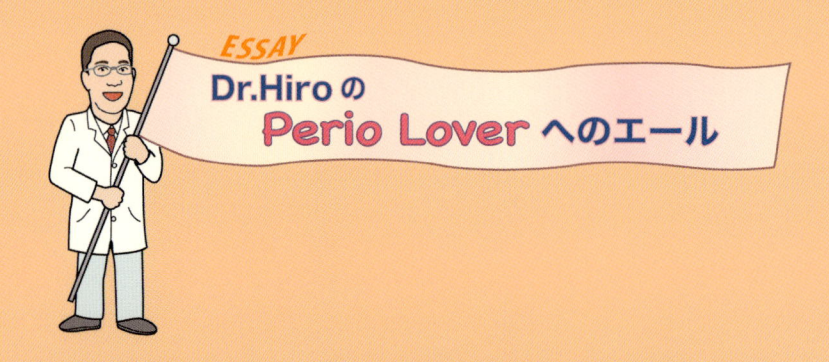

ESSAY
Dr.Hiroの Perio Loverへのエール

後輩として

　本書の読者の中には、歯科衛生士になって間もない新人さん、就職はしたもののまだまだしっくりこない新米さん、就職して数年たつのにいまだに理想に近づけない中堅さんなど、さまざまな"イマイチさん"がいることでしょう。就職先にはたいてい厳しい（失礼）、怖い（失礼！）、うるさい（失礼？）先輩歯科衛生士がいるはずです。同じ歯科衛生士仲間の中で後輩というポジションは、誰もが一度は通る道。早く先輩のようになりたいという願いが時に焦りとなり、自己嫌悪にまで突き進んでしまうこともあるかもしれません。そこで後輩の時期に心がけるべきことを考えてみましょう。

　先輩との間に歴然として存在する知識とスキルの格差。単なる経験の差だから時間が解決してくれると思っているあなた！　一生先輩には追いつけません。突然変異で進化するのを待っているようなものです。

　院内勉強会で発表のときだけ机に向かうあなた！　一生先輩には追いつけません。年に数回ダイエットのためにランニングするようなものです。

　現場が一番勉強になるからと仕事はしっかりこなすけれども、仕事が終わると気持ちも体もどこかに飛んでいってしまうあなた！　一生先輩には追いつけません。練習をしないプロスポーツ選手がいるでしょうか？

　スポーツ選手にとっての試合、音楽家にとってのコンサートのように、私たちの本番は患者さんを前にしての診療です。ここでのパフォーマンスをいかに上げていくかということがプロフェッショナルとしての課題になります。診療

一人称としての患者 / 二人称としての患者 / 三人称としての患者

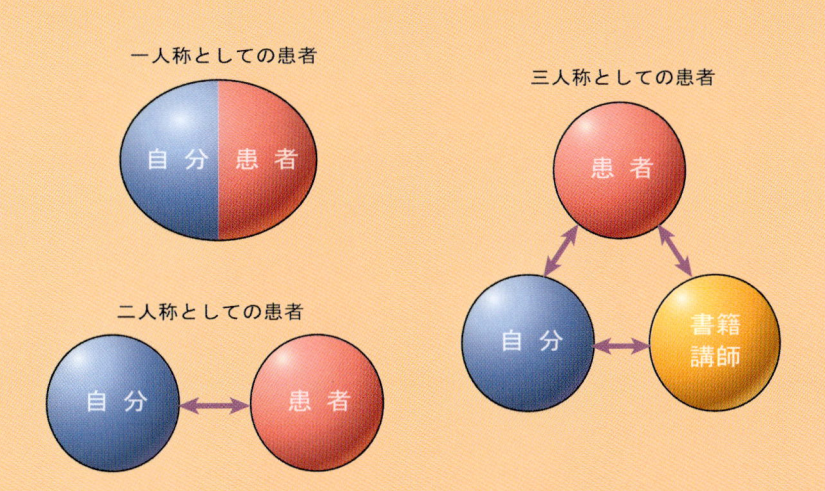

で得る経験は何にも替えがたいもので、時には元気をもらったり、モチベーションが上がったりとさまざまな副産物まで得ることができますが、これだけでは診療は"プロセス"に過ぎません。あくまでプロフェッショナルは"結果"を出さなければならないのですから、"日ごろの努力が実を結ぶ場"が診療であってほしいものです。

　そのためには患者さんを二人称だけで見ていてはだめです。つまり診療の相手としての患者さんだけを診ていると、診療だけが勉強の場となってしまうのです。自分のプライベートの時間を割いて、三人称としての患者さんを見るようにしましょう。あなたの相手は本であったり、セミナーや講演会の講師であったり、先輩や院長たちです。そしてたまには一人称としての患者さんも経験したいものです。つまり自分自身がチェアーに座って予防処置や治療を受けることで、まったく気づかなかったいろいろなことに目覚めることでしょう。

　先輩の背中はかなり遠くに見えているかもしれません。やっと追いついたと思ったら周回遅れだったりすることもあります。でも必ずチャンスはあります。先輩をラビット（マラソンのペースメーカー）にするくらいの気持ちで走ってください。きっといつか先輩を追い抜くことができるはずですし、それがなければ医学の発展はありません。先輩は今の歯科医療を支えている現役選手。後輩は将来の歯科医療を担う選手の卵。自ら殻を破ってデビューしてください。

　後輩たち、がんばれ〜！

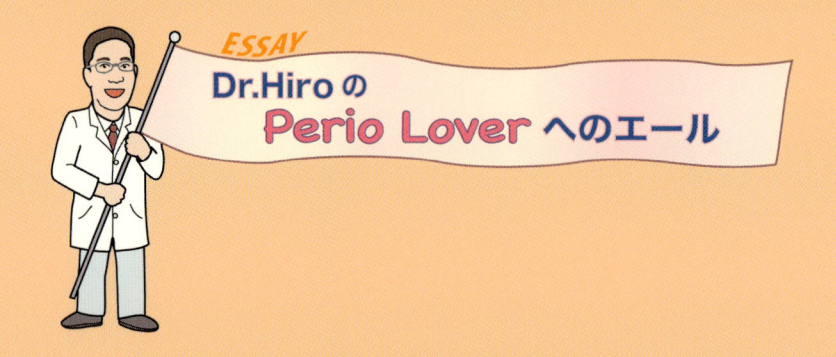

ESSAY
Dr.Hiro の Perio Lover へのエール

先輩として

　診療室で"先輩"と呼ばれている歯科衛生士さんたちは、もちろん"後輩"というポジションを経験してきているはずです。そして後輩のときがいかに楽であったかを、痛感していることでしょう。後輩からすれば「本当かな〜？」って思われそうですが、歯科医療人として真剣に患者さん、後輩、院長に向かい合っている先輩ほど痛感しているのです。

　私は勤務医として約10年間仕事をしました。勤務医ということは、偉大な先輩である院長がいるわけですから、当然後輩というポジションです。しかしながら勤務していた診療所は、チェアを何台もかかえる大きなところでしたので、そのうち別の勤務医という形で後輩が増えていきました。今から振り返ると、先輩らしいことはほとんどしていなかったと思います。なぜなら勉強したいこと、勉強しなければならないことが多すぎたのです。正確には先輩と後輩の間に挟まれた中間管理職だったわけで、しかも中間といっても後輩に限りなく近く、先輩とは限りなく離れた場所でもがいていたのです。

　私が後輩を意識するようになったのは開業をしてからです。年齢的にも自分の前を走っている先輩と、自分の後ろで走っている後輩の数がだいたい同じになっていました。しかも後輩から背中に当たる視線は年々強く感じるようにな

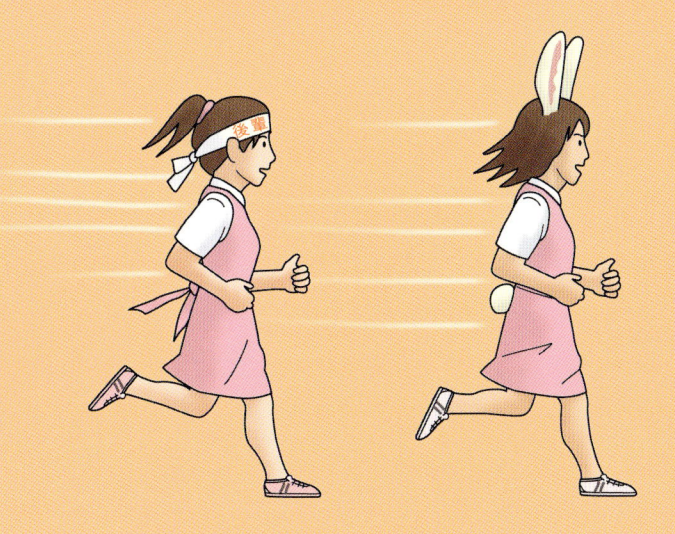

りました。それからは若い先生方との交流を持つように努め、勉強会も彼ら（彼女ら）のために開催したりしました。

　自分が先輩から受け継いだことを後輩に伝えていくことは、先輩への恩返し。ただし、それだけではいけません。自分自身が学んだことをその上に ON しなければ歯科医学の発展はないのです。ON することがなければ単なる伝言ゲーム。間違って伝わると先輩よりもレベルが下がってしまうかもしれません。どれだけ先輩を追い抜いたかという差が大切で、その差の中に自分の努力や成果、個性が詰まっているはずです。あるいは医療人として生きた軌跡がその中に刻まれているのかもしれません。

　"先輩面"は大嫌いです。そういう先輩に限って自分の過去のことばかり自慢するものです。「自分の若いころは……」なんて後輩にとってはどうでもいいことで、今の自分の背中で語り掛けないと後輩もモチベーションが上がりません。監督のように後輩を指導するのではなく、マラソンのラビット（ペースメーカー）のように後輩といっしょに走りながら、最後は後輩の背中を押して自分よりも先に行かせてあげたいものです。とはいってもラビットといいながら自己新記録を狙う私です。

　先輩たち、がんばれ〜！

第 3 章

敵を知り、敵と戦う戦略を知ろう

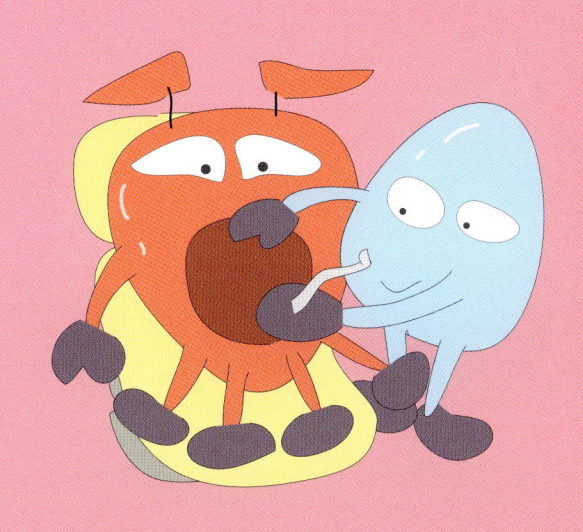

第3章 敵を知り、敵と戦う戦略を知ろう

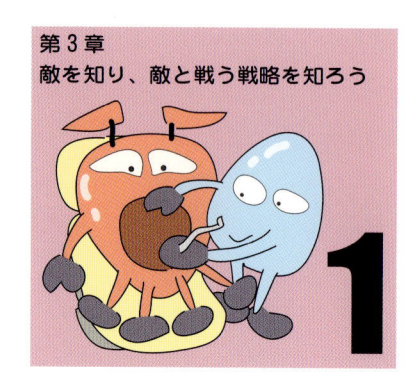

1 歯周病菌を知ろう

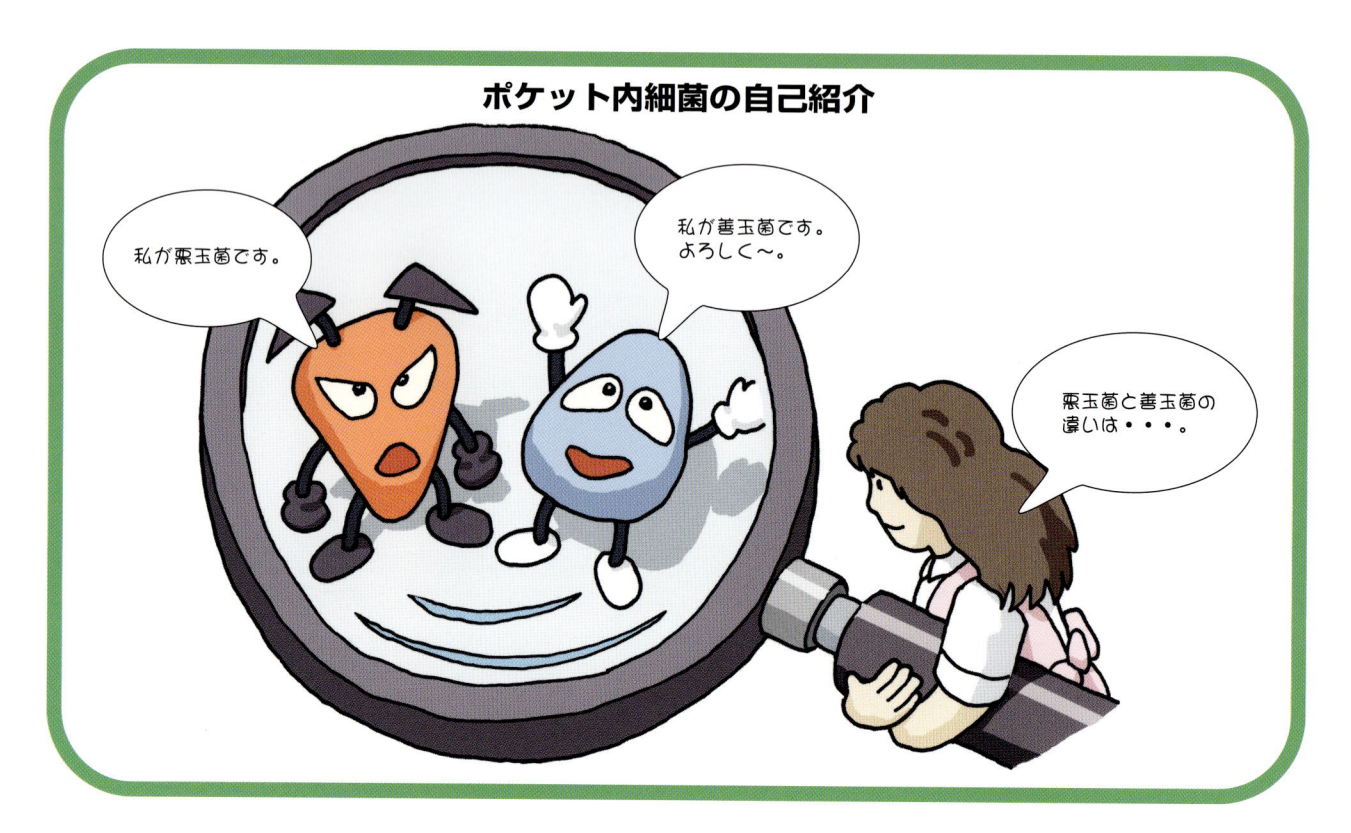

ポケット内細菌の自己紹介

私が悪玉菌です。

私が善玉菌です。よろしく〜。

悪玉菌と善玉菌の違いは・・・。

歯周病菌のデータファイル

　私たちは、日々歯周病菌（歯周病原性細菌）と戦っていますが、どれだけ歯周病菌のことを知っているでしょう？　敵のことをよく知っておくことは戦いの基本です。ここでは、患者さんの鋭い質問にも耐えられるよう歯周病菌の知識を整理しておきましょう。

　口の中には300〜400種類の細菌がいるといわれていますが、現在、歯周病菌と呼ばれている細菌はほんの10種類程度（図3-1）です。それぞれ個性を持っていますが、ここでは一般的な特徴を捉え、歯周病菌のイメージをつかんでいきます。

　ポケットの中は歯肉溝滲出液で満たされ、その滲出液はつねに外に向かって流れ出ています。この中で生活するためには、酸素の少ないところで生きていける"嫌気性菌"でなければなりません（図3-2）。また歯肉溝滲出液は流れるプールのようなものですから、流されてしまわないようにどこかにひっつくための付着装置を持っていなければなりません（図3-3）。ひっつく相手は根面や歯石、ポケット上皮、他の細菌などさまざまです。これでなんとかポケットの中で生活できそうです。

第3章　敵を知り、敵と戦う戦略を知ろう

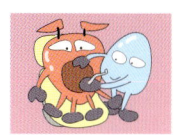

主な歯周病菌

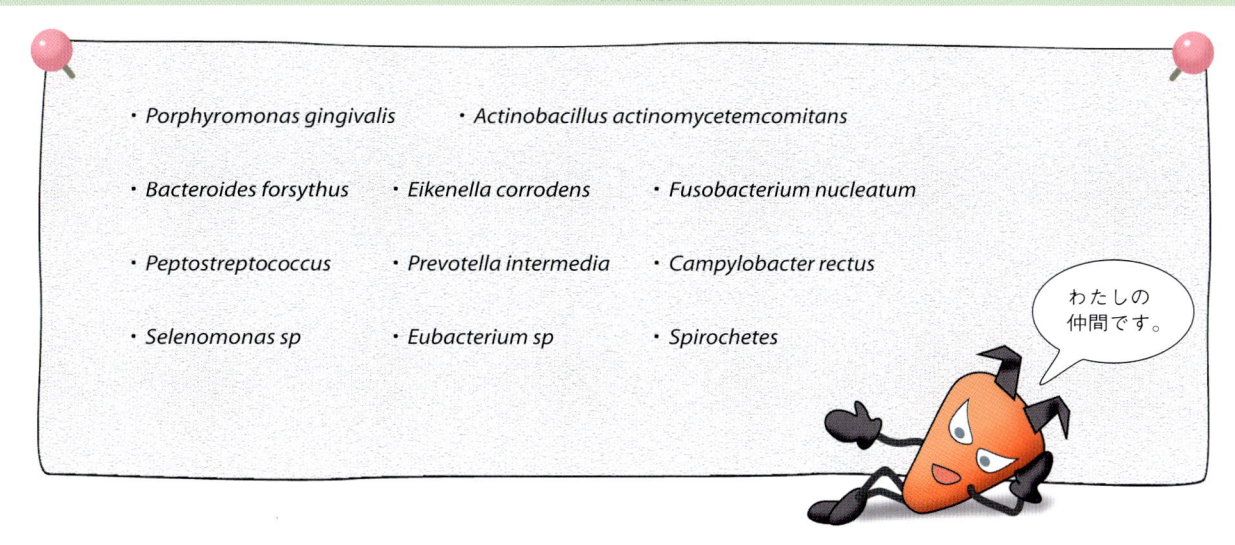

- *Porphyromonas gingivalis*
- *Actinobacillus actinomycetemcomitans*
- *Bacteroides forsythus*
- *Eikenella corrodens*
- *Fusobacterium nucleatum*
- *Peptostreptococcus*
- *Prevotella intermedia*
- *Campylobacter rectus*
- *Selenomonas sp*
- *Eubacterium sp*
- *Spirochetes*

「わたしの仲間です。」

図3-1　約10種類の細菌が、歯周病菌に設定されている。

歯周病菌のデータファイル・その1

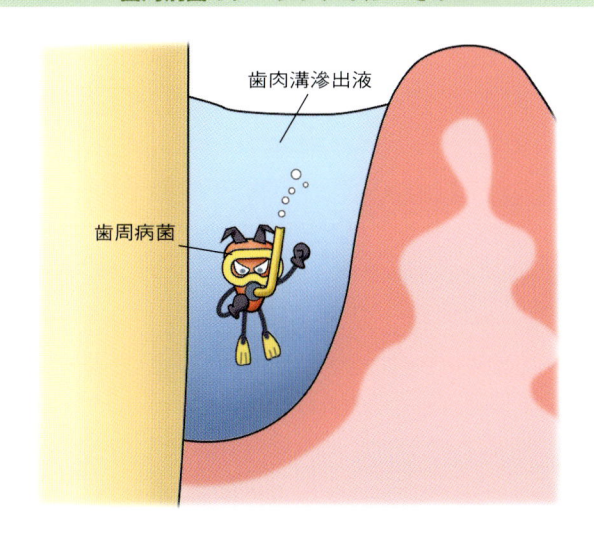

図3-2　歯周病菌は嫌気性。

歯周病菌のデータファイル・その2

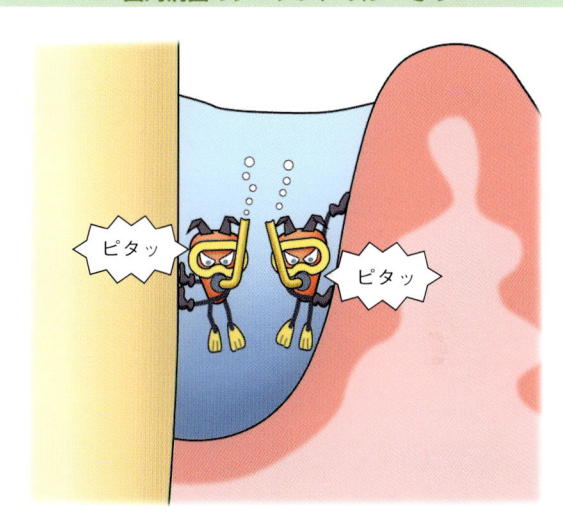

図3-3　歯周病菌は付着装置を持っている。

　しかしまだやっかいな問題があります。歯肉溝滲出液では、白血球や抗体などといった"体を守る警備員"がパトロールしています。これに捕まってしまっては元も子もありません。そこで歯周病菌は、"警備員にやられない術"を持っています（次ページ図3-4）。例えば、ある歯周病菌は白血球がやってこないよう通報システムをかく乱したり、またある歯周病菌は白血球をやっつけたり、抗体などを破壊して身を守ります。また歯周病菌は一般に、白血球に発見されにくい「バイオフィルム」という建物にたてこもっています。バイオフィルムに関しては次項で詳しくお話します。

　では、食糧の調達はどうしているのでしょうか？　歯周病菌は、食糧を歯肉溝滲出液から調達しています（次ページ図3-5）。この滲出液はもともとは歯肉の結合組織の血管から漏れ出てきたものですから、歯周病菌は生き血を吸う寄生虫のようなものともいえます。また、他の細菌が作ったものを食糧にすることもあるようです。

　人間界と同じように、食糧があればゴミも出します。

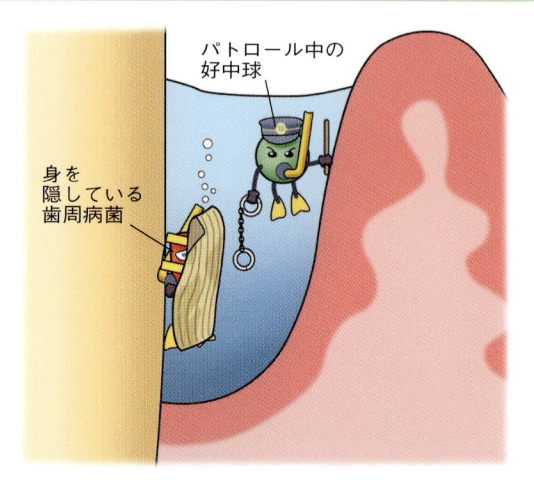

図3-4 歯周病菌は警備網をかいくぐる。

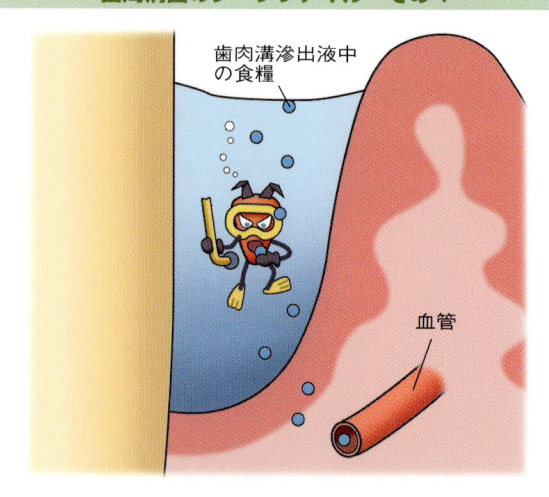

図3-5 歯周病菌の食料調達。

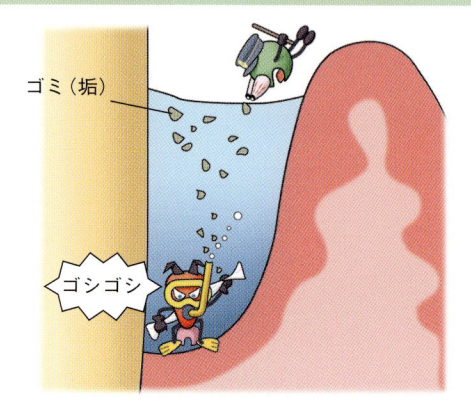

図3-6 歯周病菌のゴミは毒になる。ゴミの中には、病原性の「内毒素（エンドトキシン）」が含まれていたりする。

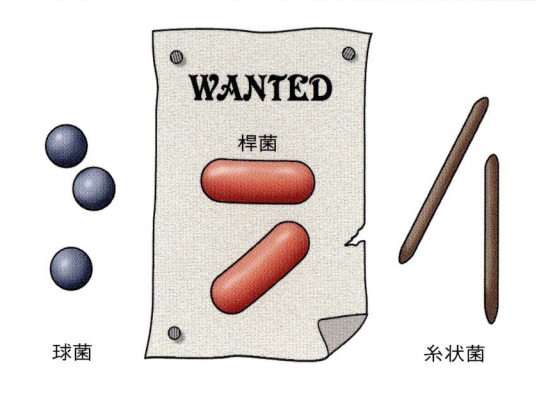

図3-7 歯周病菌は桿菌。

このゴミの中には、我々にとってやっかいな物質がいろいろ含まれていて、病原性があるものもあります。特に「内毒素（エンドトキシン）」と呼ばれる物質は、歯周病菌の表面の外膜というところに潜んでいて、垢のように出ていきます（図3-6）。この内毒素は、骨を溶かす強い力を持っていることがわかっています。外膜は、グラム陰性菌の特徴であり、つまり歯周病菌は、「グラム陰性菌」であることがわかります。

"人相の悪い人間"がいるように、"菌相？の悪い細菌"があるようです。歯周病菌の多くは、「桿菌」と呼ばれるソーセージのような形をしています（図3-7）。それゆえ、歯周病菌は「グラム陰性嫌気性桿菌」といわれるのです。

ご理解いただけたでしょうか？

悪玉菌VS善玉菌

腸内細菌などと同じく、ポケット内の細菌にも"善玉"と"悪玉"がいます。疾患活動性が高くなった活動期には、「悪玉菌」が暴れていて、静止期には「善玉菌」が優位になっているわけです（図3-8）。もちろん歯周病菌は悪玉菌なのですが、悪玉度にもランクがあります。悪玉度の高い菌は外からなぐり込んでくるようなタイプで、これを「外因性感染」といいます。それに対して悪玉度の低い

第3章 敵を知り、敵と戦う戦略を知ろう

疾患活動度と歯周病菌

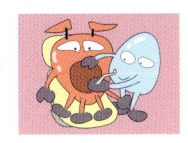

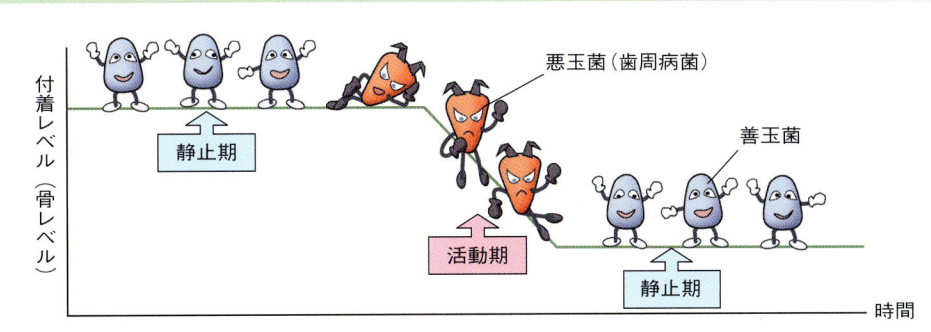

図3-8 疾患活動度と歯周病菌。

菌は、もともとポケット内にいておとなしくしていたのが、急にプッツン！と切れて暴れ出すようなタイプで、これを「内因性感染」といいます。最近では、ポケットの中からサンプルをとってきて悪玉度の高い菌を検出するキットが市販されています。これによって治療内容が変わるわけではありませんが、患者さんへのアピールやモチベーションには役立ちそうです。

歯周病菌感染ルート

「歯周病菌はうつるの？」答えはイエスです。うつらなければこれだけたくさんの患者さんがいるはずありません。家族内でまったく同じ歯周病菌を共有しているデータもあります。感染経路としては唾液が第一候補にあがっていますが、このあたりの研究は案外少なく、遺伝子工学を駆使してこれから発展していくものだと思います。

いったんできあがった細菌の集団の中に、新参者が入り込むことは難しいといわれています。そこで歯周病菌は歯の生え替わりのときにどさくさにまぎれて入り込んだり、しょっちゅう顔を出して入り込んだりと、涙ぐましい努力をしているようです。

新参者が仲間に入れてもらいにくいことで助かることもあります。例えば、プロービングをしているとプローブに付着した細菌が、隣のポケットに高頻度で移ります。しかしその新参者は、嫌われて数週間もすると仲間外れにされていなくなります。つまり定着できないわけです。簡単に定着できてしまうようでしたら、うかうかとプロービングもできませんから、我々は知らないうちに"細菌社会の閉鎖性"に助けられているのです。

POINT　第3章-1 これだけは！

- ■ポケット内には善玉菌と悪玉菌がいて、後者を歯周病菌（歯周病原性細菌）という。
- ■歯周病菌はグラム陰性嫌気性桿菌が多く、付着装置を持っていたり、宿主の感染防御機構をかいくぐる術を持っている。また、病原性のある物質を放出する。
- ■歯周病菌は唾液などを介して感染するが、細菌社会は閉鎖的なので、通常は簡単には定着できない。

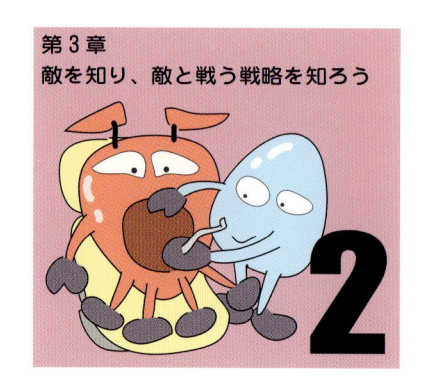

第 3 章
敵を知り、敵と戦う戦略を知ろう

細菌バイオフィルムの世界へのいざない 2

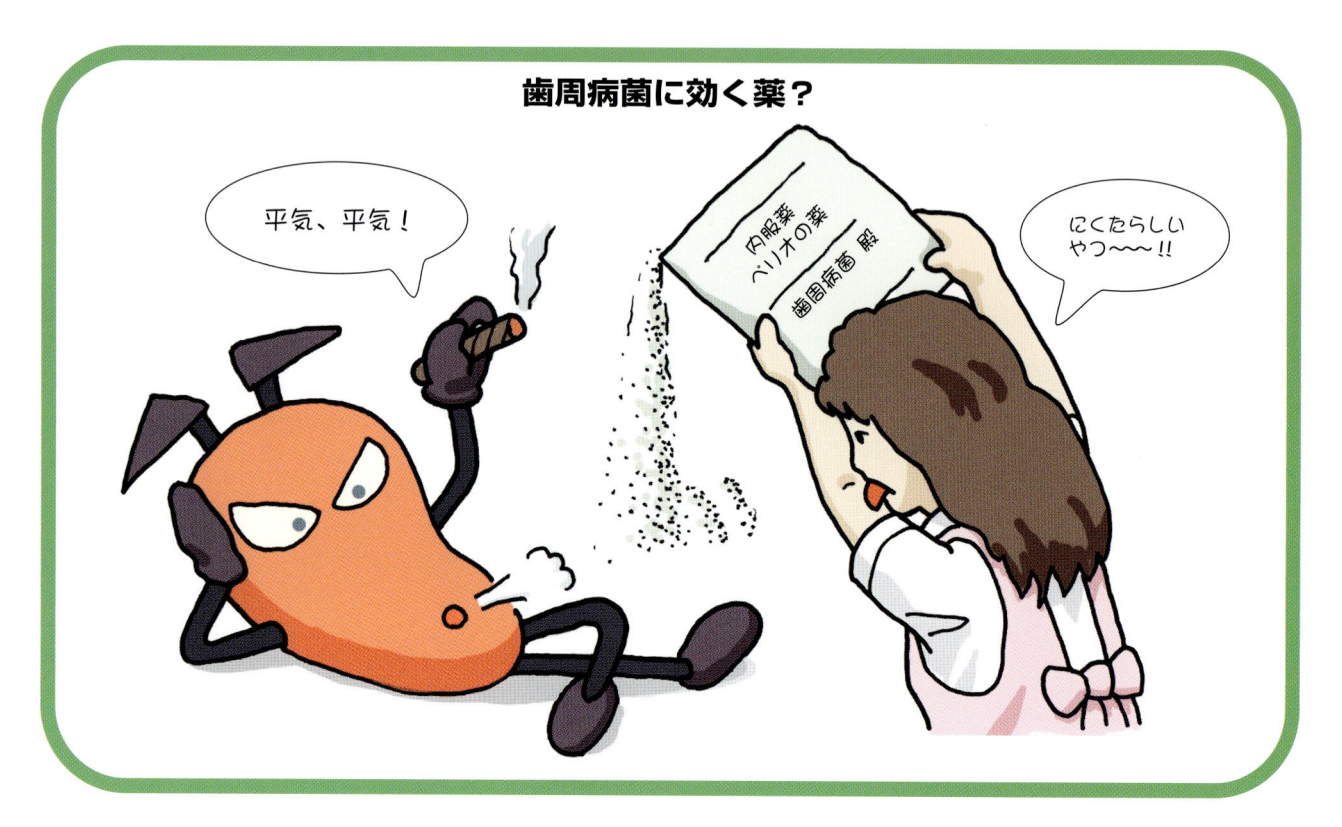

歯周病菌に効く薬？

平気、平気！

内服薬
ペリオの薬
歯周病菌 殿

にくたらしい
やつ〜〜！！

マンション"細菌バイオフィルム"

　前項でお話しました歯周病菌は、「細菌バイオフィルム」というマンションに住んでいます。善玉菌も悪玉菌も同じマンションに住んでいます（補講その⑬）。敵の"戦略"を探るには、このマンションのことを知ることが一番の近道です。

　ポケット内の細菌は一人暮らしをしているものもありますが、その多くは集団生活をしています。根面や歯石を足場にしてみんなでマンションを作るわけですが、そのときの建築材料は「グリコカリックス」という細菌自ら作り出す多糖類でできています。こうしてできあがったマンションが「細菌バイオフィルム」（Bacterial Biofilm）と呼ばれるものなのです（図3-9）。歯周病菌はこのマンションにいる限り、歯肉溝滲出液の中を流れてくる白血球や抗体などにやられることは少なくなります。薬液などによる洗浄だけでは歯周病菌をやっつけられないのはこのためです（図3-10）。その反面このマンションは風通しのよい設計になっており、歯肉溝滲出液の中を流れてくるエサを取り込んだり、いらなくなったゴミを外に捨てたりすることができます（78ページ図3-11）。

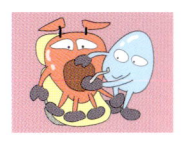

第3章 敵を知り、敵と戦う戦略を知ろう

細菌バイオフィルム

細菌バイオフィルムはバリアー

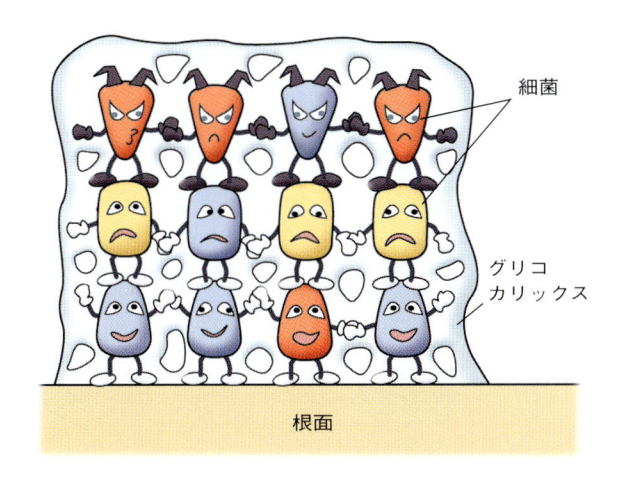

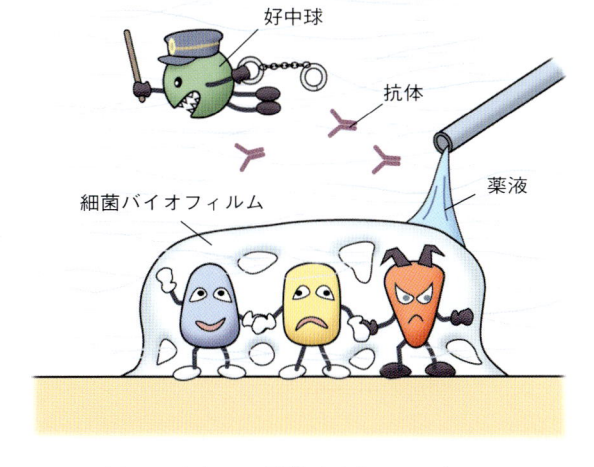

図3-9 根面などを足場にして、細菌自らが作り出す「グリコカリックス」という材料でできた建物に、細菌が集団生活をしている。

図3-10 バリアーとしての細菌バイオフィルム。

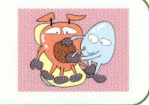

補講その⑬　マンションバイオフィルムの住人プロフィール

　マンションバイオフィルムは、悪玉菌も善玉菌も一緒に共同生活していますが、どこに誰が住んでいるのでしょう？　これを知るにはSRPで根面から細菌を除去した後に、どのような順番で細菌が積み重なっていくのかがわかればいいわけです。

　SRP後、根面にはまず「ペリクル」という膜が形成され、次に*Actinomyces*や*Streptococcus*などの善玉菌が付着してきます。その後、*Fusobacterium*に代表される仲介菌がやってきます。この菌は八方美人で、善玉菌でも悪玉菌でも手をつないでしまいます。つまり、いろんな菌と凝集できるわけです。そして最後に悪玉菌がやってきます（図⑬-1）。その結果、根面に近い低層階には善玉菌、中層階には仲介菌、そして高層階には悪玉菌という住人プロフィールができあがります（図⑬-2）。このことは、Socranskyらによって最近報告されました[1]。

参考文献
1. Socransky SS, Haffajee AD. Dental biofilms: difficult therapeutic targets. Periodontol 2000 2002;28:12-55.

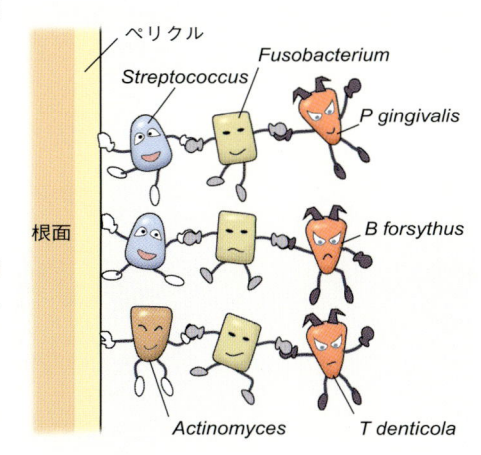

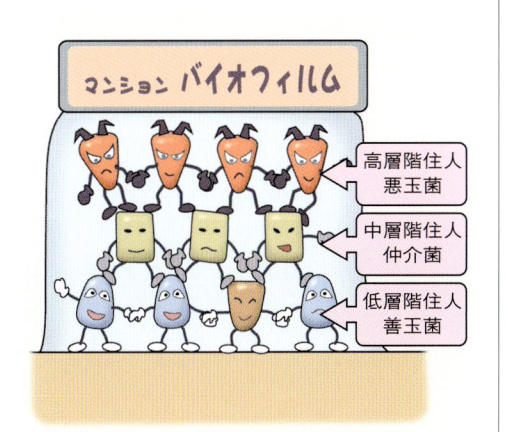

図⑬-1　善玉菌と悪玉菌との間に仲介役の菌が入り、マンションバイオフィルムが完成する。
図⑬-2　マンションバイオフィルムの住人プロフィール。

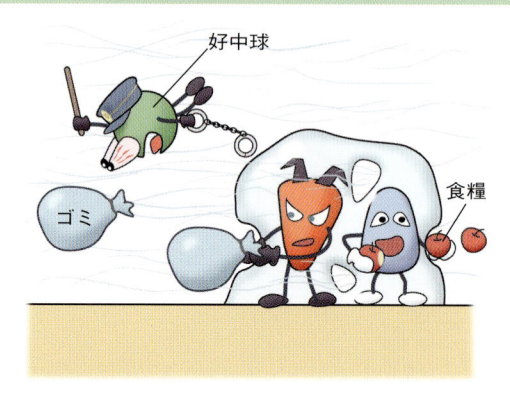

図3-11 細菌バイオフィルムにおける食料問題とゴミ問題。

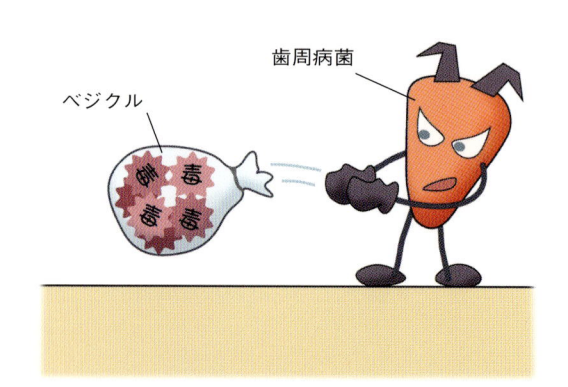

図3-12 ゴミの中は毒だらけ。

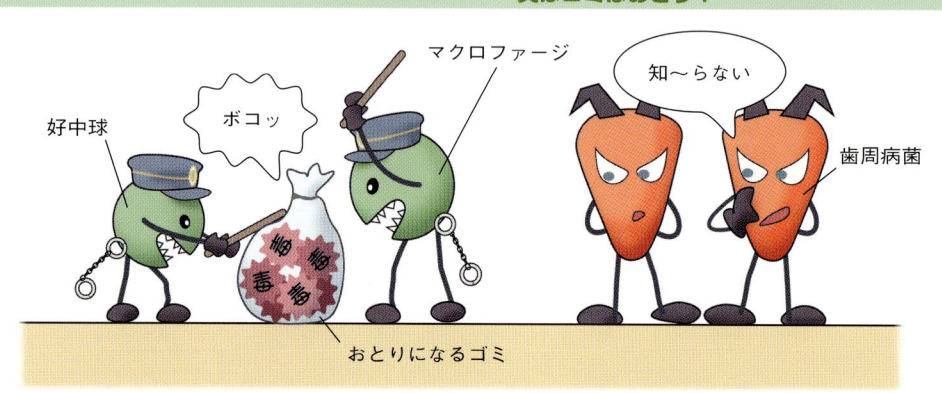

図3-13 ゴミがおとりに！

マンションのゴミ問題

　細菌が捨てるゴミは、やっかいな問題を起こすことがわかっています。どこの世界でもゴミ問題は大きな課題となっていますが、歯周病の世界でもまったく同じわけです。歯周病菌は「ベジクル（Vesicle）」と呼ばれる袋にいらなくなったゴミを入れて捨てています。ここまでは非常にマナーが良いのですが、その中に入れているゴミが問題です。人間の体に毒になるものばかりなのです（図3-12）。前項でお話しました内毒素（エンドトキシン）なども入っています。これらの毒は歯周組織中まで達することもわかっており、毒を送りつけられた歯周組織は大騒ぎとなるわけです。

　このゴミは歯周病菌にとっては不要なものですから、ゴミを出しても痛くもかゆくもありません。反対に歯周組織では毒（ゴミ）を処理するために白血球、マクロファージ、リンパ球などの警備員が総動員されています。このとき警備員は毒（ゴミ）の処理をしているわけで、歯周病菌の処理をしているのではないというところがくやしいところです。つまり歯周病菌にとって放り出したゴミは、おとりになっているということです（図3-13）。

細菌バイオフィルムに対する我々の戦略

　細菌バイオフィルムに対する治療を考えるときに重要なことは、細菌の塊だからといってその上から抗菌剤などをふりかけても効果がないということです。つまり化学療法に対してはかなり抵抗性を持っているわけです。それではどういうときに化学療法が効果的かといいますと、SRPで細菌バイオフィルムをいったん除去した後、

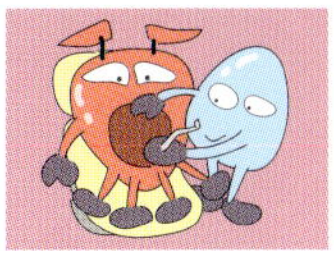

第3章　敵を知り、敵と戦う戦略を知ろう

抗菌剤はバイオフィルムの再形成を阻止する

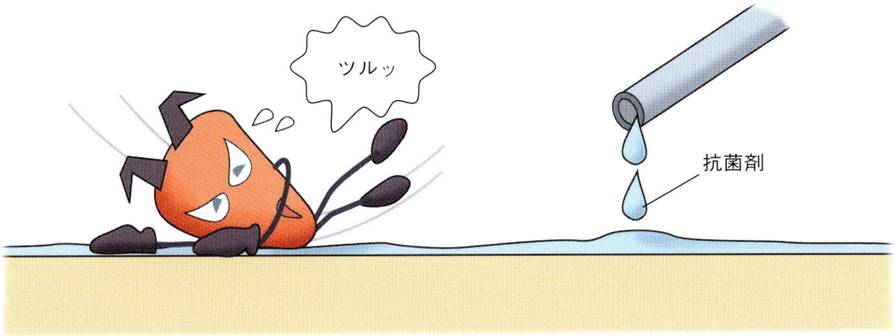

図3-14　抗菌剤はSRP後には有効。

細菌バイオフィルムの再形成を防ぐ目的で抗菌剤を作用させる場合です(図3-14)。今のところ、細菌バイオフィルムは機械的に除去するのが一番手っ取り早い解決法です。心臓の人工弁にひっついてくる細菌バイオフィルムと違って、我々の扱う細菌バイオフィルムは、器具の届くところにあるわけですからありがたいと思わなければなりません。ただ機械的に除去しても、すぐにまた元に戻ってしまってはしょうがないので、再形成を防ぐために細菌バイオフィルムのできにくい環境を作ることも大切です。歯石を除去することも立派な環境改善ですし、ポケットを浅くすることや清掃性の高い補綴物を入れることも環境改善といえます。

細菌バイオフィルムという概念のおかげで、プラークということばを使っていたときには見逃していたことが見えてくるようになりました。これからはプラークは「細菌バイオフィルム」、歯周病は「バイオフィルム感染症」という認識を持つようにしましょう。

POINT　第3章-2 これだけは！

- 歯周病はバイオフィルム感染症である。
- 細菌バイオフィルムは風通しの良いマンションになっていて、食糧の調達やゴミ出しがたやすい。
- 歯周病菌はマンションにいながらにして、ゴミを出すだけで病原性を発揮している。
- 細菌がマンションの中に入っていると、白血球や薬剤の難から逃れることができる。そのため化学療法や宿主の感染防御機構に抵抗性を示す。
- 細菌バイオフィルムは機械的除去が第一選択である。化学療法は、いったん除去したバイオフィルムの再形成を抑制する効果はある。
- 歯周組織の健康の維持には、細菌バイオフィルムのできにくい環境を作り出すことも大切である。

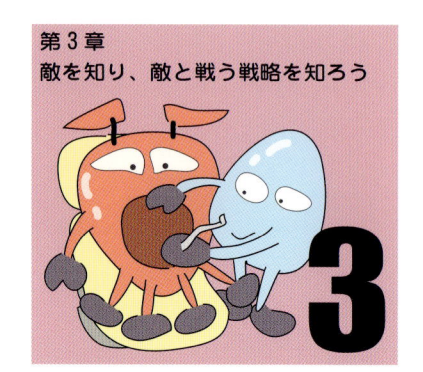

第3章
敵を知り、敵と戦う戦略を知ろう

細菌バイオフィルムの足場
―歯石―

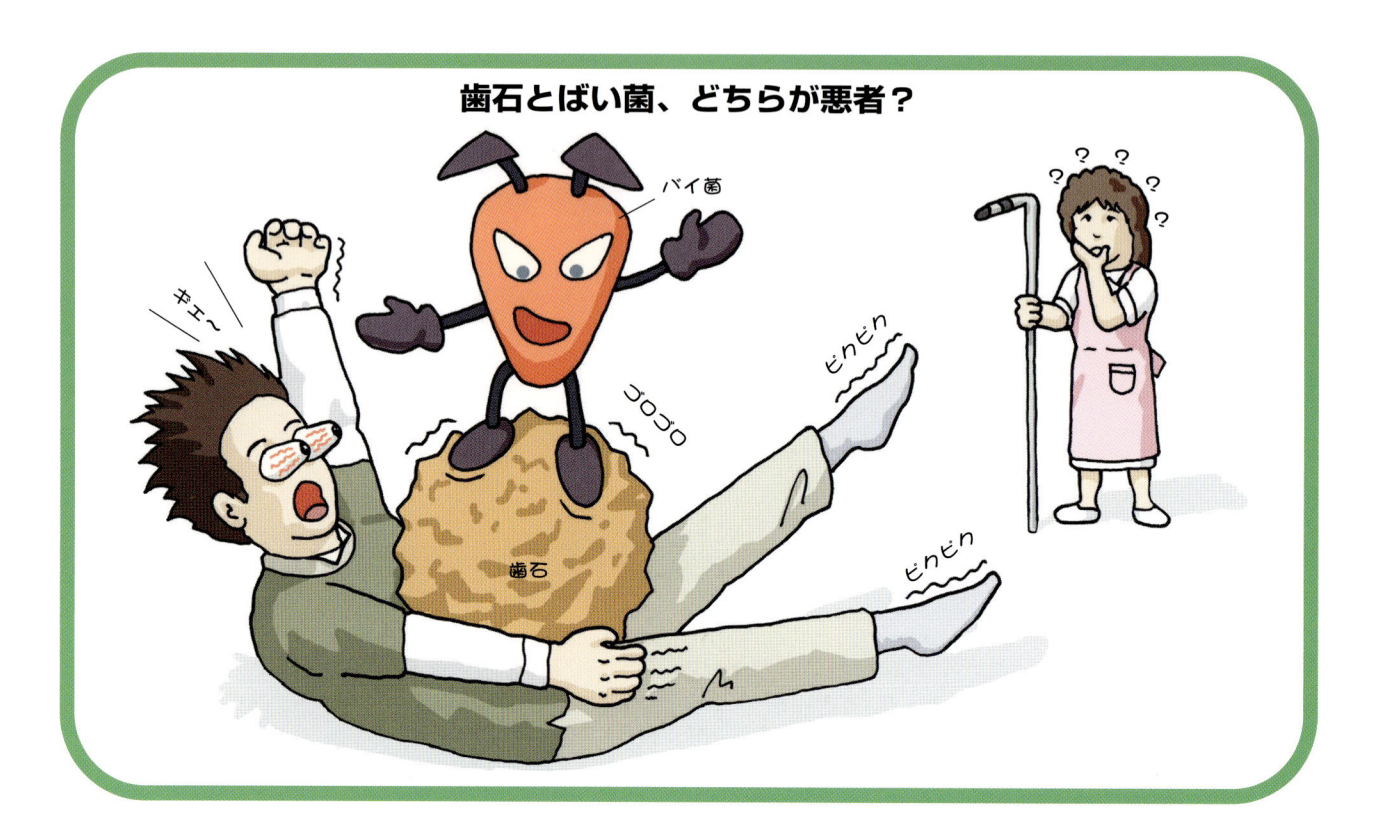

歯石とばい菌、どちらが悪者？

どうして歯石は嫌らわれるの？

　歯周治療では、歯石は目の敵にされていますが、そんなに歯石は悪いのでしょうか？　毎日皆さんが格闘している歯石ですが、案外知らないこともあるようです。ここではその歯石にスポットをあててみましょう。

　「歯石（Calculus）」は、抗菌剤で処理すると線維芽細胞がひっつくようになります（図3-15）。これは歯石に為害性がないことを意味しています。また歯石を持つ無菌動物は、歯肉に炎症を起こしませんがその歯石に細菌を感染させると、たちまち歯肉に炎症が起こります。これはどういうことでしょうか？　実は、歯石そのものは炎症の原因となるわけではなく、炎症の原因は、あくまでも細菌であるということを意味します（図3-16）。それではどうして歯石は悪者扱いされるのでしょうか？

　歯石を顕微鏡で見てみますと、軽石のようにすき間だらけで表面がざらついているのがわかります。ザラザラでスカスカなわけです（図3-17）。これは細菌が住みつくには絶好の場所です。もしあなたが歯周病菌だとしたら、歯肉溝の中にとどまるためにはきっと何かにつかまることでしょう。何かにつかまらなければ歯肉溝滲出液に流

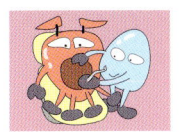

第 3 章　敵を知り、敵と戦う戦略を知ろう

歯石に為害性はない

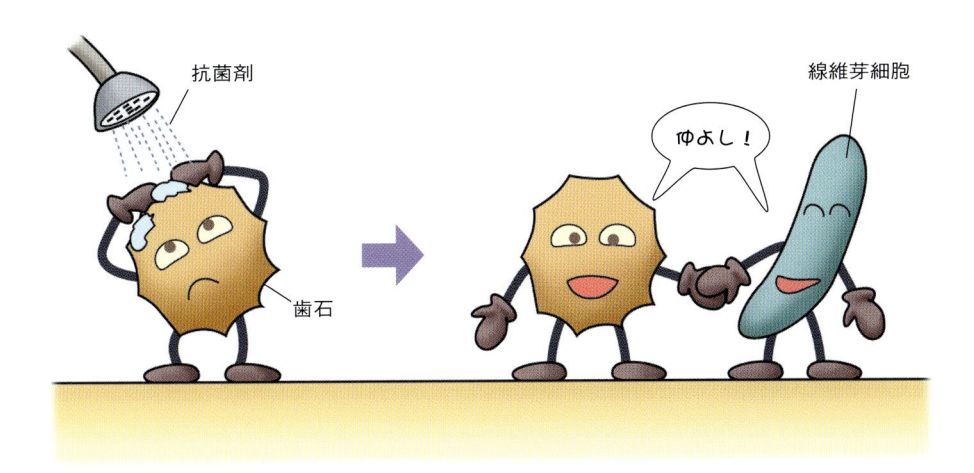

抗菌剤　　　歯石　　　ゆよし！　　　線維芽細胞

図 3-15　歯石を抗菌剤で処理すると、為害性がなくなる。

細菌に為害性がある

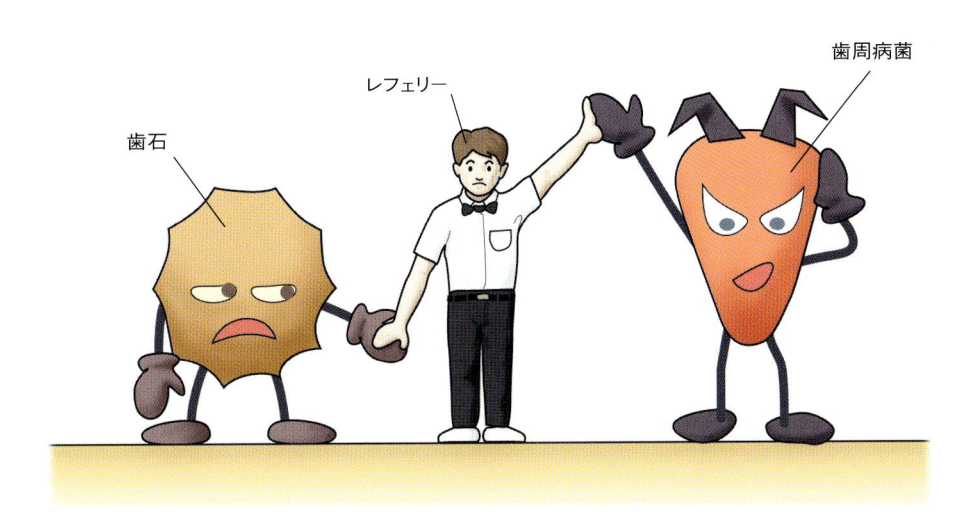

歯石　　　レフェリー　　　歯周病菌

図 3-16　炎症の原因は細菌！

根面に付着した歯石

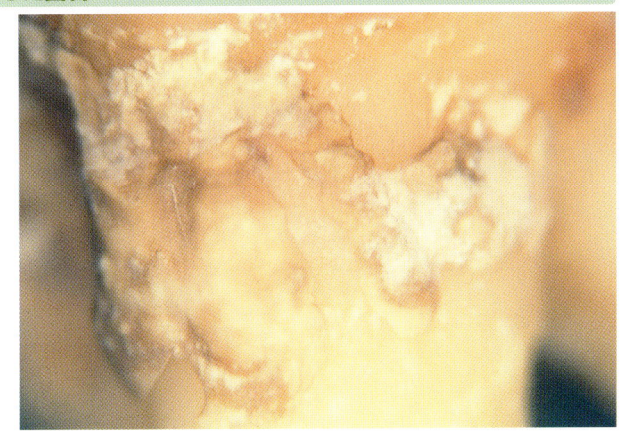

図 3-17　歯石はザラザラでスカスカな軽石のような性質がある。

81

細菌バイオフィルムの足場

されてしまいますし、歯肉溝上皮にひっついてもいずれ剝がれ落ちていきます（**補講その⑭**）。そんなとき根面の歯石は、芥川龍之介の「蜘蛛の糸」のように見えることでしょう。つまり歯石は、"細菌バイオフィルムの足場・温床"となるところに為害性があるわけです（図3-18）。

根面が平滑になることはルートプレーニングのゴールの一つとされ、この根面の平滑さは歯石が除去できた指標とされています。平滑である方が細菌バイオフィルムも形成されにくいし、たとえ形成されても除去しやすいとも考えられます。しかし、我々の作りだせる根面の平滑さは、数μ（ミクロン）の細菌からみればガタガタなわけで、ゴールを証明することはなかなか難しいようです。

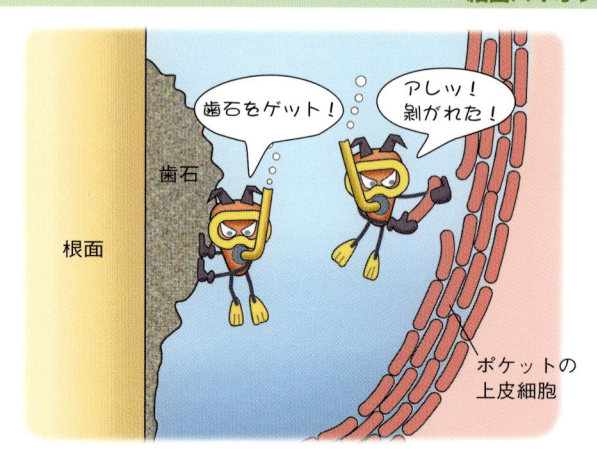

図3-18 歯石は細菌バイオフィルムの足場、温床。

補講その⑭

細菌の住みか

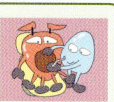

ポケット内の細菌は、その住みかによって名前が異なります。根面に付着しているプラーク（細菌バイオフィルム）は「付着プラーク」(Attached plaque)、ポケット内で浮遊しているあるいは緩くほかのプラークと付着してるプラークを「非付着プラーク」(Unattached plaque)、上皮に付着しているプラークは「上皮関連性プラーク」(Epithelium-associated plaque)、そして歯周組織内まで入り込んでいる細菌を「組織侵入性細菌」(Invasive bacteria) と4種類に分けています（図⑭）。

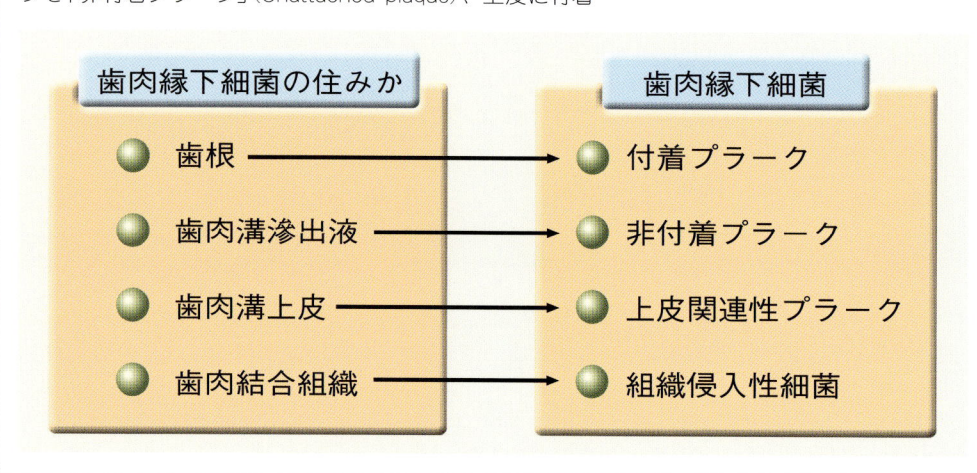

歯肉縁下細菌の住みか	歯肉縁下細菌
歯根	付着プラーク
歯肉溝滲出液	非付着プラーク
歯肉溝上皮	上皮関連性プラーク
歯肉結合組織	組織侵入性細菌

図⑭ 住みかによって名前が異なるポケット内の細菌。

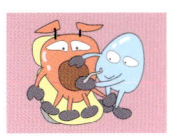

第3章 敵を知り、敵と戦う戦略を知ろう

歯肉縁上、縁下の歯石

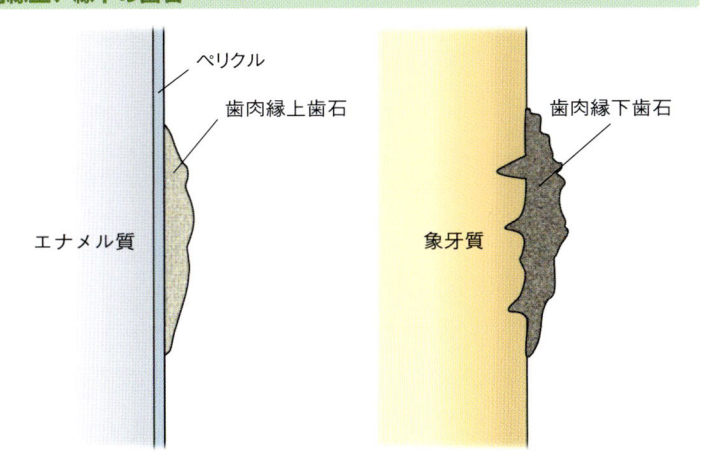

図3-19 歯肉縁上歯石(白)と歯肉縁下歯石(黒)。

スケーリングストローク後の歯石

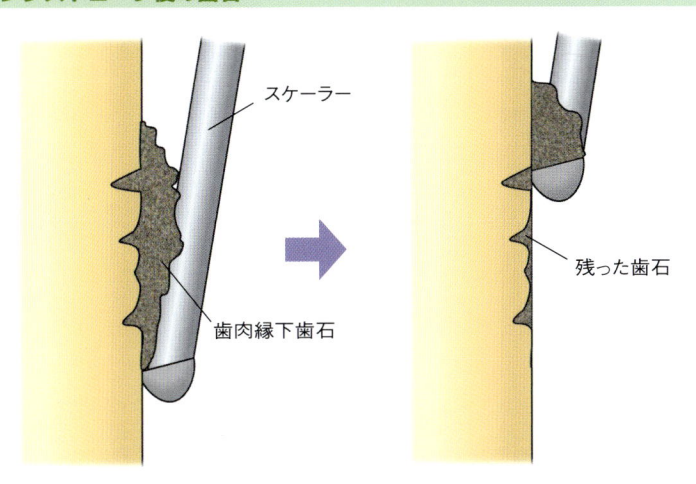

図3-20 スケーリングストローク後に残る歯石。

"白い歯石"と"黒い歯石"

　歯肉縁上の歯石に比べ歯肉縁下の歯石は、色が黒く非常に硬いというイメージだと思います。色が黒いのは材料が血液由来だからで、歯肉縁上の歯石は唾液から作られているために白くなっています。硬さに関してはもちろん材料の違いによるものもありますが、歯石の付着様式の違いも関係しています。歯肉縁上の歯石はキューティクル(唾液由来の糖たんぱく)を介して平坦な歯面にひっついていますが、歯肉縁下の歯石は、根面のでこぼこにはまり込むようにひっついているために除去しにくくなっています(図3-19)。この歯石をスケーリングストロークだけで除去しようとすると、窪みに入り込んでいる歯石が残ってしまうことがあります(図3-20)。これはルートプレーニングの根拠にもなっています。

　歯石は細菌バイオフィルムの温床になっていて、SRPの大きなターゲットです。しかも、根面上で歯石のついていない部分にも細菌バイオフィルムは形成されているので、ルートプレーニングではまんべんなく根面にスケーラーをあてて、根面からすべての細菌バイオフィルムを除去するよう心がけなければなりません(次ページ図3-21)。歯周病の進行程度によってもちろん異なりますが、ルートプレーニングすべき根面の面積は、合計すると手のひらの大きさとか葉書一枚分といわれています。これをあの小さなスケーラーで除去することがいかに大変なことかは、想像するまでもありません(次ページ図3-22)。

バイオフィルム除去のためのストローク

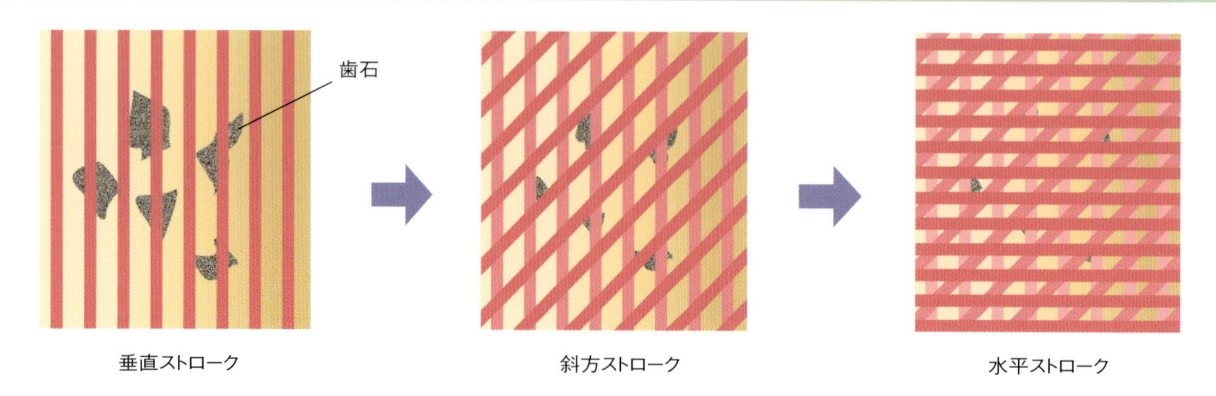

垂直ストローク → 斜方ストローク → 水平ストローク

歯石

図3-21　ルートプレーニングは、各種ストロークを使い細菌バイオフィルムの取り残しのないように。

歯科衛生士の仕事は重労働

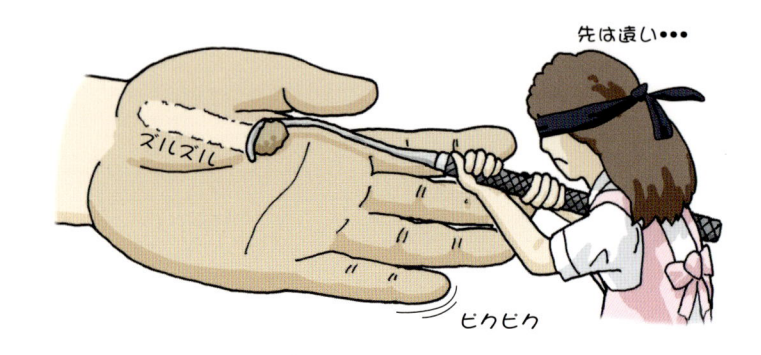

図3-22　根面の総面積は、手のひら程。それを小さなスケーラーでSRPするのは大変な仕事。

POINT　第3章－3 これだけは！

■歯石は化学的には為害性はないが、物理的性状が細菌バイオフィルムの絶好の足場になるため、歯周治療の大きなターゲットになっている。

■唾液由来の歯肉縁上歯石に比べ、血液由来の歯肉縁下歯石は色が黒くて硬い。歯肉縁下歯石は根面のでこぼこに入り込んでいるために除去しにくく、その除去にはルートプレーニングが必要である。

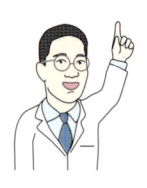

> 歯石そのものが悪いわけではなくて、口腔内では歯石は感染や汚染をしているから悪いのです。

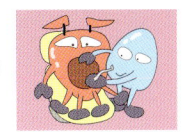

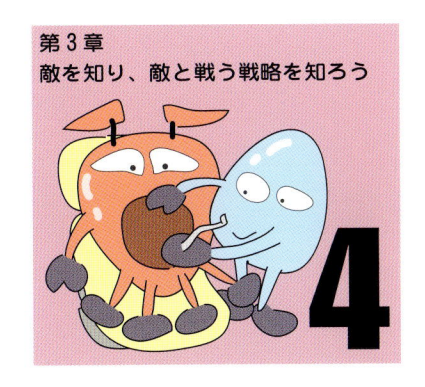

第3章 敵を知り、敵と戦う戦略を知ろう

SRPの基礎固め

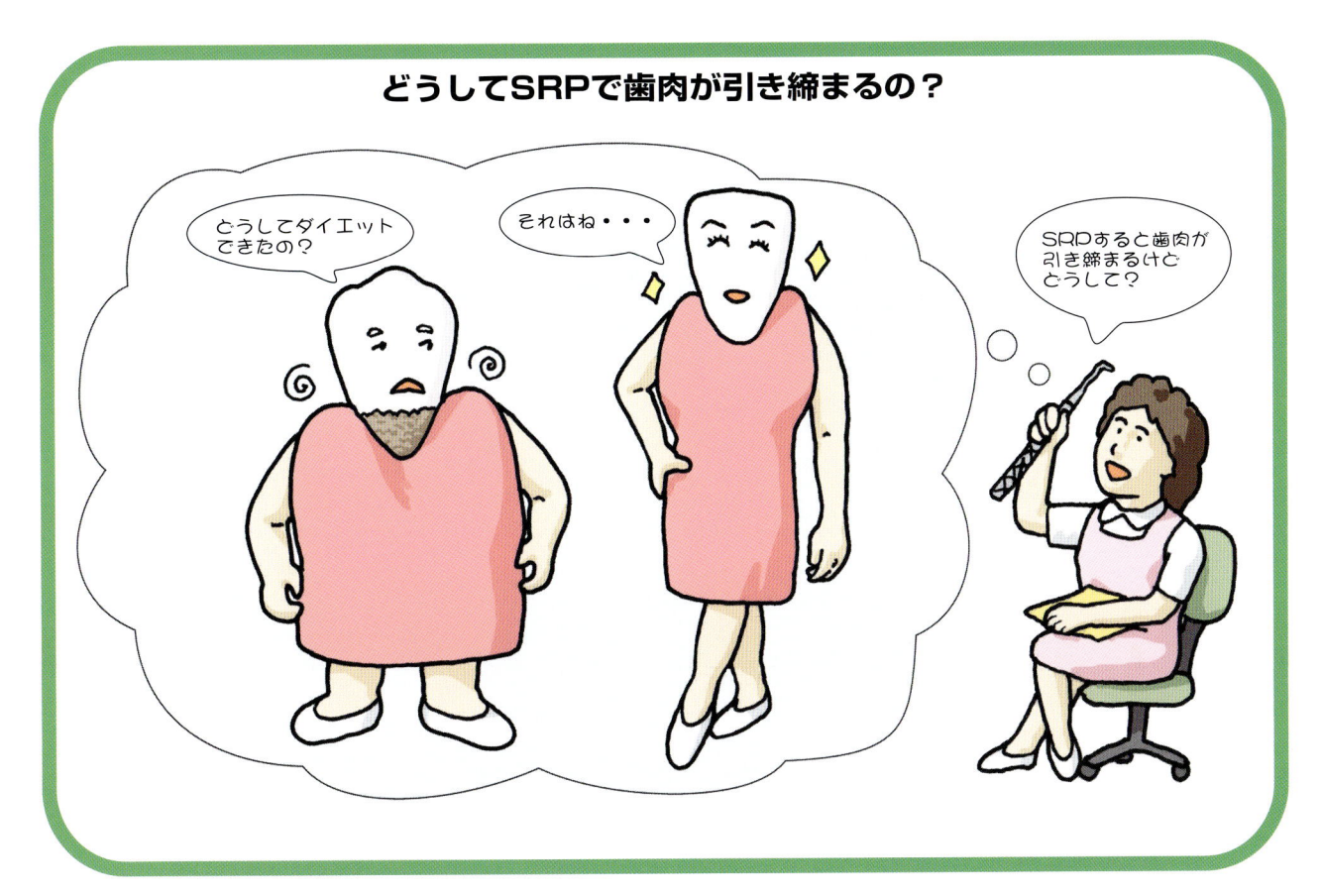

どうしてSRPで歯肉が引き締まるの？

（どうしてダイエットできたの？）
（それはね・・・）
（SRPすると歯肉が引き締まるけどどうして？）

これであなたもSRPのプロ！

　毎日やってる「SRP（スケーリング・ルートプレーニング）」。でも案外知らないことも多いと思います。ここでは、SRPの基礎的な部分を復習して、プロフェッショナルとしての常識を身につけていきましょう。

SRPの目的──細菌編

　SRPをするとポケット内の細菌は激減します。またSRP後、新しく細菌叢ができていくときには、善玉菌が増えてくることもわかっています。つまり、量的にも質的にもポケット内の細菌の状況は改善するわけです（次ページ表3-1）。
　しかしこれで喜んでいられるのは、数ヵ月だけという

85

SRP後の細菌の後戻り

表3-1　SRP後の細菌の後戻り

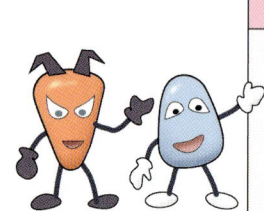

研　究	細菌種	初期値（％）	SRP後の値（％）	初期値に戻るまでの期間（日）
Mousques, et al	Motile cells	14.80	3.80	7
Abordone, et al	P.g	8.70	1.60	60
Slots, et al	Motile rods	12.00	0	70
Listgarten, et al	Spirochetes	34.80	10.70	175以上

SRP後のポケット内の細菌叢の変化

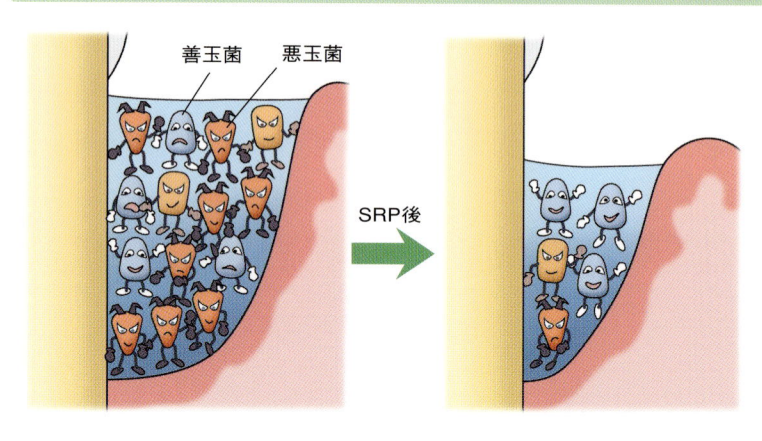

図3-23　細菌の量は激減！　善玉菌の割合が増えてくる。

細菌の後戻り防止法

細菌の後戻り防止法
- 患者さんによる毎日の歯肉縁上のプラークコントロール
- 術者による定期的な歯肉縁下のプラークコントロール
- 口腔内環境の整備
- リスクファクターの排除

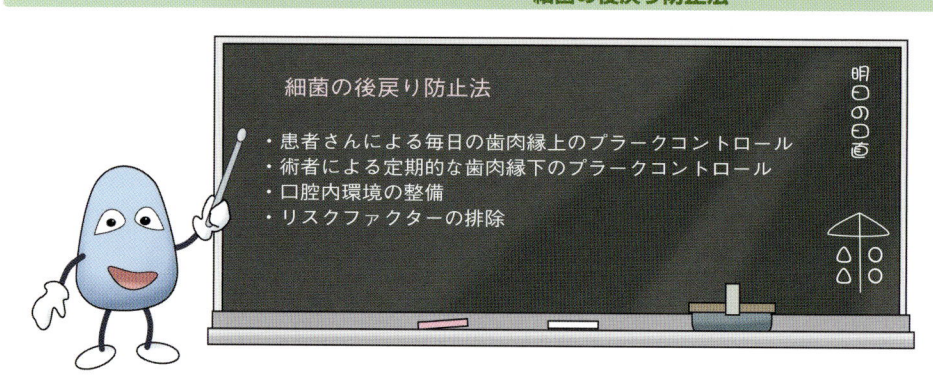

図3-24　口腔内の細菌は除去するだけでは不十分。いかに後戻りを抑えるかということを同時に考えましょう。

データが多いようです。なぜなら徐々に細菌は後戻りしていき、数ヵ月したら元の状態に戻るといわれているからです（図3-23）。これを防ぐために、我々はいくつかの原則を守らなければなりません（図3-24）。

まず、患者さんによる歯肉縁上のプラークコントロールを徹底します。歯肉縁上のプラークコントロールが悪いと、後戻りが早いといわれているからです。歯肉縁上プラークが歯肉縁下プラークの供給源になったり、歯肉縁上のプラークコントロール不良が原因で炎症を起こすと、歯周病菌のはびこりやすい環境になることなどが考えられるからです。

また、定期的に歯肉縁下プラークを除去したり、後戻りしにくい口腔内環境を作ることも大切です。深いポケットは後戻りしやすいので、シャローサルカスにして歯周病菌のはびこりにくい環境を作り出した方が、細菌学的にも有利なわけです。

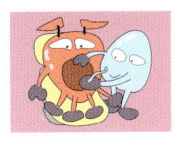

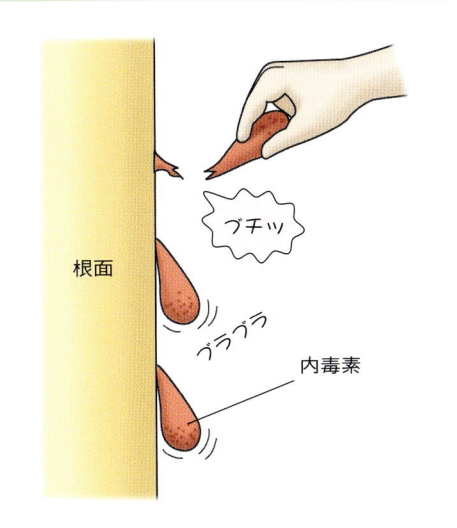

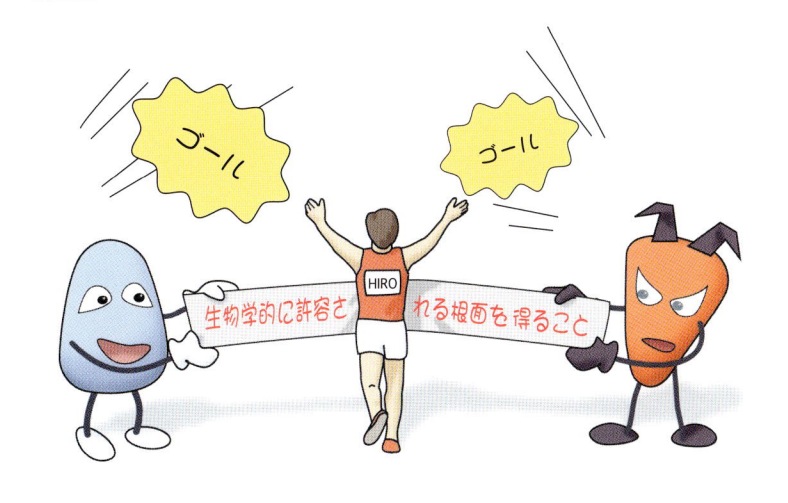

第3章　敵を知り、敵と戦う戦略を知ろう

図3-25　内毒素は根面にゆるく付着している。

図3-26　SRPのゴール。

SRPの目的――根面編

　SRPを行うことによって、根面の内毒素が減少することがわかっています（内毒素に関しては**本章1参照**）。以前は、歯周病に侵された根面は、歯周病菌由来の内毒素により汚染され、これにより炎症や免疫反応が起こることはわかっていましたが、どれだけ深くまで内毒素がしみ込んでいるのかは、十分わかっていませんでした。現在では、内毒素は根面の表層にゆるく付着しているだけで、内毒素のみの除去を目的に根面を削り取る必要はないといわれています（図3-25）。

　SRPは根面に対して行う治療ですから、当然根面の状況も変化します。臨床的には、プラーク（細菌バイオフィルム）とその足場になる歯石が同時に除去されることが一番大事なことでしょう。根面が平滑になるとプラークは付きにくく除去しやすいとも考えられますが、臨床的には根面の平滑性は"歯石が除去できた指標"と捉える方がよさそうです（**補講その⑮**）。

　では、SRPのゴールはいったいどこまでなのでしょうか？　ゴールがなければ、歯根がなくなるまで削り続けなければなりません。かっこよく表現すれば、"生物学的に許容される根面を作り出す"ということになるで

しょう（図3-26）。理想論者は「細菌や歯石がゼロで、根面に為害性物質や傷のないツルツルの根面を作り出すこと」というかもしれません。しかしながら、神さまでない私たちには、それは無理な要求です。ですから多少の問題は残っていても、歯周組織に許してもらえる状態にまでもっていけたら合格点です。

　それでは、生物学的に許容されているかどうか、つまり歯周組織が仲良くやっていける根面かどうかは、どのようにして判断すればよいのでしょう？　これには昔ながらの方法しかありません。一つはSRPの術前、術中、術後を通じて「ガラス様の根面（Glass-like Root Surface）」になっているかどうかを確認することです。そしてもう一つは「SRP後の再評価」で、歯周組織がOKといってくれているかどうかを調べることです。ゲノム解明のこの時代にしてはお寒い限りですが、このようなことからも、SRPが経験とテクニックに大きく依存した治療法であるということがわかります。

　「ガラス様根面」を言いかえると"硬く（Hard）"て、"平滑（Smooth）"で、"清潔（Clean）"な根面とも表現されますが、この三拍子揃った根面を確認するには、どうすればいいでしょうか？

　確認するうえで一番大切な感覚は、"触覚"です。つまり、エキスプローラーやスケーラーなどで、根面の状態

87

補講その⑮

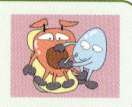

根面の平滑さ

　SRP用の器具がたくさんありますが、それぞれの器具でSRPをした後の根面の平滑さは、どれくらいなのでしょうか？　この手の文献はたくさんあります。例えば一つの文献を例にとって考えてみましょう[1]（図⑮-1）。

　根面の平滑さを調べるときに「Average Roughness Value」という指標を使うことがあります。ダイヤモンドのセンサーを先につけた器具で、根面をなぞることにより表面の凹凸を測るわけですが、電子顕微鏡で写真を撮るのと違い平滑さを数値化できるところが良い点です。その指標を用いて各SRP用器具ごとの平滑度を調べたところ図⑮-1のようになりました。ただし他の文献ではまったく違った結果も見受けられますので、この図⑮-1の結果が一般的というわけではありません。器具の設定や使い方などさまざまな条件によって平滑度は変わってしまうために、データがばらばらになってしまうのです（図⑮-2）。

　これだけでもこの手のデータは扱いにくいということがわかると思いますが、それよりももっと大切なことがあります。それは"どれだけの平滑度が必要なのか"ということがあやふやなのです。例えば図⑮-1の①レベルの平滑度が臨床上求められているのであれば、どの器具を使ってもOKということになります。では②レベルが境界とすればどうでしょうか？　グレーシーキュレットは合格で、超音波スケーラーは不合格ということになってしまいます。②レベルのような微妙な境界値であれば、器具による平滑度の違いを比べる価値はあるでしょう。

　しかしながら、インプラントのアバットメント表面の粗さをいろいろ変えてプラークの付着量を調べた実験[3,4]によりますと、プラークが付きにくくなる境界値は③のレベルでした。チタンという金属と根面という違いはありますが、もしこの③レベルが根面でもいえるのであれば、どの器具も不合格で、比較しても意味がないということになります。細菌の大きさは数μm程度ですから、その可能性は十分考えられます。

　今のところ、SRP後の根面の平滑さがどれだけ生物学的な意義があるのかは不明ですが、根面の歯石が除去できた指標として根面の平滑さをみることは、臨床的に意義のあることと考えられます[5]。

参考文献

1. Schlageter L, Rateitschak-Pluss EM, Schwarz JP. Root surface smoothness or roughness following open debridement. An in vivo study. J Clin Periodontol 1996;23(5):460-4.
2. Drisko CL, Cochran DL, Blieden T, Bouwsma OJ, Cohen RE, Damoulis P, Fine JB, Greenstein G, Hinrichs J, Somerman MJ, Iacono V, Genco RJ; Research, Science and Therapy Committee of the American Accademy of Periodontology. Position paper: sonic and ultrasonic scalers in periodontics. Research, Science and Therapy Committee of the American Academy of Periodontology. J Periodontol 2000;71(11):1792-801.
3. Quirynen M, van der Mei HC, Bollen CM, Schotte A, Marechal M, Doornbusch GI, Naert I, Busscher HJ, van Steenberghe D. An in vivo study of the influence of the surface roughness of implants on the microbiology of supra- and subgingival plaque. J Dent Res 1993;72(9):1304-9.
4. Bollen CM, Papaioanno W, Van Eldere J, Schepers E, Quirynen M, van Steenberghe D. The influence of abutment surface roughness on plaque accumulation and peri-implant mucositis. Clin Oral Implants Res 1996;7(3):201-11.
5. Garrett JS. Root planing: a perspective. J Periodontol 1977;48(9):553-7.

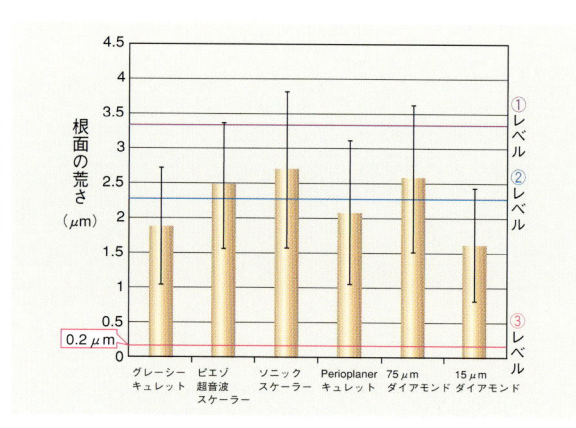

図⑮-1　SRP後の根面の荒さ（Average Roughness Value）（参考文献1より引用）。

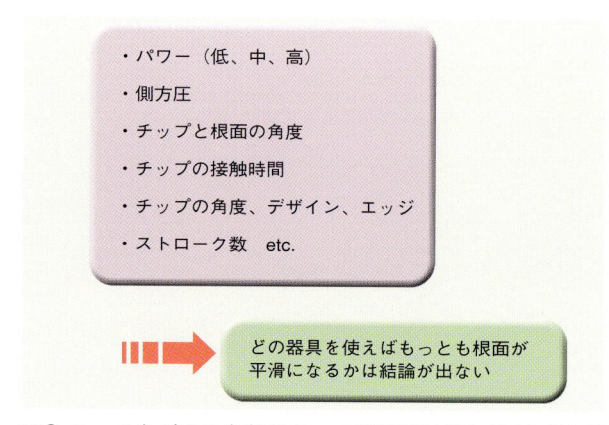

図⑮-2　さまざまな条件によって平滑度は変わる（参考文献2より引用）。

第 3 章　敵を知り、敵と戦う戦略を知ろう

触覚による根面の状態の確認

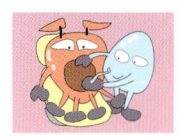

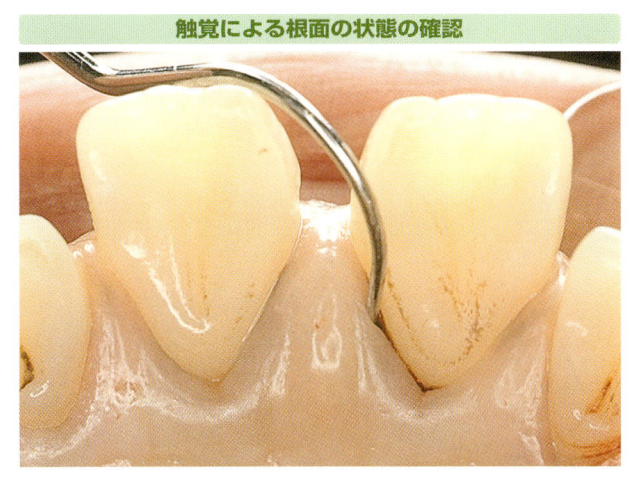

図3-27　根面の状況はSRPの術前、術中、術後を通じてエキスプローラーやキュレットで感じ取っておかなければならない。

視覚によるポケット内の確認

図3-28　1| はSRP開始時。赤黒いドロッとしたものが出てきている。|1 がSRP終了時。ポケットからは、明るい赤色のサラッとした滲出液が出てきている。

をいかに感じ取るかどうかということです（図3-27）。この感覚を磨くには、目的意識を持って日々トレーニングするしかありません。触覚のほかに、"視覚"と"聴覚"も大切です。ポケットの中から出てくるものは、SRPの前と後ではずいぶん違います。最初は歯石やプラーク、肉芽が血液と共に出てきますので赤黒いドロッとしたものが出てきますが、SRPが進むにつれて明るい赤色のサラッとした滲出液に変わっていきます（図3-28）。またSRP中に聞こえてくる音は、段々高い音に変わっていきます。このように触覚、視覚、聴覚という人間の感覚を駆使して、根面の状態を把握していくのです。

歯周組織がOKといってくれているかどうかを調べることを、「SRP後の再評価」といいます。プロービング値はどうか、付着レベルはどうか、プロービング時の出血はどうかなどを、SRP前と比較しながら検討していきます。ここで注意が必要なのは、いつ再評価をするかということです。

SRPをしてから1週間後にプローブをつっこめば、組織がまだ治癒していないのですから深くまで入るのは当然です。術前のポケットの深さやSRPでの組織の損傷にもよりますが、上皮が治るには2週間くらいは必要ですし、結合組織が治るには1ヵ月くらいかかります。長く待てばよいというわけではありませんが、通常少なくとも2週間以上、できれば1ヵ月くらいは時間をおいてから再評価をしましょう。

SRPの目的——免疫編

SRPをするとその削りカスは、一部歯周組織の中に入ってしまいます。もちろん削りカスの中には細菌が多量に含まれていますので、SRP後には細菌が血液中に入ってしまい、いわゆる菌血症が想像以上に起こっています。

歯周組織に入ってしまった細菌やその一部は、体にとってはやっかいな異物ですが、異物であるために細菌の情報が免疫系に伝わり、全身にそのモンタージュ写真が配られます。そうすると、細菌は免疫系の細胞に捕まってしまうのです。しかもこれと同時にSRPにより細菌そのものも激減するわけですから、ますます細菌は肩身の狭い状態になっていきます。つまりSRP中に起こる細菌のばらまきは、一種の生ワクチンと同じ効果があるのです（次ページ図3-29）。

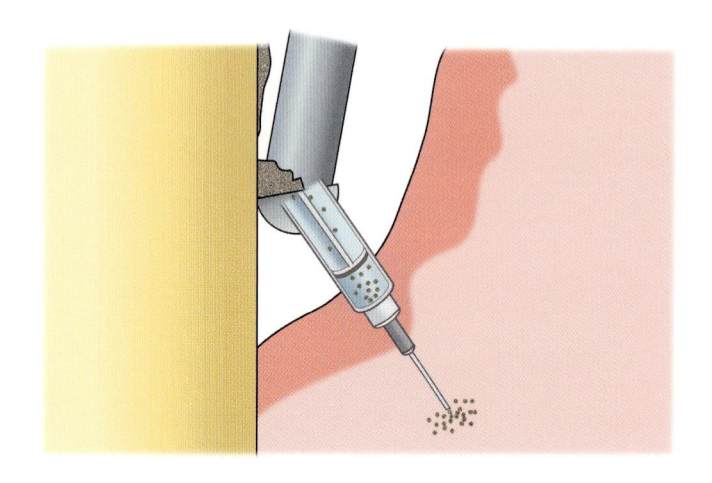

図3-29　SRPによる細菌のばらまきは、生ワクチン。

POINT　第3章-4 これだけは！

- ■SRPによりポケット内の細菌は激減し、善玉菌が増えてくる。ただし、多かれ少なかれ後戻りしていく。
- ■後戻りを防ぐには、患者さんの行う毎日の歯肉縁上のプラークコントロールと、我々が行う定期的な歯肉縁下のプラークコントロールが不可欠である。また、歯周病菌の住みつきにくいような口腔内環境を作っておくことも大切である。
- ■平滑な根面は、歯石が除去できた指標である。
- ■生物学的に許容できる根面がSRPのゴールである。
- ■触覚、視覚、聴覚を駆使して根面の状況を把握し、適切な時期に再評価を行って、根面が生物学的に許容できる根面になったかどうかを確認する。
- ■SRP後の再評価には、少なくとも2週間、できれば1ヵ月程時間をあける必要がある。
- ■SRPによる細菌のばらまきは、生ワクチンの効果がある。

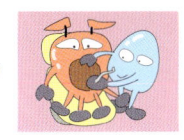

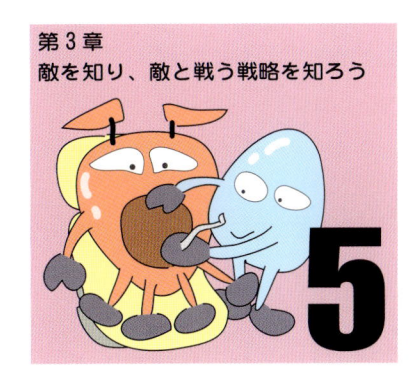

第3章　敵を知り、敵と戦う戦略を知ろう

SRP
―臨床編―

スケーリング前にはプロービングを！

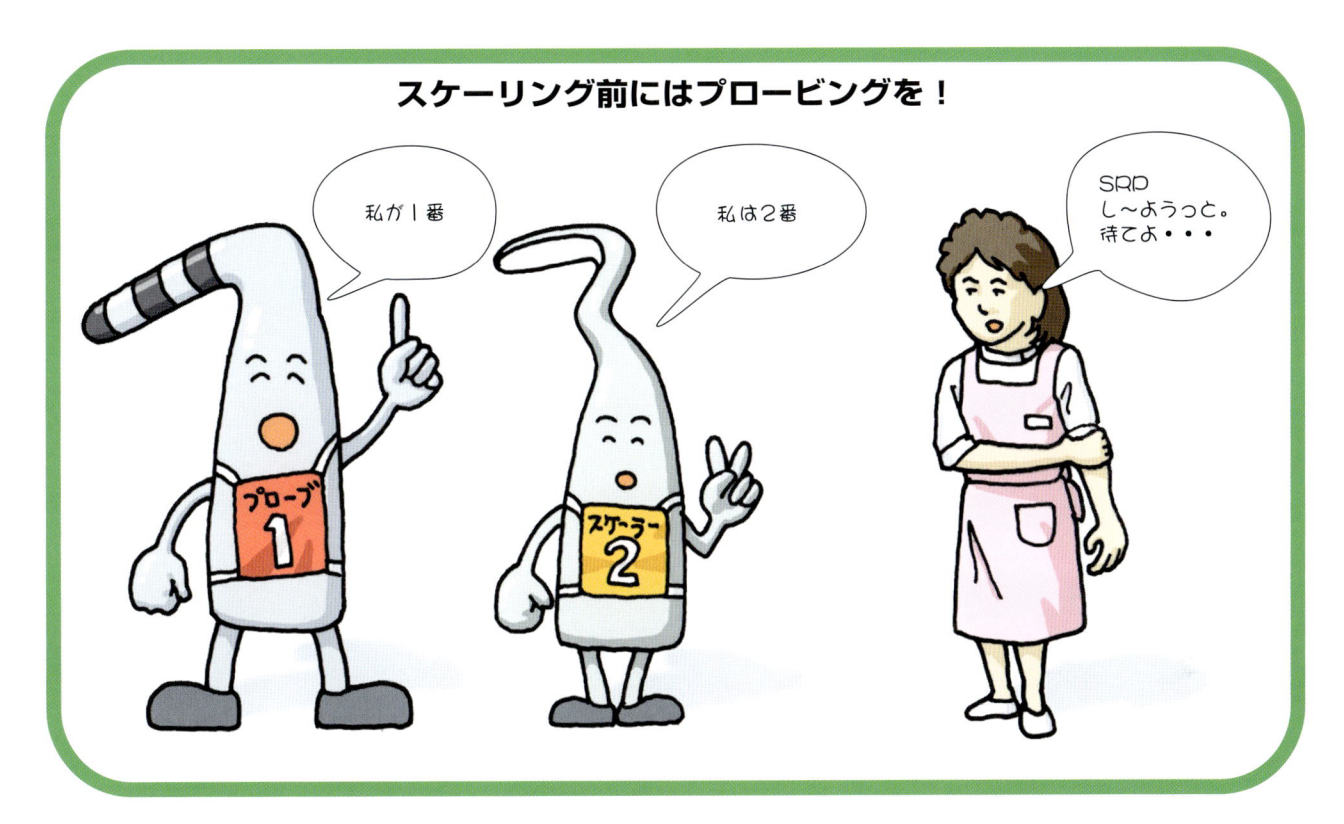

（私が1番）
（私は2番）
（SRP　し〜ようっと。待ってよ・・・）

勝負は術前に決まってる！？

　SRPを効果的に行うにはいくつかのポイントがあります。ポイントというと、すぐにレストの取り方やスケーラーの動かし方などを想像するかもしれませんが、最初におさえておくべきことがあります。ここでは、まずそのポイントをおさえ、SRPの臨床編を勉強していきましょう。

　あなたが歯科医師にSRPをするよう指示されたとします。「ハイ」という元気な声と共にスケーラーを取りにいけば、あなたはその時点で歯科衛生士失格です。SRPする部分をちゃんと調べないで、適した器具を選べるのでしょうか？

　まずは術前診査でポケットの深さや形態、歯石の沈着量、歯肉の厚みなどを把握しなければなりませんね。器具を取りに行くのはそれからです。深くて狭いポケットであれば、ミニファイブのようなシャンクが長くて刃の短いタイプが使いやすいでしょうし（次ページ図3-30）、硬い歯石が大量についていれば、刃の細くないスケーラーが望ましいわけです（次ページ図3-31）。また歯肉が薄い患者さんですと、太いスケーラーで無理やりSRPを

91

局所に見合った器具の選択

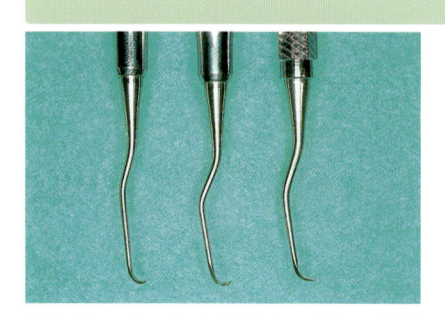

図3-30　シャンクが長く、ブレードが小さいスケーラー。左：サブゼロ、右：グレーシーカーベット1/2、右：ミニファイブ1/2。

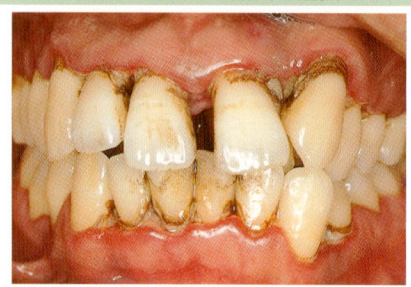

図3-31　硬くて多量の歯石がついている患者さんの正面観。

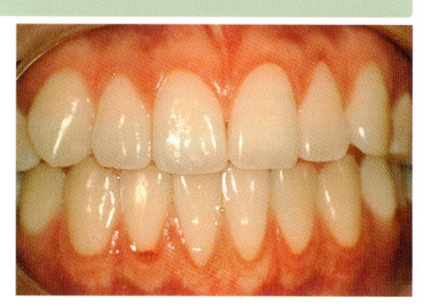

図3-32　薄い歯肉をもつ患者さんの正面観。

すれば歯石は取れますが、歯肉もなくなっていってしまいます（図3-32）。このようにSRPをする局所を把握することは、ただ単に術前の状態を知っておくというだけなく、その局所に適した器具を選ぶのにも役立つわけです（補講その⑯）。

　もし"どこの部位からSRPを始めるか"という選択権があなたにあったなら、その選択にもひとくふうするとよいでしょう。出血するという患者さんの訴えがある部位から始めるのもよいでしょうし、鏡で患者さん自身が歯肉の変化を確認しやすいところから始めるのもよいでしょう。SRPをすることによって自分の歯肉がよくなっているんだ、という実感が湧くようであれば、患者さんはそれ以降の治療にも積極的に参加するようになるでしょうし、モチベーション（動機付け）にもなります。

　SRPをいざ始めようとするときは、その部位の歯根の解剖学的形態が頭に入っていることがSRPの必要条件です。どこに凹みがありどこの角がとがっているか、ということをSRPをする前から知っていることは大きな武器になります（図3-33）。またブラッシング指導時にも役に立ちますので、是非マスターしておきましょう。

　術前診査をした後で準備した器具は、はたしてちゃんとメインテナンスされているでしょうか？　切れの悪いスケーラーでいくらSRPをしても、歯石は薄くなるばかりで結局残ってしまいます（図3-34）。スケーラーは、歯科衛生士にとって料理人の包丁と同じです。最高の腕を振るえるよう日々のメインテナンスにも心がけましょう（図3-35）。

SRPの限界

　ポケットが深くなると歯石も残りやすくなります。特に歯科衛生士の担当するSRPはフラップを開けるわけではありませんので、取り残しをつねに考えておかなければなりません。ではどれくらいのポケットの深さがSRPの限界なのでしょうか？

　経験を積んだ歯科衛生士や歯科医師でも、約4〜5mmの深さを越えると取り残しが増えてくるといわれています（図3-36）。ただこれは単なる平均値ですのでSRPを行う部位によっても変わりますし、術者のレベルによっても異なります。分岐部病変を伴う臼歯部と単根の前歯部では、器具の到達性は違いますので当然取り残しも変わってきます。同じ歯でも隣接面と頬舌面によって変わってくることもあります。使用する器具によっても違いが出るかもしれません。

　術者のレベルに関してはおもしろい報告があります（94ページ図3-37）。6mmを越える前歯部の深いポケットでは、経験豊富な歯周病専門医は約80％の歯石が取れたのに対して、専門的なトレーニングを受けていない一般開業医ではその半分の40％にも満たない結果でした。そして同じ深さのポケットに対してフラップを開けてSRPを行ったところ、歯周病専門医は90％以上、一般開業医は約80％の歯石が取れたということです。この結果の受け止め方は人それぞれかもしれません。トレーニングの足りない人がフラップを開けて行うSRPと、トレー

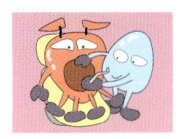

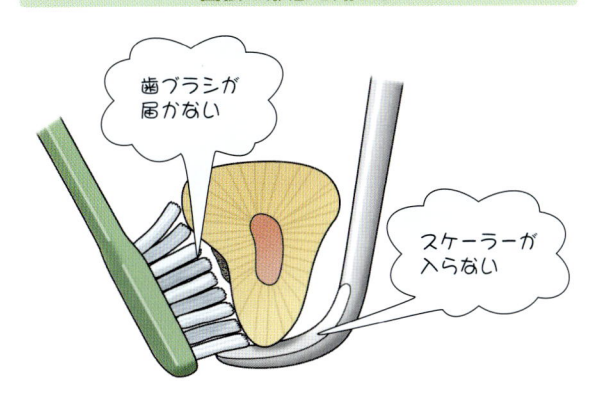

第3章　敵を知り、敵と戦う戦略を知ろう

図3-33　歯根の形態を知ろう。

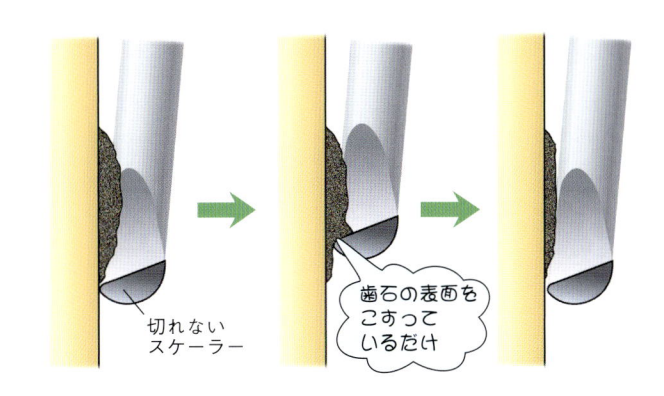

図3-34　歯石のバーニッシング（シェィビング）。

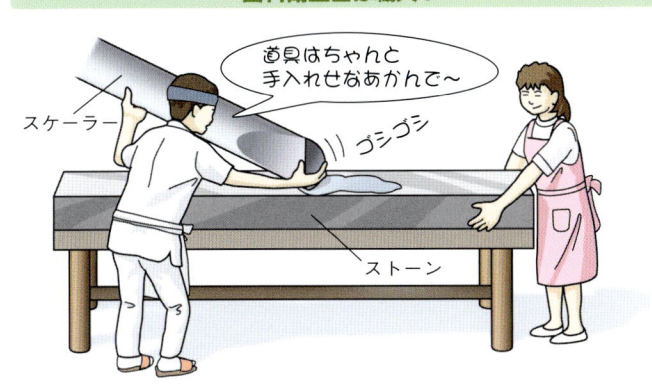

図3-35　スケーラーは歯科衛生士の命。

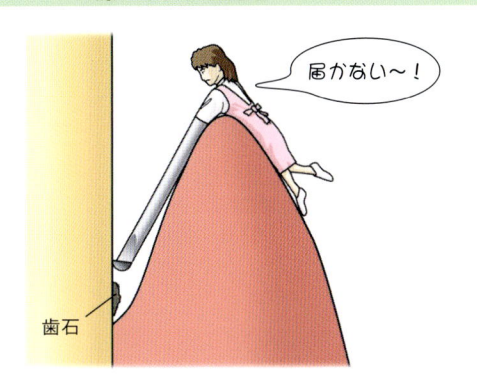

図3-36　深いポケットは取り残しが多い。

補講その⑯

器具の選択

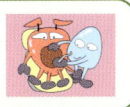

さまざまな状況に応じて器具が選択できるよう、器具を用意しておくとともに選択できる"頭"も用意しておきましょう。表⑯にさまざまなな状況と、それに対する器具を列挙してみましたので参考にしてください。

表⑯　器具の選択

☐ 歯肉の状態
　● 歯肉が薄い
　　⇒・ブレードの幅の狭くなったキュレット
☐ 歯石の量や硬さ
　● 歯石の量が多い、歯石が硬い
　　⇒・エアスケーラーや超音波スケーラーの多用
　　　・ブレードの幅の広いキュレット
　　　・シャンクの太いキュレット（リジッド）

☐ ポケットの深さや形態
　● ポケットが深い
　　⇒・シャンクが長く、ブレードの小さなキュレット
　　　・ブレードの長いキュレット
　　　・チップが長くて細い超音波スケーラー
　● 根が近接している
　　⇒・ブレードの幅の狭いキュレット
　　　・チップの細い超音波スケーラー
☐ その他
　● 時間が限られている
　　⇒・エアスケーラー、超音波スケーラーの多用

術者の経験によるSRPの効果

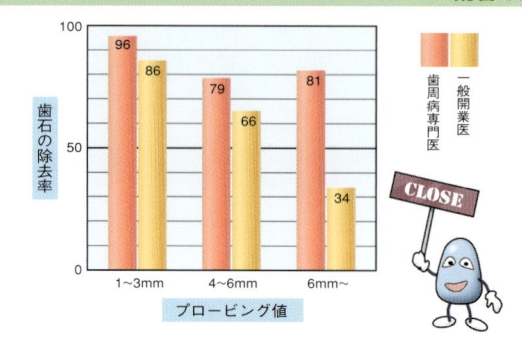

図3-37-a　フラップを開けないで単根歯をSRPした場合（Fleischer HC, Mellonig JT, Brayer WK, Gray JL, Barnett JD. Scaling and root planing efficacy in multirooted teeth. J Periodontol 1989;60(7):402-9. より引用）。

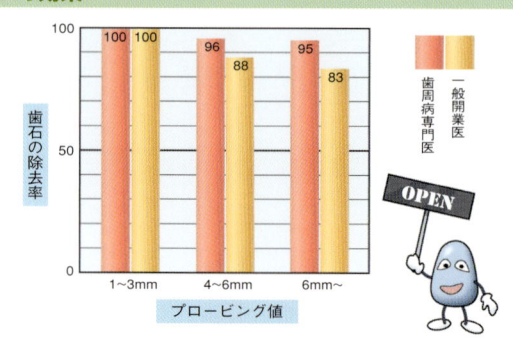

図3-37-b　フラップを開けて単根歯をSRPした場合（Fleischer HC, Mellonig JT, Brayer WK, Gray JL, Barnett JD. Scaling and root planing efficacy in multirooted teeth. J Periodontol 1989;60(7):402-9. より引用）。

深いポケットでSRP後に歯石の取り残しがあると…

図3-38　深いポケットでSRP後に歯石の取り残しがありそれが許容量を越えていると、ポケットの存在、再発、膿瘍の形成が起こる。

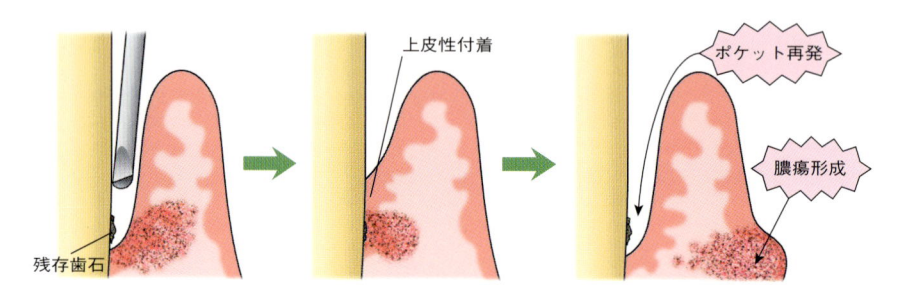

ニングを積んだ人がフラップを開けないでするSRPとが同じ成績ということですから、自分はフラップを開けた方がいいと考える人もいるでしょうし、自分はトレーニングを積もうと考える人もいるでしょう。患者さんサイドに立って考えると、オペはしないほうがいいわけです。特に前歯部のような審美性の大切なところでは、なおさらオペは避けたいと思うでしょう。皆さんもフラップを開けなくても80％の歯石が取れる専門医になるようトレーニングに励みましょう。

ところで取り残してしまった場合、どうしたらいいのでしょうか？　たとえ取り残していても宿主の許容量に収まっていれば問題はありません。ならば許容量を越えていたらどうでしょうか？　その場合はポケットの残存という結果に終わってしまいます。

では、ポケットの底部にだけ許容量を越えた取り残しがあって、それ以外はきれいにSRPされた場合はどうでしょう？　このような場合は、長い上皮性付着で治ることがあります。しかしやがて残存した細菌が繁殖し、ポケットの再発や膿瘍の形成に至ります（図3-38）。プラークコントロールの良い患者さん程歯肉は引き締まっていますので、ポケットの方に爆発せず膿瘍という形を取ることが多いようです。

フラップを開ければ歯石はすべて取れるというイメージが強いと思いますが、そんなことはありません（補講その⑰）。術前のポケットの深さにもよりますが、拡大鏡で調べますとフラップを開けても2割前後は取り残すといわれています。「それならフラップを開ける意味がない！」ということになりますが、細菌の量や質はガラッと変わっていますし、残っている細菌も宿主の抵抗力で押さえ込める範囲内に収まりやすいと考えられます。フラップを開けないで行う皆さんのSRPでも、結局のところ取り残しがあっても宿主が押さえ込める範囲内に押さえればよいということになります。

許容範囲というのは人それぞれでわかりませんが、やはりしっかりとトレーニングするということに尽きますね。

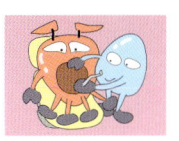

第3章　敵を知り、敵と戦う戦略を知ろう

補講その⑰

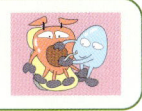

フラップを開ければ歯石は取れる？

根面にどれだけの歯石が残っているかを拡大鏡で調べてみると、フラップを開けた場合と開けない場合で図⑰のような差がありました[1]。これでわかることは、フラップを開けても完全に歯石が取れるわけではないということと、4～6mmという中等度のポケットであれば、フラップを開けた方が開けない場合に比べてかなり成績が良いけれども、それよりもっと深いポケットになるとかえって差が小さくなってしまうということです。これらは暗にオペの限界を物語っており、ポケットが深いからフラップを開けようという安易な考えでは危険であるということを感じるのは私だけでしょうか？　フラップを開けずに行うSRPの限界を調べるための実験が、かえってオペの限界を知る結果にもなったのは皮肉なことかもしれません。

参考文献
1. Caffesse RG, Sweeney PL, Smith BA. Scaling and root planing with and without periodontal flap surgery. J Clin Periodontol 1986;13(3):205-10.

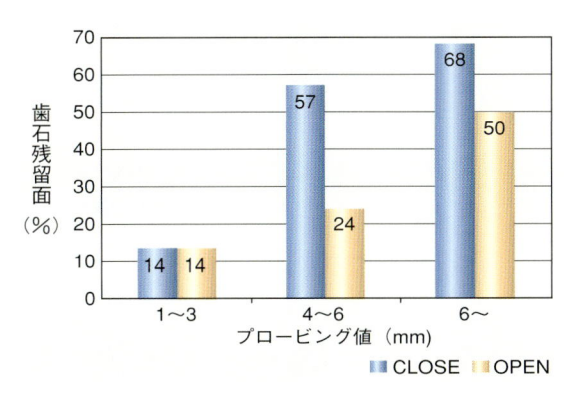

歯石残留面（％）

プロービング値（mm）	CLOSE	OPEN
1～3	14	14
4～6	57	24
6～	68	50

図⑰　SRP後どれだけ歯石が残っているか？（プロービング別）（参考文献1より引用）。

POINT　第3章-5　これだけは！

- ■SRPは術前の準備からすでに始まっている。
- ■SRPする歯周組織の状態を把握することは、適した器具の選択にもつながる。
- ■解剖学的な歯根の形態を知っておくことは、SRPのみならずブラッシング指導にも役立つ。
- ■スケーラーのメインテナンス次第で、SRPの効果は大きく変わる。
- ■4～5mmを越えるポケットは、歯石やプラークの取り残しが多くなる。
- ■取り残した歯石やプラークが許容範囲を超えていれば、いったんきれいに治癒したように見えても、いずれポケットが再発したり、膿瘍を形成する。

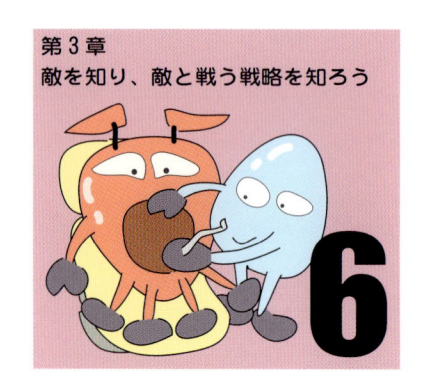

第3章
敵を知り、敵と戦う戦略を知ろう

ほら穴"根分岐部"探検隊

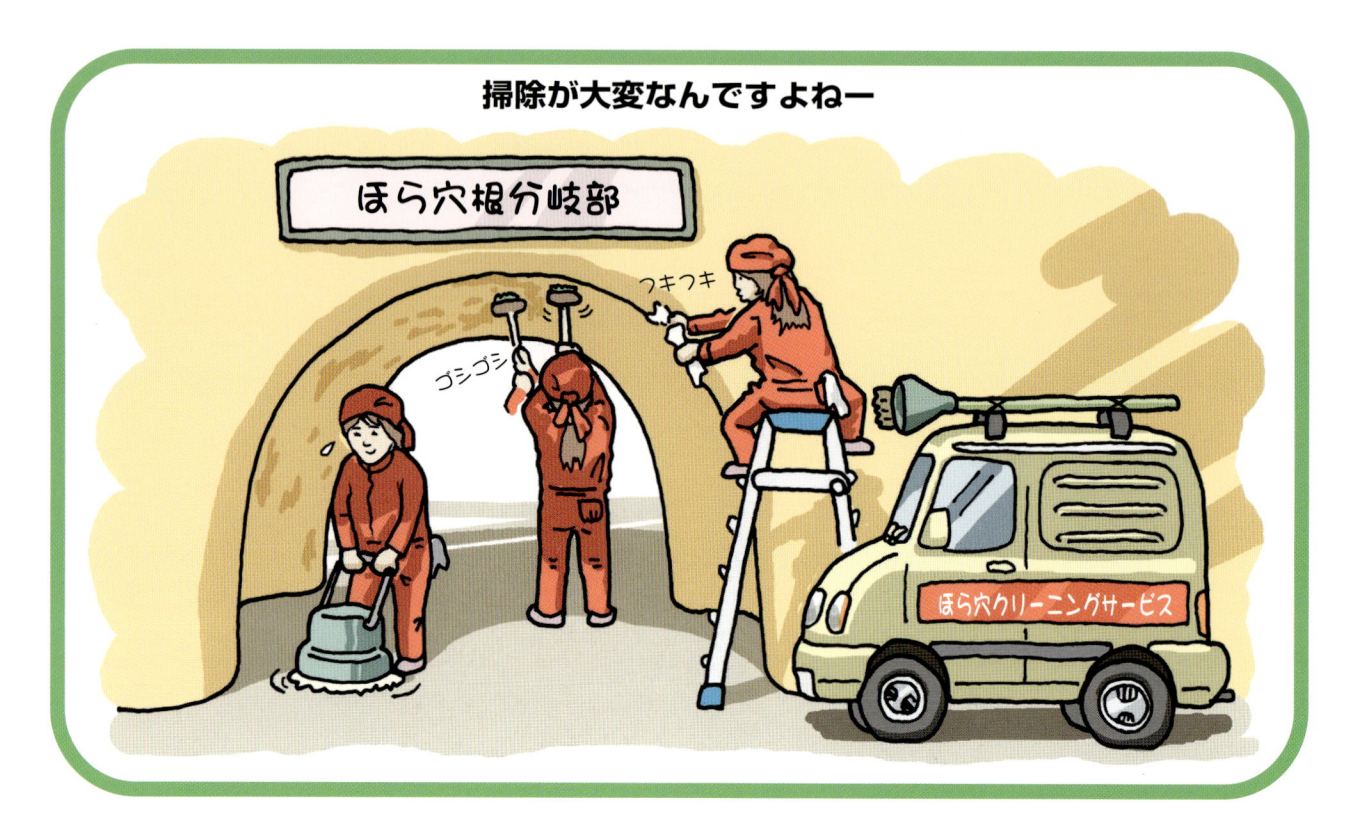

掃除が大変なんですよねー

ほら穴探検レポート

　歯根がたくさんあれば、その分表面積は増えて大きな咬合力を受ける臼歯部では有利ですが、いったん歯周病にかかってしまいポケット内にその分岐部が露出してしまうと、非常にやっかいな問題が出てきます。これがわゆる「根分岐部病変」です。

　根分岐部病変は、歯周病が根分岐部にまで波及しているというだけで特別な病気というわけではありません（ここではう蝕や穿孔、感染根管、咬合性外傷などによる根分岐部病変は除外して考えましょう）。根分岐部病変がやっかいな病態であるのは、根分岐部という特殊な解剖学的特徴に由来します。そこで根分岐部をじっくり眺めてみることにしましょう。

　まず下顎第一大臼歯の根分岐部から見てみます。通常、近心根と遠心根の2根に分かれていますが、20％くらいは遠心根がさらに2根に分かれているといわれています。遠心の2根分岐は非常にやっかいな問題で、治療計画がガラッと変わってしまうこともありますのでエックス線写真での精査が必要です。

　根分岐部を横から眺めてみると、Tバック？のように

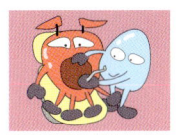

第3章 敵を知り、敵と戦う戦略を知ろう

エナメル突起

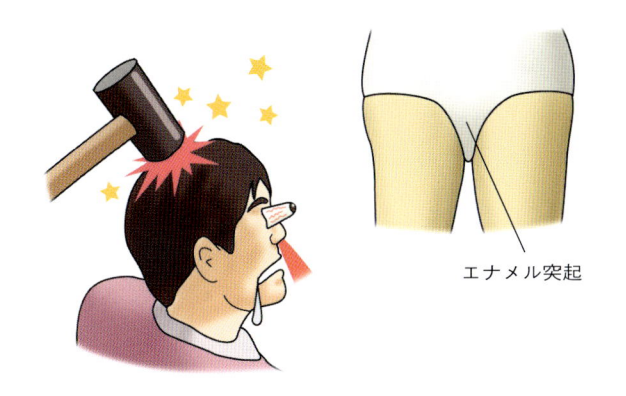

図3-39 おやじ的には許せるんですが、歯周病的には…。

下顎第一大臼歯を根尖から眺めたところ

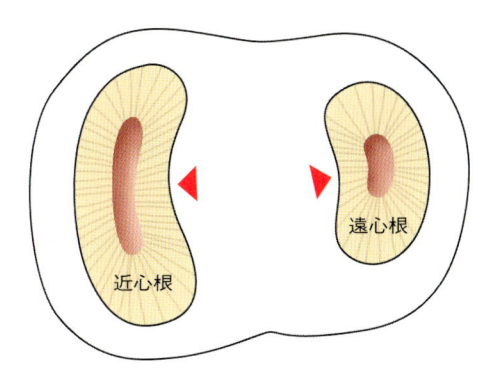

図3-40 根分岐部に面した根面は凹んでいる（▲）。

エナメル質が入り込んでいることがあります。これが「エナメル突起（Enamel Projection）」でおやじ的には許せるのですが、歯周病的には問題になることがあります（図3-39）。エナメル質には結合組織性付着ができませんので、付着があるとしても上皮性付着だけです。つまり条件によってはポケットができてしまい、そのポケットは根分岐部へと伸展してしまいます。

今度は根分岐部を根尖側から眺めてみましょう。まず歯根の形態はどうなっているのでしょうか？ 根分岐部に面した根面は凹んでいるのがわかると思います（図3-40）。特に近心根の凹みは深くなっています。この根面の凹みはSRPのみならず、いったん口腔内に露出した場合プラークコントロールの難所になっています。たとえヘミセクションなどの歯根分割というオペで根分岐部病変をなくしても、この根面の凹みは残っていますので要注意です。

近遠心根をつなぐように水掻きのようなものが見られることもあります。これは「バイファーケーションリッジ（Bifurcation Ridge）」といわれるものです（図3-41）。いったん骨が吸収して根分岐部が露出してくると、そこにできるほら穴の側壁は凹んでいて、天井からは仕切りのようなものがぶらさがっているわけです。SRPしようにも狭くてスケーラーが入らないということもよくあります。いかにこの部位のSRPが難しいかということが想像できると思います。

バイファーケーションリッジ

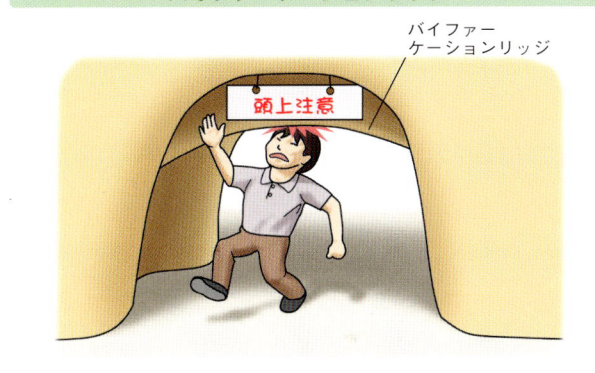

図3-41 バイファーケーションリッジは天井からぶら下がっている看板のようなもの。

では上顎第一大臼歯はどうでしょう。上顎でも特に頬側ではエナメル突起をよく見かけます。上顎では3本足になりますので根分岐部も3ヵ所となり、状況はさらに複雑になります（**補講その⑱**）。根分岐部の開口部は各歯根の形態の関係で頬側と遠心ではほぼ中央部にありますが、近心では口蓋側にあります。遠心の開口部は隣接面の中央部ですから、器具の操作が困難でSRPの難所になっています。また根分岐部に面した根面は、下顎と同じく凹んでいることが多く、特に近心頬側根遠心面ではその凹みも深くて頻度も高くなっています（次ページ図3-42）。

下顎にしても上顎にしても、近心根の遠心面に凹みがあることになりますので非常にプラークコントロールが難しいわけです。

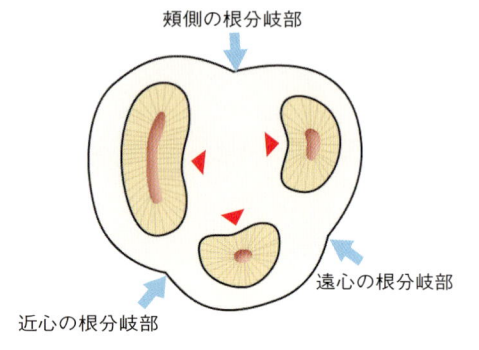

図3-42 根分岐部に面した根面は凹んでいる（▲）。

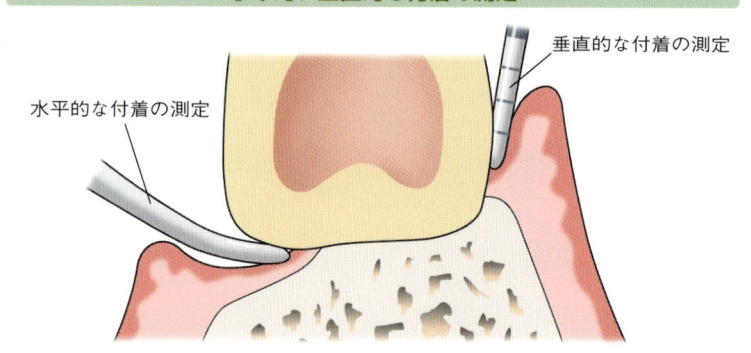

図3-43 水平的な付着の測定と垂直的な付着の測定。

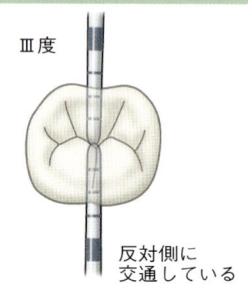

図3-44 根分岐部病変の水平的分類（Hamp SE, Nyman S, Lindhe J. Periodontal treatment of multirooted teeth. Results after 5 years. J Clin Periodontol 1975;2(3):126-35.より引用）。

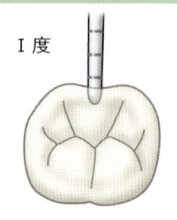

Ⅰ度　水平的ポケットが3mmあるいは歯冠幅の1/3以内
Ⅱ度　水平的ポケットが3mm以上あるいは歯冠幅の1/3以上
Ⅲ度　反対側に交通している

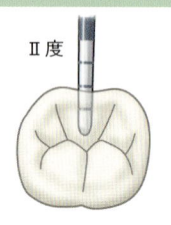

図3-45 根分岐部病変の垂直的分類（Tarnow D, Fletcher P. Classification of the vertical component of furcation involvement. J Periodontol 1984;55(5):283-4.より引用）。

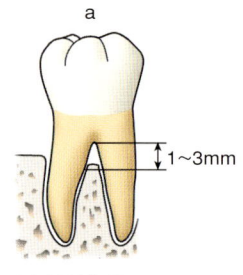

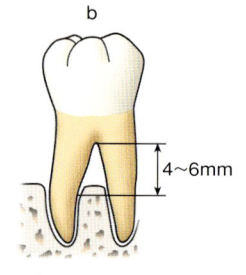

a　垂直的骨欠損1〜3mm
b　垂直的骨欠損4〜6mm
c　垂直的骨欠損7mm以上

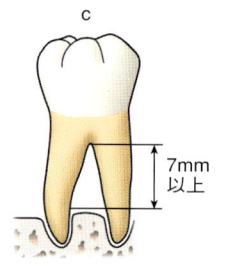

ほら穴形態測定

　根分岐部の開口部の位置がわかったところで、根分岐部病変の進行度を測定してみましょう。このとき使う器具は「ファーケーション・プローブ（Furcation Probe）」というクネクネと曲がったプローブです。これを根分岐部に水平的に挿入し、水平的な付着の状況を探るわけです（図3-43）。ちなみに通常のプローブは、垂直的な付着の状況を探るものです。根分岐部の入り口がわかりにくいときには、ファーケーション・プローブを少し水平的に動かして根面をこすってみましょう。入り口付近は根面が凹んでいますので容易に見つかるはずです。またそのとき入り口にツルツルした感触があれば、エナメル突起の可能性が高いので要注意です。

　根分岐部病変は、たいていこの水平的なポケットの深さで分類されます。分類にはいくつかありますが、3mmあるいは歯冠の頬舌側的幅の1/3を超えるかどう

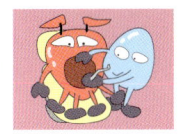

第3章 敵を知り、敵と戦う戦略を知ろう

かで、「Ⅰ度」と「Ⅱ度」を区別し、反対側の根分岐部と交通している場合を「Ⅲ度」とするのが一般的です（図3-44）。また垂直的に根分岐部病変を分類する方法もあります（図3-45）。これはエックス線写真を使って、根分岐部の骨がどれだけ垂直的に吸収しているかを調べるものです。

根分岐部病変が「Ⅰ度」の場合はSRPである程度対応できますが、「Ⅱ度」になりますとフラップを開けないと根面をきれいにすることは極めて困難です。フラップを開けても難しいくらいです。再生療法の失敗の多くは、SRPの失敗ではないでしょうか。「Ⅲ度」になりますとSRPだけというのは延命処置と考えた方がいいでしょう。再生療法もかなり期待薄ですし、歯根を分割しても残っている骨の量が少ないことが多いので予後に不安が残ります。やはりそこまで進行するまでに手を打つべきでしょう。予防に勝るものはないということです。

補講その⑱　上顎大臼歯の根分岐部病変

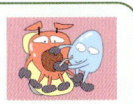

下顎大臼歯に比べて、上顎大臼歯の分岐部病変の診断は難しいですね。特に隣接面の分岐部は、ファーケーション・プローブを使ってもなかなかわからないことが多いようです。そこで少しでもその診断の助けになる裏技を伝授しましょう。

それは、デンタルエックス線写真の読影です。エックス線写真もプロービングと同じく上顎大臼歯では読影が難しいのですが、次のポイントを押さえれば見えなかった分岐部病変が浮かび上がってくることがあります。図⑱を見てください。近心面に分岐部病変が進行してる場合には、骨頂と口蓋根近心面、近心頬側根近心面で取り囲まれる三角形の影が見えてきます。もし遠心面の分岐部病変であれば、骨頂と口蓋根遠心面と遠心頬側根遠心面で取り囲まれた三角形となります。これらは「ファーケーションの矢（Furcation arrow）」と呼ばれる像で、これが認められればかなりの確率で分岐部病変が存在することがわかっています[1]。

参考文献
1. Hardekopf JD, Dunlap RM, Ahl DR, Pelleu GB Jr. The "furcation arrow". A reliable radiographic image? J Periodontol 1987;58(4):258-61.

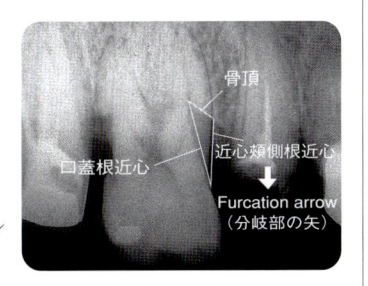

図⑱　ファーケーションの矢。

POINT 第3章-6 これだけは！

■歯周病が根分岐部にまで進み、水平的に付着が喪失した状態が根分岐部病変である。

■根分岐部はいったん露出すると根面の凹み、エナメル突起、バイファーケーションリッジなどの解剖学的な特徴がそのまま不利な条件になってしまう。また多くの根分岐部は、狭くてスケーラーが完全に届かない。

■下顎第一大臼歯は頬舌面のほぼ中央に根分岐部が開口しているが、上顎第一大臼歯は近心の開口部が口蓋側よりになっている。

第3章
敵を知り、敵と戦う戦略を知ろう

7 オペを知ろう！

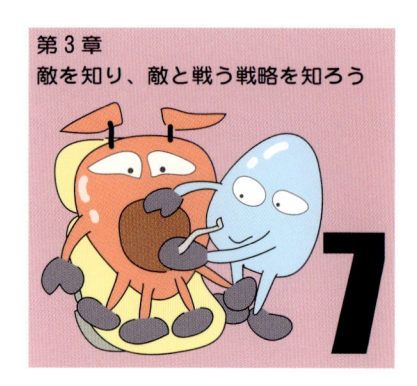

何のためにオペするの？

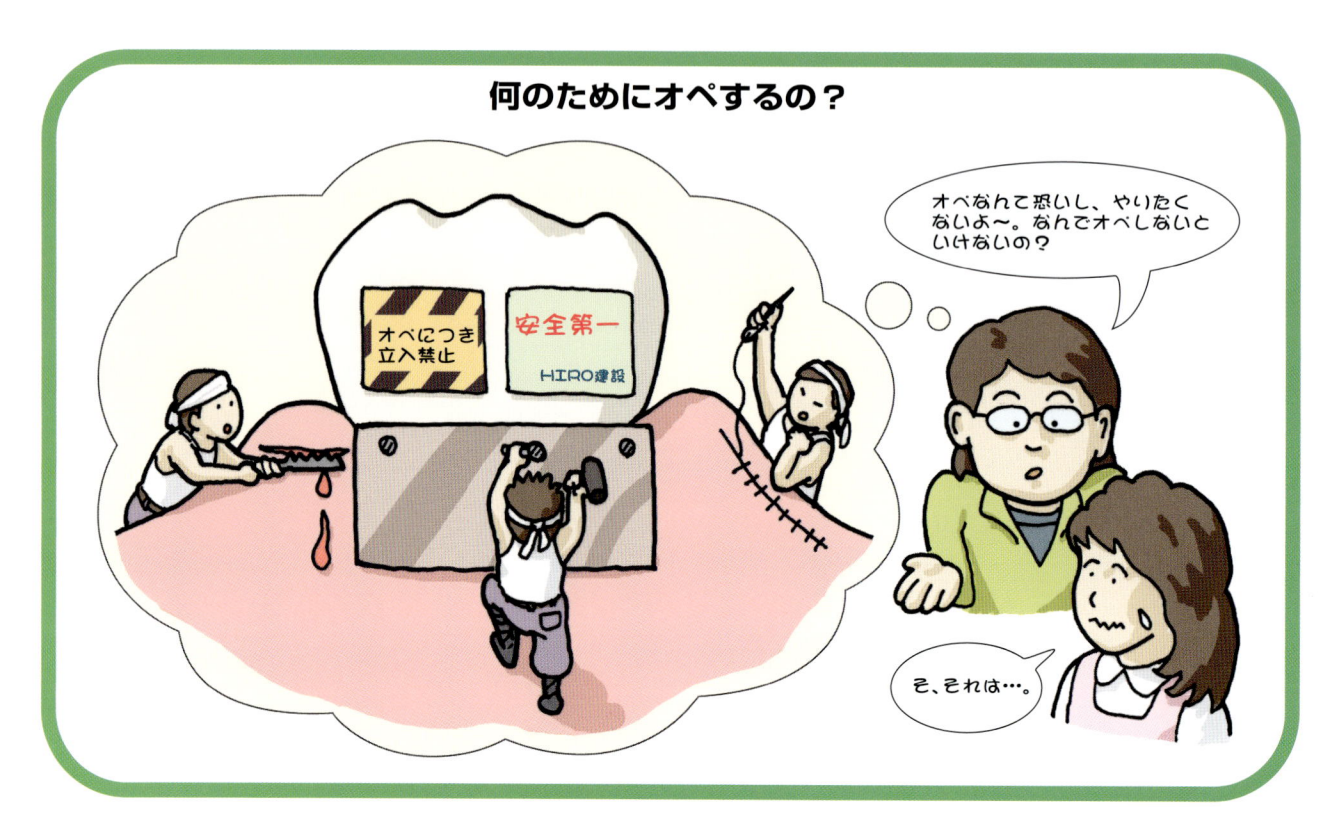

「オペなんて恐いし、やりたくないよ～。なんでオペしないといけないの？」

「そ、それは…。」

オペの話の前に

ここでのテーマは「オペ（歯周外科）」です。が、術式を説明する気はありません。大切なことは、何のためにオペをするかです。実際には歯科衛生士はオペを行うことはありませんが、不安を感じている患者さんにオペの目的を聞かれて答えられないようでは、患者さんの不安をあおるだけです。そこで本項では、オペの目的を理解していきましょう。

何のためにオペをするの？

従来からあるフラップオペ（切除療法）の目的は、二つに分けて考えれば理解しやすいと思います（図3-46）。

まず、歯周病の原因はポケット内の細菌であるわけですから、その細菌をポケットから追い出すことが一つの目的になります。フラップを開けないでSRPをする場合、ポケットが深くなればなるほど細菌の取り残しがでてきます（本章5参照）。ですからフラップを開けて直接目で見ながらSRPを行うことで、より取り残しが少なくなり

100

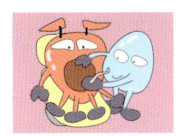

第3章 敵を知り、敵と戦う戦略を知ろう

切除療法の目的

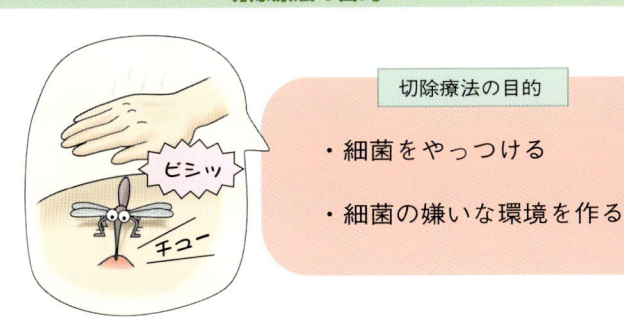

切除療法の目的
・細菌をやっつける
・細菌の嫌いな環境を作る

図3-46 切除療法の目的。

オペの目的・その1

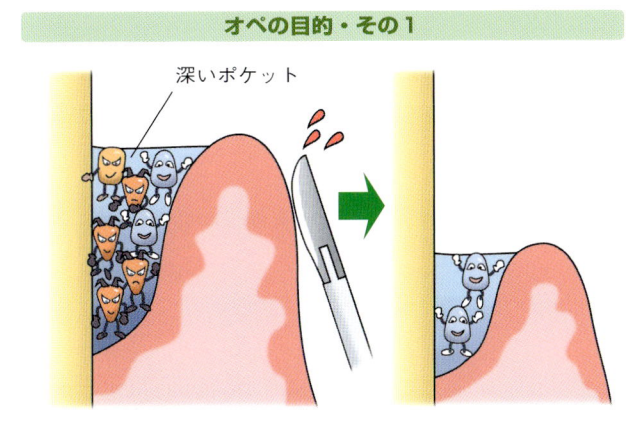

図3-47 オペの目的——ポケットを浅くする。

オペの目的・その2

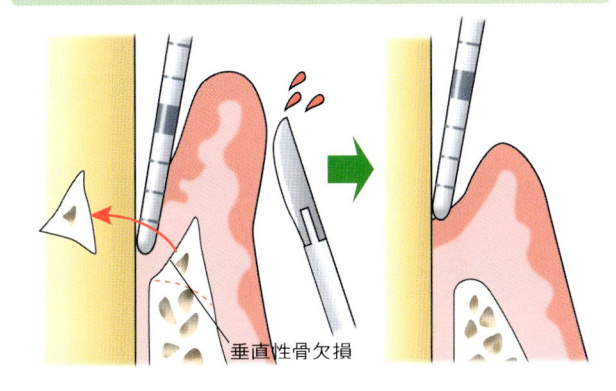

図3-48 オペの目的——骨形態を整える。

オペの目的・その3

図3-49 オペの目的——根近接を改善する。

オペの目的・その4

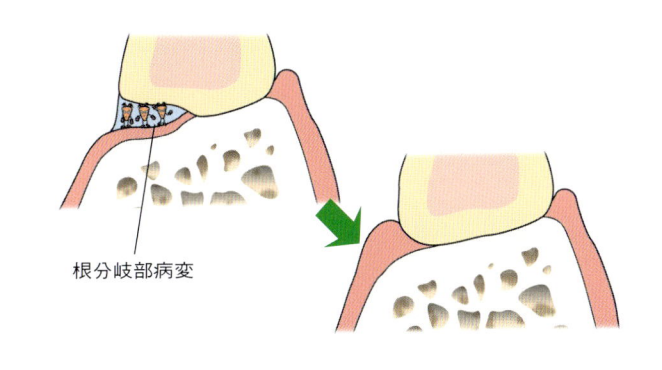

図3-50 オペの目的——根分岐部病変を処理する。

ます。もちろんフラップを開けると、器具の到達性も格段に向上します。

　細菌というものは環境が変わらないと、後戻りする傾向があります（本章4参照）。それを防ぐためには、後戻りしにくいように歯周病菌の嫌いな環境にしてやる必要があります。これがオペの目的の二つ目になります。歯周病菌は嫌気性菌ですから、浅い歯肉溝では繁殖しにくくなっています。つまり、ポケットを浅くすることはこの目的に含まれるわけです（図3-47）。骨吸収の大きいところはポケットが再発しやすいため、骨整形で骨の形態を整えることも大切です（図3-48）。歯根が近接していたり（図3-49）、根分岐部病変があると絶好の細菌の住みかになりますし（図3-50）、清掃も困難になります。こういった問題もオペで解決する課題に含まれます。角化し

101

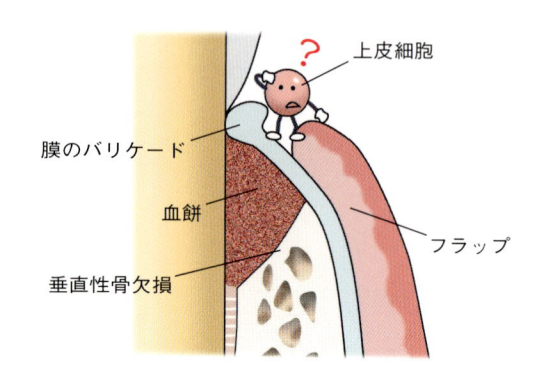

図3-51　GTR法。

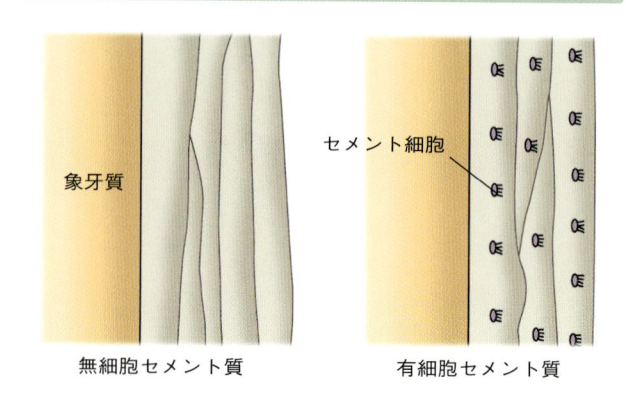

図3-52　無細胞セメント質と有細胞セメント質。

た丈夫な歯肉を持っていることは、歯の健康にも大切ですし、ブラッシングしやすい環境としても重要です。そこで歯肉の厚みや幅を増やすことも、間接的には歯周病菌の嫌いな環境に結びつきます。

このように歯周病菌を追い出すと共に、後戻りしにくい環境を作り出すことで、善玉菌の多い状態を維持できるわけです。最近では、審美的な要求から歯肉の退縮したところを根面被覆したり、ブリッジのポンティック部分の歯肉を膨らませたりと、審美歯周外科や歯周形成外科と呼ばれる分野のオペも増えてきています。

再生療法って？

歯周病で失った骨を取り戻すことができれば、どんなにすばらしいことでしょうか。20年前では夢だったこのような話も、今では現実のものになりつつあります。「再生療法」と呼ばれる治療法で、膜を使った「組織誘導再生法（Guided Tissue Regeneration：GTR法）」と「エムドゲイン®」を使った方法が主流です。

通常のフラップオペでは、垂直性骨欠損に骨が埋まらない最大の原因は上皮だということがわかっています。いくらフラップを開けて根面をきれいにSRPしても、すぐに骨欠損の底の方まで上皮が入り込んでくるので、骨が再生しようにもスペースがなくなっているからです。骨は髪の毛が伸びてくるように増えていくのではなく、

血餅で維持されたスペースが肉芽になり、やがて骨に置き換わるという再生パターンをとりますので、血餅がたまるためのスペースが維持されることは骨の再生にとって死活問題なのです。上皮は上皮で別に骨のじゃまをしようと思っているわけではありません。体の中を守るためにいち早くバリケードを張るのが上皮の一番大切な任務ですから、上皮の再生するスピードは最速です。歯肉の上皮で1日に0.5mmといわれていますが、これは骨の再生するスピード（1日1～2μm）と比べると比較にならない程速いスピードです。

この上皮のバリケードが骨欠損の中に入ってこないようにするのが、GTR法です（図3-51）。膜を骨欠損の入り口に置いて上皮が入ってこないようにするわけです。上皮のバリケードを防ぐために、膜のバリケードを先に用意しておくということですから、"目には目を歯には歯を"といったところでしょうか？

実は上皮だけでなく、歯肉の結合組織も再生には好ましくないということがわかっています。結合組織なら結合組織性付着ができてよさそうに思いますが、実際は歯肉の結合組織は根面までやってきても結合組織性付着はできません。セメント質との相性が悪いのかセメント質の中に垂直性に入り込まず、セメント質を横目に平行に並ぶだけなのです。GTR法で用いる膜はこの歯肉の結合組織も上皮といっしょに排除しますので、一挙両得ということになります。用いる膜は吸収性と非吸収性の2種類があり、どちらも使われています。また膜だけでは血

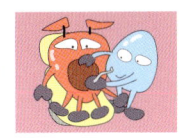

第3章　敵を知り、敵と戦う戦略を知ろう

餅を維持できない場合は、骨移植材を骨欠損部に埋めてその上から膜を置く方法もよく使われます。

エムドゲイン®は、まったく違うコンセプトで使われています。これは歯の発生で結合組織性付着ができるときに、「エナメルマトリックス」という物質が仲介役を果たすことがわかっているのですが、これを垂直性骨欠損に面した根面に塗ることによって、新しい結合組織性付着を作ろうというものです。このとき上皮もうまく入り込まないように制御できるようです。まだ長期にわたる研究結果は出ていませんが、歯の発生のときと同じセメント質（無細胞性セメント質）ができる唯一の方法として注目されています。エムドゲイン®は、GTR法に比べてオペが格段に楽になっているのも魅力です。ちなみにGTR法でできるセメント質は、有細胞性セメント質です（図3-52）。

オペを知ってステップアップ！

自分の担当する患者さんのオペには、是非アシスタントとして参加しましょう。骨の形態がどうなっているのか、どこに歯石が残っているのかなどを知ることは、日頃の仕事のステップアップにつながること請け合いです（補講その⑲）。そして何のためにそのオペをするのか、オペ後にその目的がどれだけ達成されたのかを知っておくことも患者さんとの関係を密にし、メインテナンスしていくうえで役に立ちます。オペは自分たちの業務範囲外と考えず、積極的にかかわっていくこともカリスマ歯科衛生士の必要条件だと考えましょう。

補講その⑲

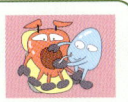

SRP後に歯石がどこに残りやすいかは個人差があります。オペ中にどこに歯石の取り残しがあるかを見ておくことは、自分の癖を知ることで大変重要なことです。表⑲に歯石の取り残しやすい部位をあげておきますので参考にしてください。

歯石の取り残しやすいところ

表⑲　歯石の取り残しやすい部位

- ポケットの深い部位
- コンタクトポイント直下
- CEJ直下
- 角度のきつい隅角
- 根分岐部
- 根面溝
- 歯肉の張力の強いところ
- 根の近接のあるところ

POINT　第3章－7　これだけは！

- 従来歯周外科は、細菌バイオフィルムを根絶し、その再形成を防止するのが目的である。
- 最近では、審美的改善を目的としたオペも行われるようになってきている。
- 失った歯周組織を取り戻す治療を再生療法といい、GTR法、エムドゲイン®、骨移植などがある。
- オペに積極的にかかわることは自分自身のステップアップにつながるだけでなく、患者さんとの良好な環境を作るうえでも重要である。

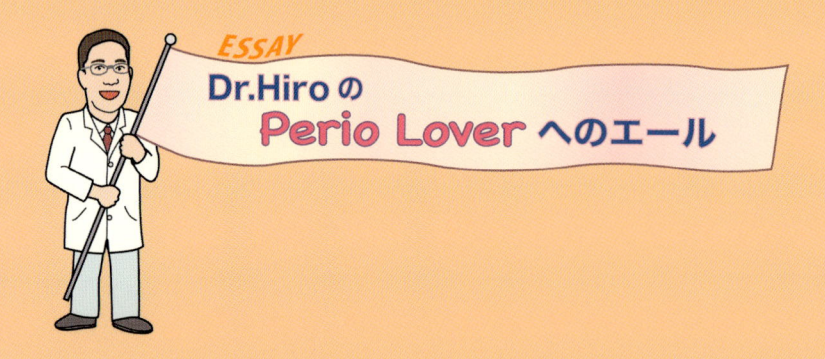

ESSAY
Dr.Hiro の Perio Lover へのエール

プロフェッショナルとして 1st.

　歯科医師になって25年、開業して15年が過ぎました。自分がプロフェッショナルであったか、今自分はプロフェッショナルか、と問われればクエスチョンマークです。他人が見ればどうでもいいようなことに時間やお金をかけて執着することがあるかと思えば、大切なことが抜け落ちていることもあります。「どうしてそんなことまで知ってるの？」という質問と「どうしてそんなことも知らないの？」という質問が同レベルで存在します。

　でも患者さんの時間を拝借しながらお金までいただく仕事には、"こだわり"を持ちたいと思っています。私のいけないところはそのこだわりがどんどん自己増殖を始めてしまい、いつの間にか趣味の世界に入ってしまうことかもしれません。皆さんの歯科衛生士としての"こだわり"は何でしょう？　それは患者さんや院長へのあいさつであってもいいでしょうし、診療室内のお掃除でもいいでしょう。もちろんブラッシング指導やSRP、PMTC、シャープニングなど診療に直接結びつくものであればなおさらいいと思います。

　よくSRPにはキュレットが良いのか、それとも超音波スケーラーが良いのかというような質問を受けることがあります。確かにそれぞれ一長一短があり、少なくともどちらか一方だけですべての患者さんを診ていくことはできないわけですから、うまく両方の長所を生かしてい

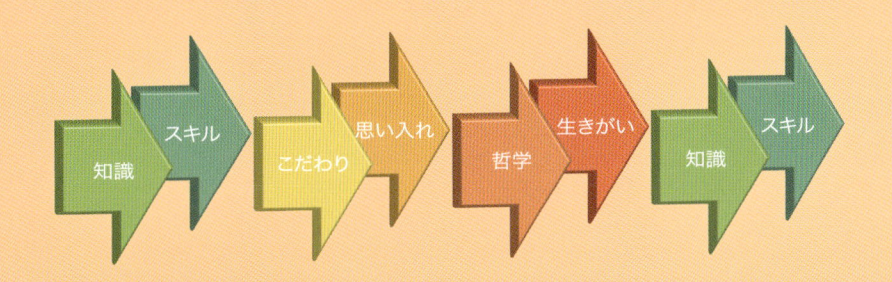

知識 → スキル → こだわり → 思い入れ → 哲学 → 生きがい → 知識 → スキル

くということにたどり着きます。こう言ってしまっては身も蓋もないと言われてしまいそうですが、おそらくこの手の質問はEBMの弊害かもしれません。

　自分の行う医療行為にエビデンスがあるのかと調べているうちはいいのですが、自分の医療行為をすべてエビデンスで固めようと考えると、袋小路に入ってしまうことがあります。医療統計学的に差が出てこないようなことが、実際の臨床では差が出てくることがあるのです。それを牛耳っているのがおそらく"こだわり"です。ある患者さんの深いポケットの底に眠る歯肉縁下歯石を、キュレットにこだわりを持つ歯科衛生士はキュレットで取り去ってしまいますし、超音波スケーラーにこだわりを持つ歯科衛生士は超音波スケーラーで取り去ってしまうことでしょう。おそらくこだわりのない歯科衛生士にはその歯石は取れないことは目に見えています。そもそも「キュレットにこだわりのある歯科衛生士10名と超音波スケーラーにこだわりのある歯科衛生士10名の歯石の除去効率の差」なんていう論文は存在しないのです。そこにはエビデンスを越えたものが存在するからです。

　"こだわり"や"思い入れ"を持って仕事を続けていると、スキルはおのずと上達し、あなただけの"哲学"が生まれるはずです。せっかくプロフェッショナルとして始めた仕事。哲学までたどり着いてみませんか？

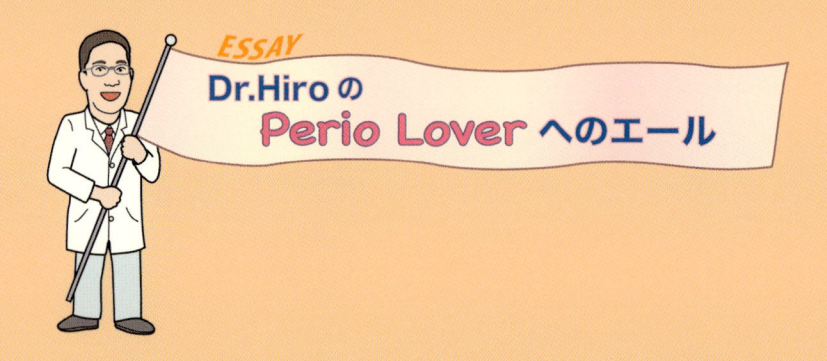

ESSAY Dr.Hiroの Perio Loverへのエール

プロフェッショナルとして 2nd.

コンプライアンス(Compliance)という言葉が一般的になってきました。たとえば内科で降圧剤が処方されたとします。患者Aさんは処方どおりにちゃんと毎日服用していますが、患者Bさんは服用をしょっちゅう忘れてしまいます。この場合、Aさんはコンプライアンスが良く(Good)、Bさんはコンプライアンスが悪い(Poor)と表現します。つまり医療従事者の指示やアドバイスにどれだけ患者さんが従うか、という表現として使われているわけです。

"こだわり"を持って仕事にあたっている歯科衛生士にとって患者さんのコンプライアンスが悪いのは、頭の痛い問題です。歯ブラシや歯間ブラシを指示通りに使ってもらえないとか、定期健診にきちんと来院してもらえないときには無力感を感じてしまいます。おそらく"こだわり"が強ければ強いほど、その無力感は大きいでしょう。なぜならこだわりの強い歯科衛生士ほど、指示を守ってもらうことがどれだけ重要で、それによってどれくらい改善し、安定するかを熟知しているからです。

いかに患者さんのモチベーションを上げるか、そしてコンプライアンスを改善するかという問題は、歯科衛生士にとって永遠のテーマでしょ

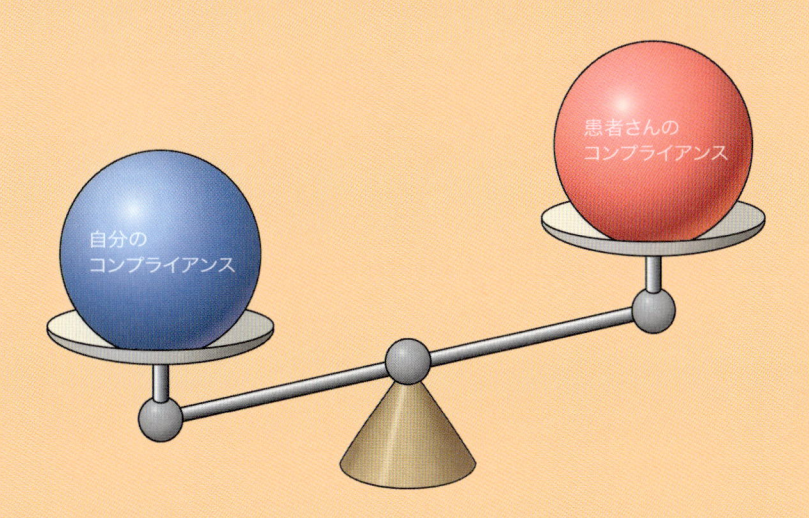

う。歯周病にしてもう蝕にしても生活習慣病的側面が強いわけですから、患者さんの協力なくして改善は望めません。そこで歯科衛生士は知識やフィジカル・スキルだけでなく、コミュニケーション・スキルにも磨きをかける必要が出てきます。

　ある海外の論文を読んでいるときに1つの文字が私の胸に突き刺さりました。"Clinician's compliance"、つまり医療従事者であるわれわれ自身のコンプライアンスということです。その論文はコンプライアンスに関するものではありませんので、その言葉をさらっと使っているだけでしたが、眠くなりながら論文を読んでいた私の目を覚ますには十分でした。解釈は人それぞれ違うだろうと思います。医療人自身にとってのコンプライアンスでは何に従うことを意味するのでしょう？　先人の教え？　エビデンス？　それとも自分自身の良心やポリシー？

　いずれにしてもプロフェッショナルとして大切な"謙虚"に立ち返らせてくれるすばらしい言葉だと思います。

　皆さん自身はGood complierですか？

第4章

宿主や薬のことを知ろう

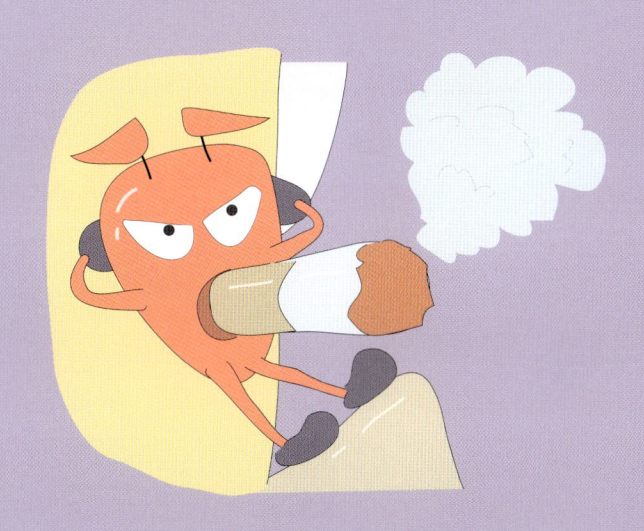

第4章
宿主や薬のことを知ろう

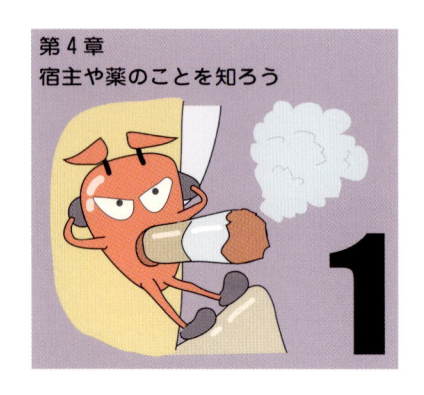

遅ればせながら "歯周病の病因論"

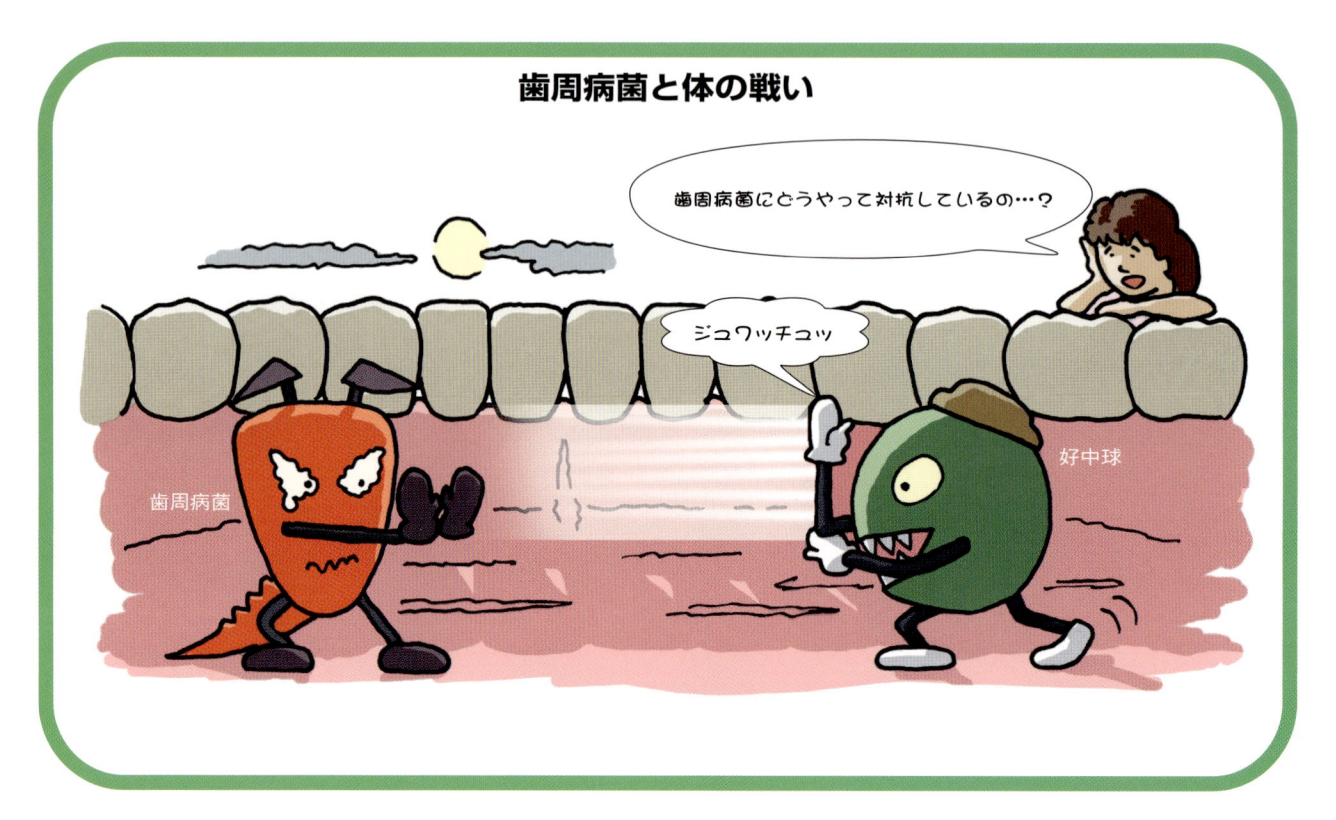

歯周病菌と体の戦い

歯周病菌にどうやって対抗しているの…？

ジュワッチコッ

歯周病菌　　好中球

なんで歯周病になるの？

　歯周病は歯周病菌で起きるということですが、歯周病菌がいれば必ず歯周病になるとは限りません。実際、歯肉溝から歯周病菌が見つかっているのに、歯周病にならない人がたくさんいます。これは、「歯周病菌」といわれている菌の中には病原性が強い菌と弱い菌がいるということや、感染を受けても人によって歯周病に対する抵抗性が異なるからであると考えられています。後者つまりその人が歯周病体質かどうかということは、「疾患感受性」といわれ21世紀の研究分野としては有望株です。
　ここでは、歯周病の成り立ちを感染を受けた体の方から眺めていきます。

最初の特攻隊「好中球」

　歯周病菌が感染したところから話を進めていきましょう。歯周病菌の一部は、歯周組織中に直接侵入してきますし、歯周病菌由来のいろいろな物質も入り込んできます（第3章1、2参照）。そういった異物に対して最初に

第 4 章　宿主や薬のことを知ろう

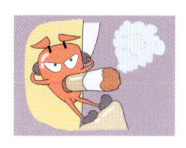

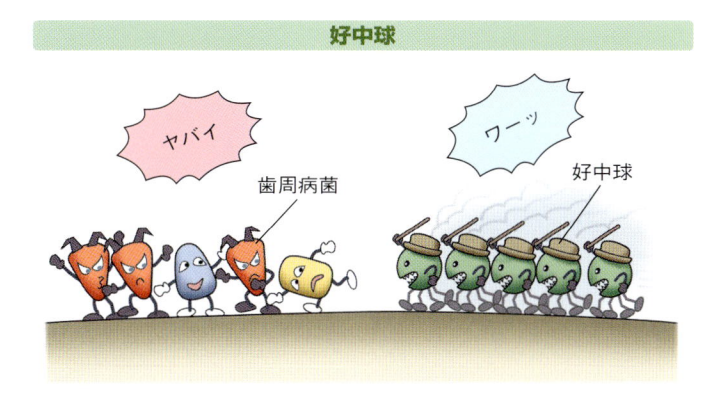

図4-1　最初の特攻隊「好中球」。

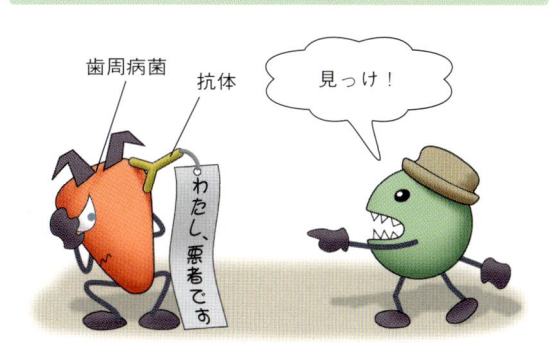

図4-2　歯周病菌に目印（抗体）がついていると、好中球の仕事はスピードアップする。

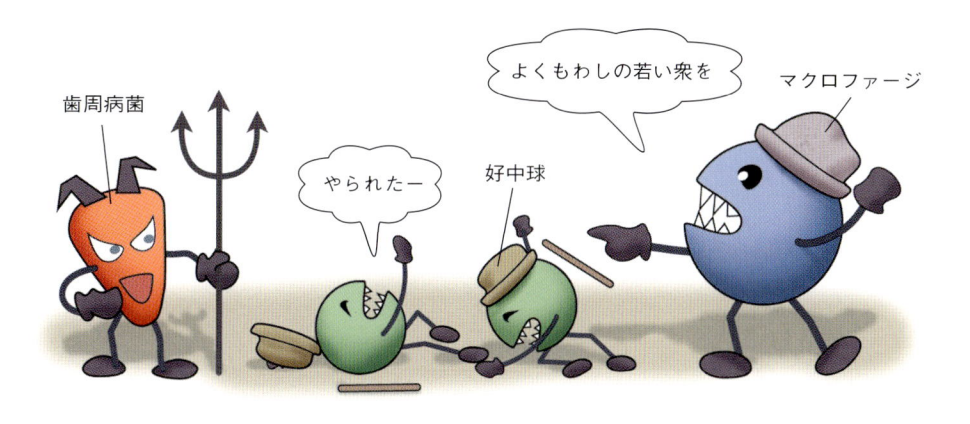

図4-3　マクロファージの登場。

動員される兵隊は、「好中球」といわれる白血球です（図4-1）。この兵隊は、敵であれば誰でも相手かまわず攻撃します。相手に抗体という物質がひっついていれば、さらにその攻撃は激しさを増します（これを「オプソニン効果」といいます）（図4-2）（補講その⑳）。この好中球で敵を撃退できれば、歯周炎まで進まず歯肉炎程度で解決します。

組織破壊へのシナリオ

　好中球の次にやってくる兵隊は、「マクロファージ」といわれる"大食漢"です（図4-3）。マクロファージは、好中球では食べきれない敵をやっつけますし、敵の情報を免疫系に伝える"情報屋"の仕事もしています。この情報屋を専門職としている細胞に、上皮にいる「ランゲルハンス細胞」などの「樹状細胞」といわれる細胞がいます。マクロファージや樹状細胞といった情報屋から敵の情報を受け取った免疫系は、そのきまった敵だけをやっつける「リンパ球」という特殊部隊を動員させます（次ページ図4-4）。

　またマクロファージやリンパ球は、自分が不利だと判断したときには「サイトカイン」や「炎症性メディエーター」といわれる物質を放出します（113ページ図4-5）。これらは歯肉溝滲出液のところでお話した"破壊指示書"（第2章4参照）にあたる物質で、結合組織や骨が破壊されていきます。このため、歯周病では骨吸収が起こるわけです。マクロファージやリンパ球が自分を破壊するのは、別に自暴自棄になっているからではなく、根面の細菌バイオフィルムから逃げようとしているわけですから、悪く思わないであげてください（113ページ図4-6）。

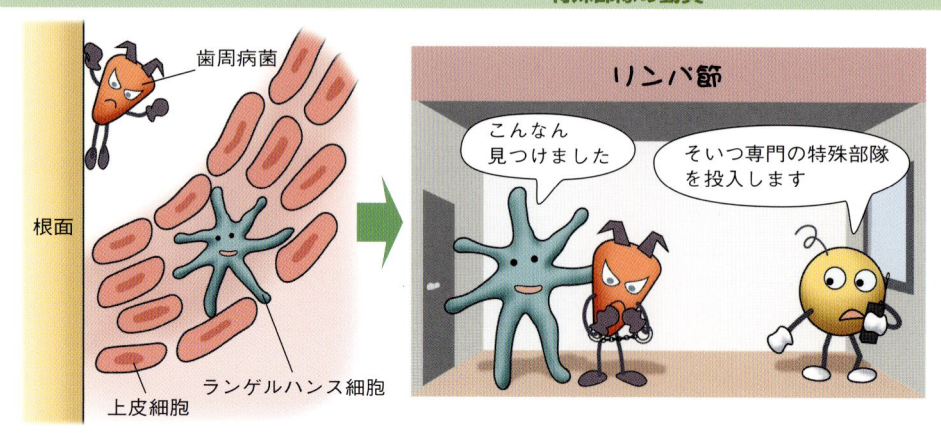

図4-4 「ランゲルハンス細胞」からの情報で、「リンパ球」を動員。

組織再生へのシナリオ

　それでは逆に、マクロファージやリンパ球が、自分たちが有利だと判断すればどうなるのでしょうか？　その際これらの細胞は、「増殖因子」といわれる物質を放出し組織を再生していきます（図4-7）。このような点から、マクロファージやリンパ球の仕事ぶりは"組織の破壊と再生の分岐点"であることがわかります。

　マクロファージやリンパ球の免疫反応は、子どもではまだ発達していません。ですから子どもに歯肉炎は見られても、歯周炎まで進むことは非常に少ないのです。もちろん住みついている細菌の違いもありますが、子どもに歯周病が少ない理由の一つだといわれています。

　SRPをすると敵が激減するだけでなく、免疫系に敵の情報が伝わりますので、その敵だけに反応する抗体やリンパ球が動員されます（第3章4参照）。抗体のおかげで好中球のパワーは高まりますし、リンパ球はきまった相手に攻撃を仕掛けます。そしてマクロファージやリンパ球は、自分たちが有利だと判断するため、傷ついた組織の修復が始まるわけです。SRPもこのように考えると、少しアカデミックに感じるでしょう。

　これまでお話しした歯周病の成り立ちを理解しておくと、リスクファクターも簡単に理解できるはずです。次項ではこの話をもとに喫煙、糖尿病といった"歯周病のリスクファクター"について解説していきます。

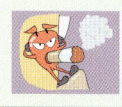

補講その⑳　オプソニン効果とリスクファクター

　オプソニン効果というのは、敵の表面に抗体という目印があると好中球はFCレセプターを介して簡単に引っ付くことができるということですが、この好中球の手にあたるFCレセプターは、人によって微妙に形が変わっていることがわかってきました（図⑳）。

　それによるとFCレセプター（この場合FCγ-Ⅱレセプター）の131番目のアミノ酸が、アルギニンかヒスチジンかで抗体のしっぽ（FC部分）のつかみやすさが変わってしまうのです。ヒスチジンであればつかみやすく、アルギニンだとつかみにくいといわれ、そのために好中球の貪食能が変わってしまうとのことです。これを調べることにより、歯周病の先天的リスクを把握しようという試みがされています（補講その⑨参照）。

図⑳　FCレセプターによる歯周病体質診断（R：アルギニン、H：ヒスチジン。遺伝子はペアなのでR/Rは両方ともアルギニンになる遺伝子ということ）

131番目のアミノ酸	R/R	R/H	H/H
貪食能	低い	中	高い
歯周炎リスク	高い	中	低い
オッズ比	7.4	4.0	2.6

第4章　宿主や薬のことを知ろう

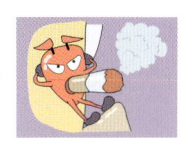

破壊指示書の放出

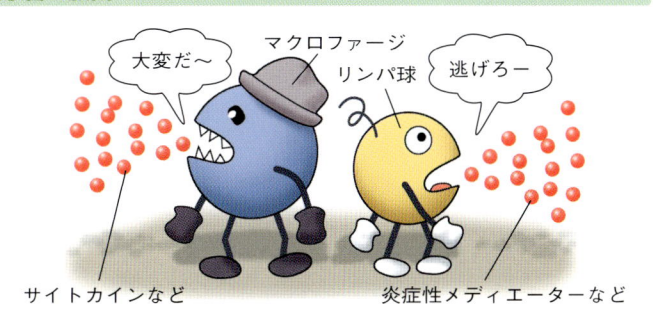

図4-5　サイトカインと炎症性メディエーター。

組織崩壊と再生

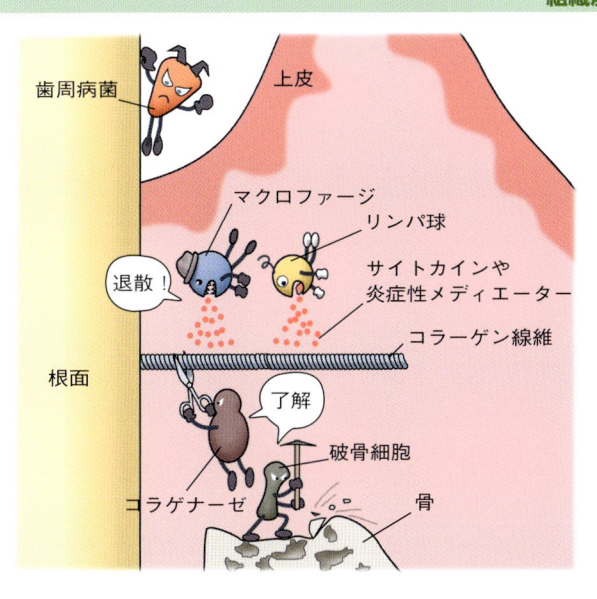

図4-6　さぁ、みんなで逃げよう！

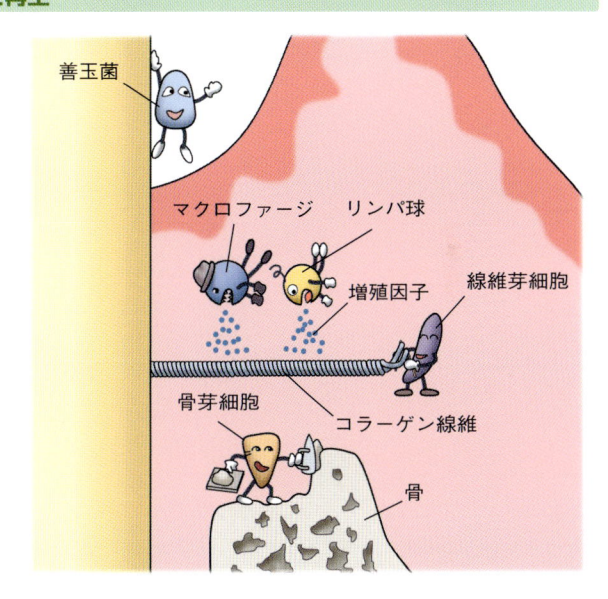

図4-7　さぁ、みんなで建て直しするぞー！

POINT　第4章-1 これだけは！

■歯周病は歯周病菌と宿主の戦いである。
■歯周病菌の攻撃に最初に立ち向かうのは好中球で、好中球だけで処理できれば歯肉炎で済む。
■マクロファージやリンパ球という特殊部隊により複雑な免疫反応が起こる。このとき特殊部隊が戦いを征すれば、増殖因子という物質を放出して組織は再生していくが、戦いが不利になれば、サイトカインや炎症性メディエーターという物質を放出して、骨や結合組織を破壊してしまう。この破壊は、敵のキャンプ（細菌バイオフィルム）から逃げるためでやむを得ない。

第4章 宿主や薬のことを知ろう

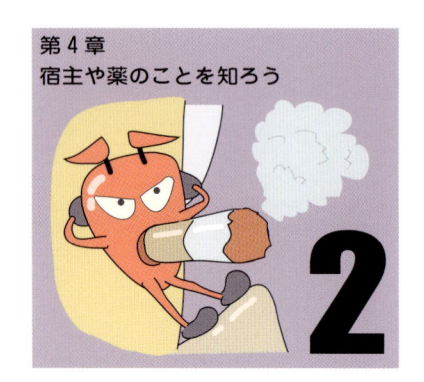

リスクファクターを知らないことはリスキー？ 2

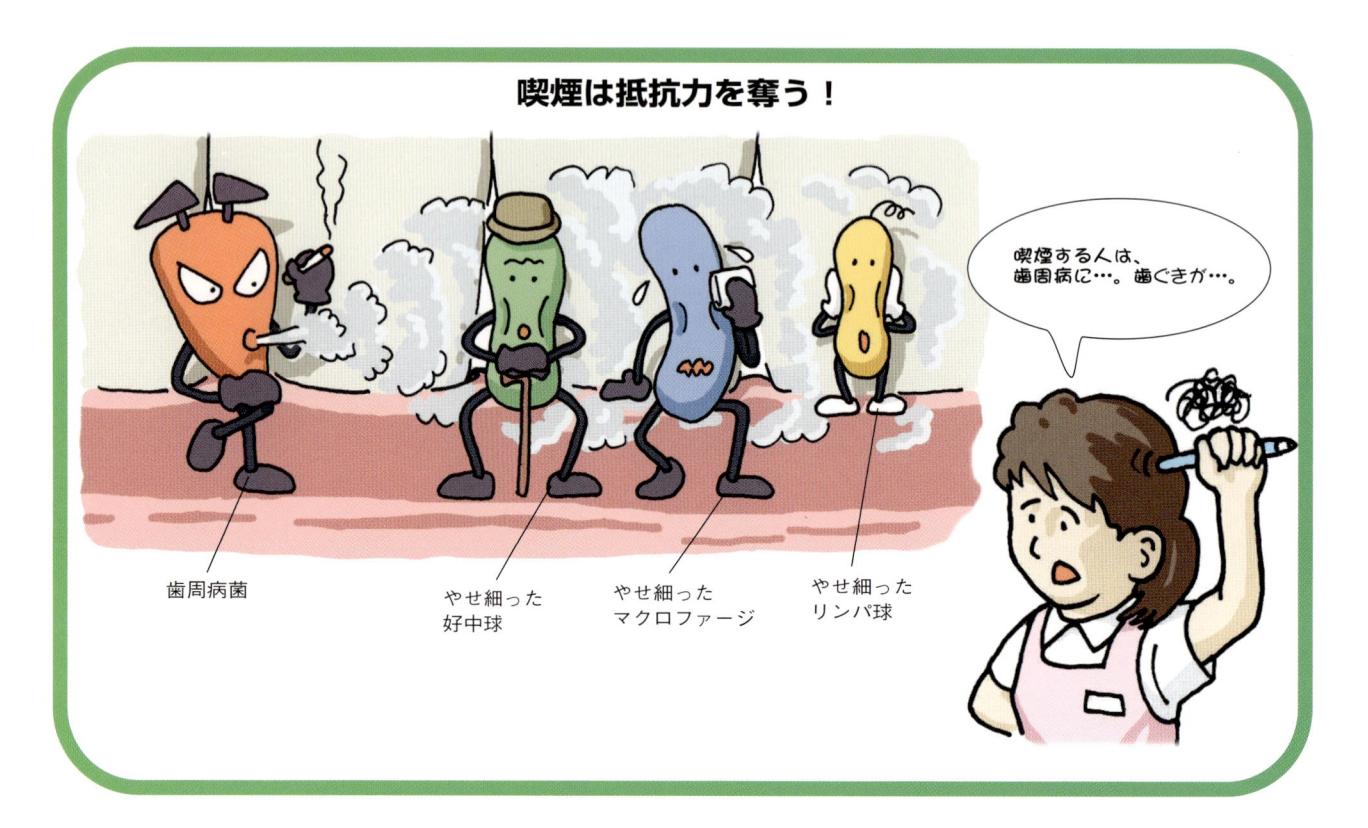

喫煙は抵抗力を奪う！

歯周病菌／やせ細った好中球／やせ細ったマクロファージ／やせ細ったリンパ球

「喫煙する人は、歯周病に…。歯ぐきが…。」

"リスクファクター"を知る前に

　喫煙や糖尿病は、歯周病の「リスクファクター（Risk Factor）」といわれています。喫煙や糖尿病で歯周病になりやすくなる、あるいは進行しやすくなるということです。ここでは、これらを前項のお話の続きとしてまとめてみました。読み始める前に、前項の話を読み直されることをお勧めします。

たばこと歯周病の深い関係

　皆さんお気付きのように、喫煙をされる患者さんの歯肉はちょっと感じが違います（図4-8、9）。熱や化学物質の影響で上皮の角化や結合組織の線維化の亢進、メラニン色素の沈着などが見られるため、ポケットが深いわりには炎症が外に現れません。つまり見た目は腫れた感じがしないのに、プロービングすると深かったりするわけです。これにはニコチンによる血管の収縮も関係あるといわれています。またSRPや歯周外科に対する反応も

第4章　宿主や薬のことを知ろう

喫煙関連性歯周炎

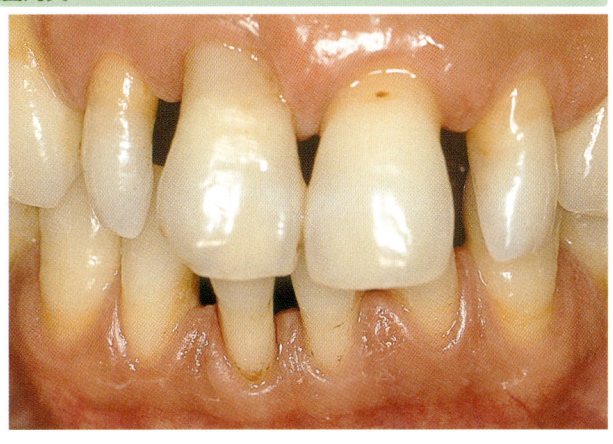

図4-8　喫煙患者さんでよく見かける所見（喫煙関連性歯周炎）。

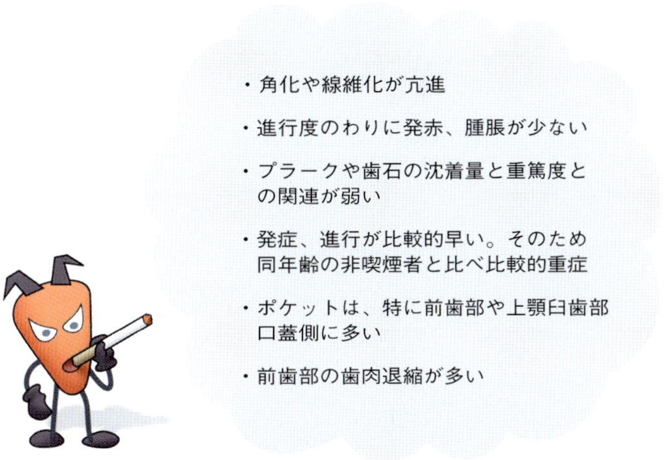

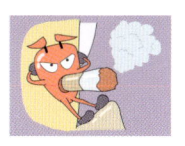

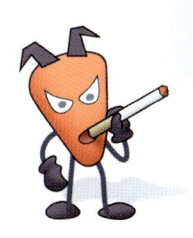

喫煙関連性歯周炎の特徴

- 角化や線維化が亢進
- 進行度のわりに発赤、腫脹が少ない
- プラークや歯石の沈着量と重篤度との関連が弱い
- 発症、進行が比較的早い。そのため同年齢の非喫煙者と比べ比較的重症
- ポケットは、特に前歯部や上顎臼歯部口蓋側に多い
- 前歯部の歯肉退縮が多い

図4-9　喫煙関連性歯周炎の特徴。

喫煙すると・・・

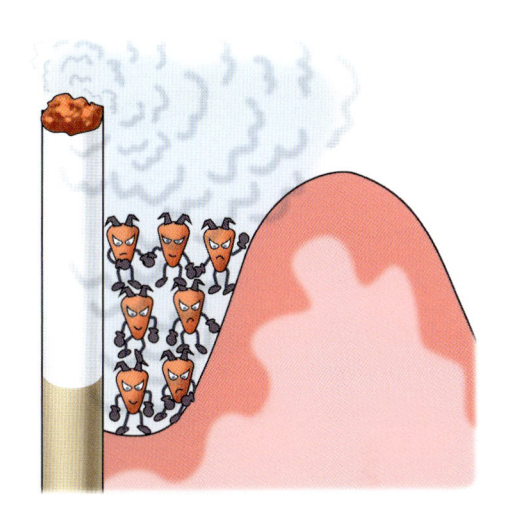

図4-10　喫煙で歯周病菌が増える？

悪いようです。インプラントの失敗が多くなることも報告されています。喫煙量や喫煙歴によって違うようですが、喫煙する人はそうでない人と比べると、数倍歯周病になりやすいことがわかっています（**補講その㉑**）。ではどうして喫煙すると歯周病になりやすいのでしょうか？

歯周病は細菌感染症ですから、ポケット内の細菌への影響がまず考えられます。喫煙をすると歯周病菌が増えてくるのではないかということです（図4-10）。これには否定的な報告が多いようですが、最近のいくつかの報告では歯周病菌が増えると結論づけているものもあり、この問題はまだ煙の中と考えた方がよさそうです。

喫煙でもっとも注目されているのは、宿主への影響です。つまり喫煙をすると歯周病になりやすい体になるということです。まず最初にやってくる兵隊である好中球への影響はどうでしょう？　喫煙の影響で、好中球は敵をやっつけるために駆けつける"走化性"や敵を食べる"食作用"が低下します（次ページ図4-11）。またもともとは敵をやっつけるために放出する酵素を乱発するため、周りの自分の組織まで傷つけてしまいます（次ページ図4-12）。つまり本来の仕事をせずに、余計なことをするということです。

その次にやってくるマクロファージやリンパ球への影響はどうでしょう？　これらの細胞は組織の破壊と再生の両方に関わりますが、喫煙をすると破壊の方に傾くこ

喫煙すると好中球が・・・

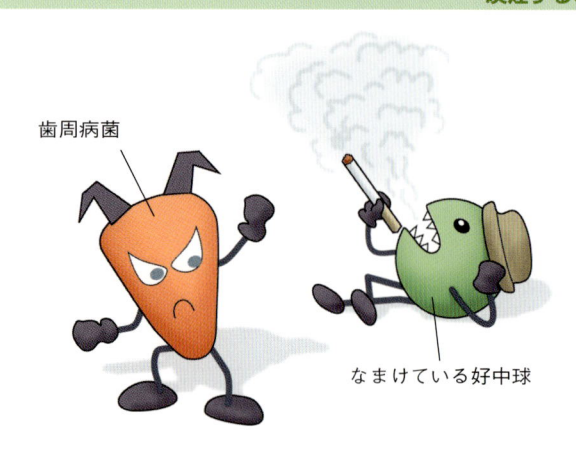

図4-11 喫煙は、好中球に"なまけぐせ"をつける。

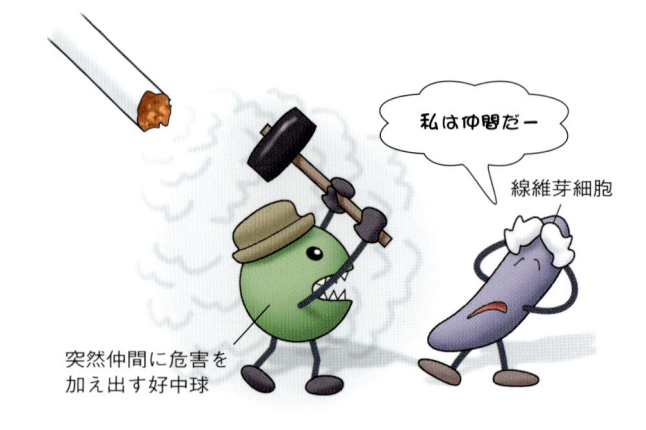

図4-12 喫煙で好中球が"きれる"。

とがわかっています。つまりサイトカインや炎症性メディエーターと呼ばれる"破壊指示書"をたくさん放出するわけです（図4-13）。

このように喫煙により宿主の反応がどんどん破壊の方向に傾いていくのです。

糖尿病の甘い罠

宿主の反応が破壊に傾くことはコントロールされていない糖尿病でもいえます。マクロファージやリンパ球は、弱気になって自分たちは不利だと考え破壊指示書を配り

補講その㉑

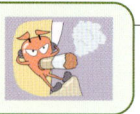

喫煙をするとどれくらい歯周病になりやすくなるのでしょうか？　初期のデータですが、1日10本以上たばこを吸う人とそうでない人を比べると、5倍以上危険率が違い（図㉑-a）、喫煙暦が10年を超えるとそうでない人とでは4倍くらい危険率が違います（図㉑-b）。またたとえ喫煙していても、それをやめることにより危険率が下がることもわかっており（図㉑-c）、禁煙の効果が歯周病に関しても認め

喫煙のリスク

られるわけです[1]。これらのデータは、禁煙が体の健康だけでなく歯周病のリスクも下げてくれるということを表していますので、我々も禁煙の啓蒙を通して患者さんのQOL向上に一役買える可能性がありそうです。

参考文献
1. Haber J, Kent RL. Cigarette smoking in a periodontal practice. J Periodontol 1992; 63 (2) : 100-6.

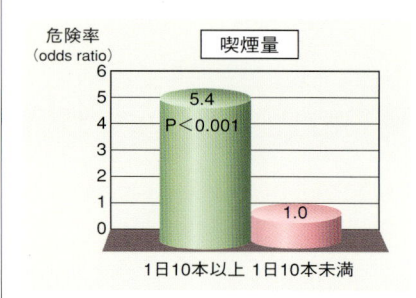

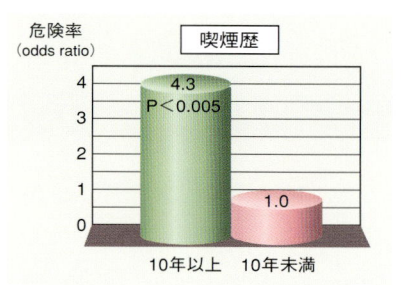

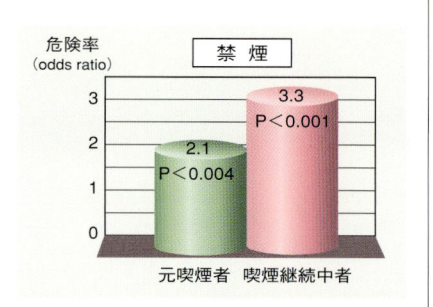

危険率(odds ratio) 喫煙量: 1日10本以上 5.4 ($P<0.001$)、1日10本未満 1.0

危険率(odds ratio) 喫煙歴: 10年以上 4.3 ($P<0.005$)、10年未満 1.0

危険率(odds ratio) 禁煙: 元喫煙者 2.1 ($P<0.004$)、喫煙継続中者 3.3 ($P<0.001$)

図㉑-a～c　歯周炎に罹患する危険率に関する検索。

図㉑-a｜図㉑-b｜図㉑-c

第4章　宿主や薬のことを知ろう

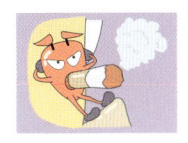

喫煙で破壊指示書が出される

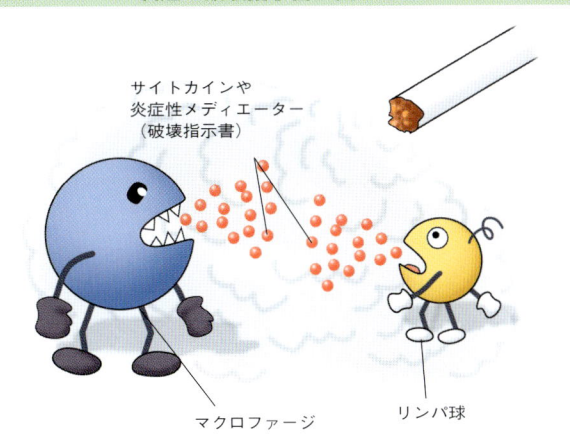

図4-13　喫煙でマクロファージやリンパ球は"破壊指示書"を放出する。

糖尿病で破壊指示書が出される

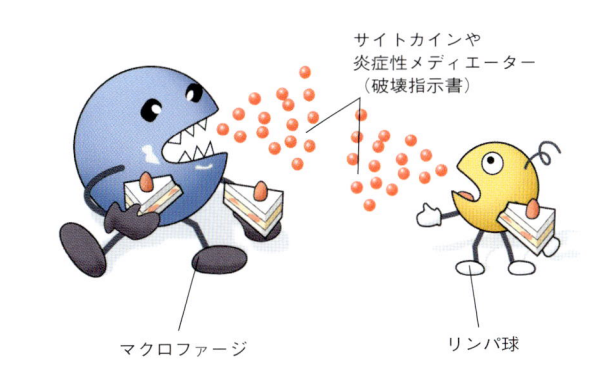

図4-14　糖尿病でも"破壊指示書"が放出される。

ます（図4-14）。つまり組織の破壊に傾くわけです。

　また、コントロールされていない糖尿病では血中に糖がたくさん余っているのに、末梢の組織ではそれを利用できないという状況になっています。歯周組織でも糖のエネルギーをうまく利用できないうえに糖の代謝産物がいろんなところに沈着するため、組織の新陳代謝も変わってしまいます。血管が弱ったり、コラーゲン代謝がスムーズにいかなくなり傷の治りが悪くなったりします（図4-15）。糖尿病の患者さんも、コントロールされていないと数倍歯周病になりやすいというデータがあります。

糖尿病による悪循環

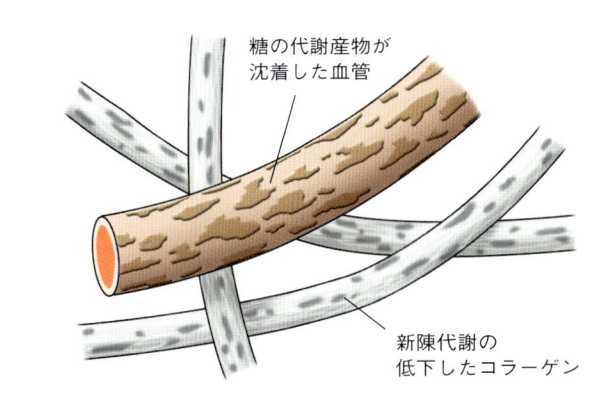

図4-15　糖尿病で組織の構築や代謝が悪化する。

POINT　第4章-2　これだけは！

■喫煙と糖尿病は、歯周病のリスクファクターの代表選手である。
■喫煙も糖尿病も宿主の抵抗力を減弱させ、歯周組織の破壊に傾く。
■禁煙や糖尿病をコントロールすることで、そのリスクを下げることができる。
■歯周病のリスクファクターに関する啓発は、患者さんのQOL向上の一助になる。

第4章 宿主や薬のことを知ろう

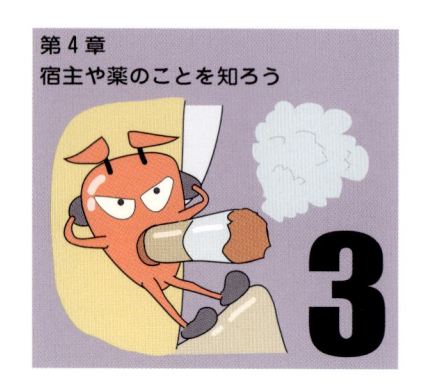

3 歯周病は薬で治る？

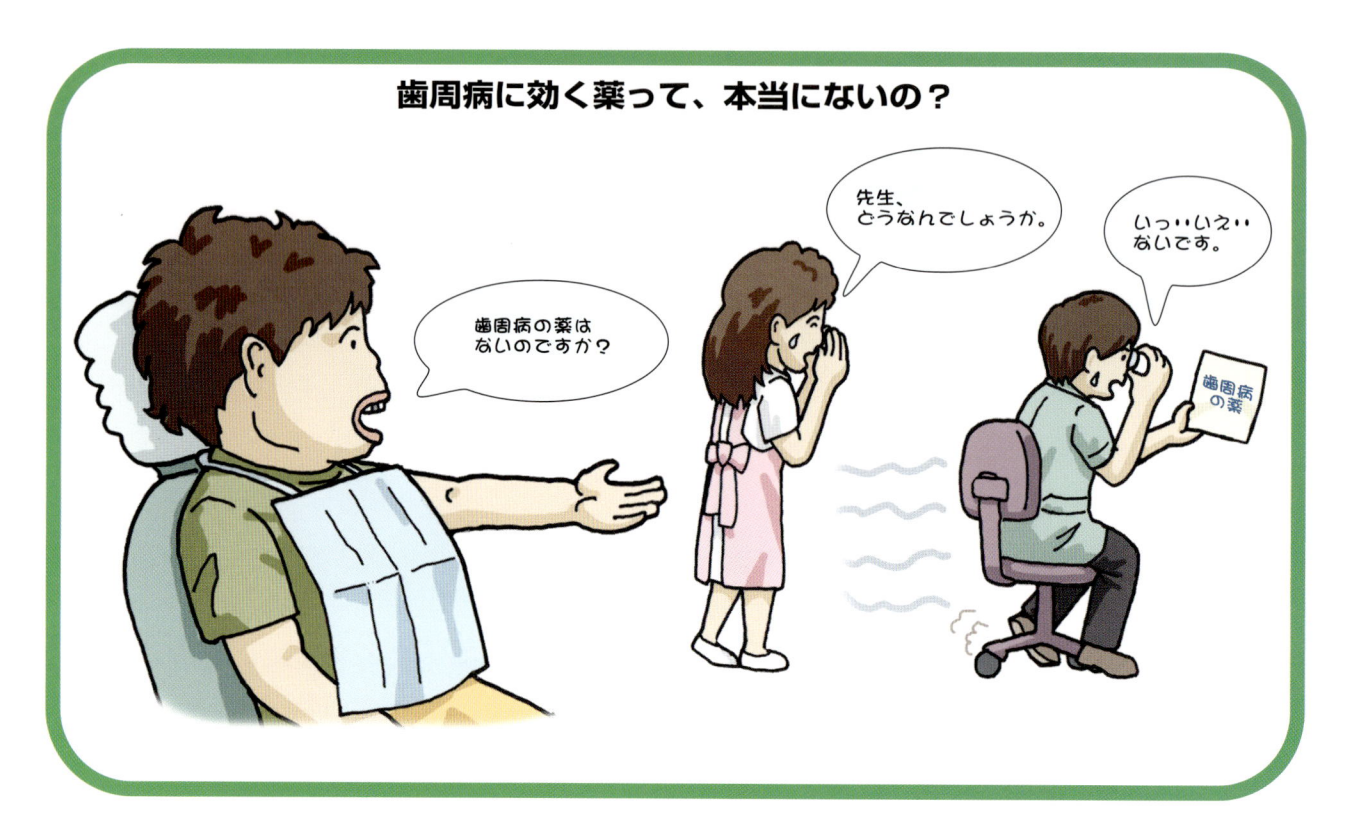

歯周病に効く薬って、本当にないの？

歯周病の薬はないのですか？

先生、どうなんでしょうか。

いっ‥いえ‥ないです。

歯周病と薬の相性

　ポケットの中では、細菌はバイオフィルムという集団を作って根面やポケット上皮に付着しています。この細菌の生活様式が問題です。なぜなら一人暮らしをしている細菌に比べ、細菌バイオフィルムには薬が効きにくいということがわかっているからです（図4-16）。
　ポケット内の細菌バイオフィルムは、グリコカリックスという膜に覆われているだけでなく、そのグリコカリックスは電気的にマイナスにチャージしていて、部位によってpHや酸化還元電位も変化します。そのため電気を帯びている抗菌剤などは、深くまでしみ込みにくくなっています（図4-17）。また細菌バイオフィルムの深いところにいる細菌は、冬眠状態なので薬が届いたとしても効きが悪くなっています（図4-18）。おまけに細菌は、一人暮らしからバイオフィルムという集団生活に移行すると性格が変わり、遺伝子レベルで抗菌剤に対する耐性を持つこともあるようです（図4-19）。
　このように成熟した細菌バイオフィルムには、抗菌剤が効きにくいということがわかっています。どうも歯周病と薬の相性はよくないようです。

第4章　宿主や薬のことを知ろう

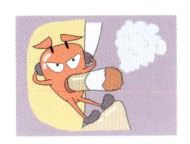

細菌バイオフィルムには抗菌剤が効きにくい

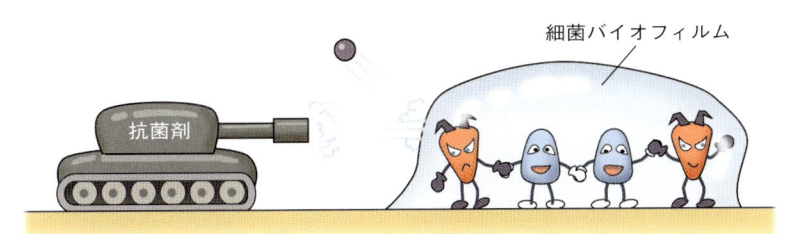

図4-16　細菌バイオフィルムには、薬が効きにくい。

細菌バイオフィルムのガードは硬い

図4-17　細菌バイオフィルムには、抗菌剤はしみ込みにくい。

眠っている細菌には抗菌剤が効きにくい

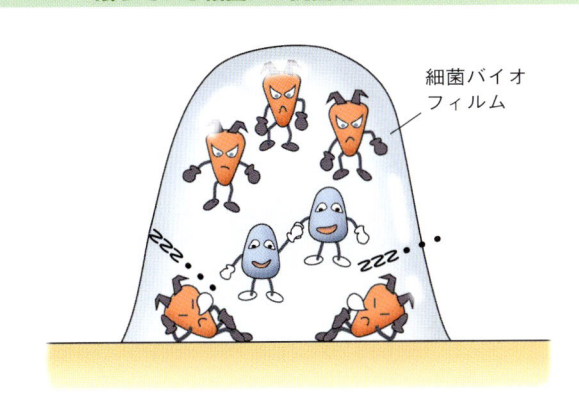

図4-18　深いところの細菌は、冬眠状態。

バイオフィルム内の細菌

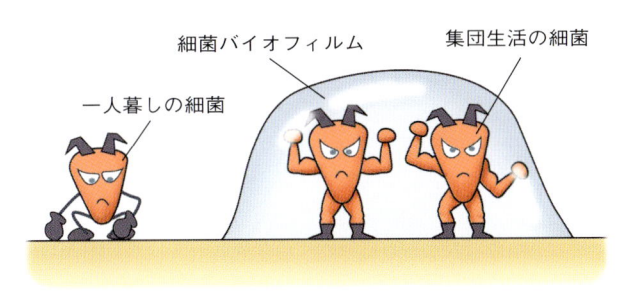

図4-19　細菌バイオフィルムでは、細菌の性格が変わる。

抗菌剤は細菌バイオフィルムの除去後には有効

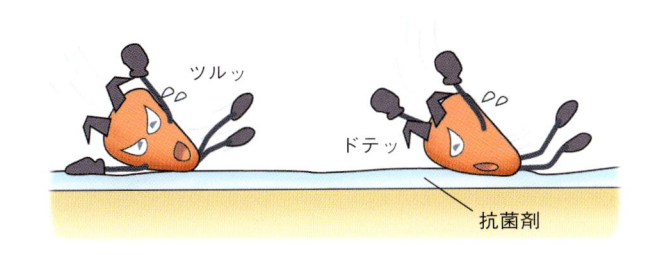

図4-20　抗菌剤は、細菌バイオフィルムの再形成を阻害する。

どういう場合に薬が効くの？

　それでは歯周病には、薬は意味がないのでしょうか？そうではありません。できあがった細菌バイオフィルムには効きが悪くても、いったん細菌バイオフィルムを除去した根面に抗菌剤を振りかければ、細菌バイオフィルムの再形成を遅らせることができます（図4-20）。これは実際の臨床ではどのようなことを示しているのでしょうか？

　縁上プラークがたくさん付着しているときに、洗口剤だけでプラークを取ろうとしても無理だということもこれにあたりますし、SRPをせずに薬液洗浄だけしても病態が良くならないということもこれにあたります。縁上プラークは歯ブラシで、縁下プラークはスケーラーで細菌バイオフィルムを機械的に除去するのが一番の解決法ですが、その後に薬をうまく使えば、機械的除去の効果が長持ちするわけです。

抗菌剤の投与法

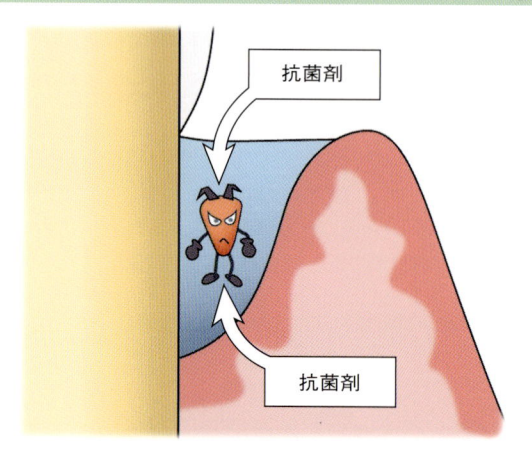

図4-21 抗菌剤は、ポケットの外から入れるか、歯肉溝滲出液と一緒にしみ出させるかの二通りしかない。

抗菌剤をポケットの外から入れる方法、いずれもSRP後でないと効果は低い

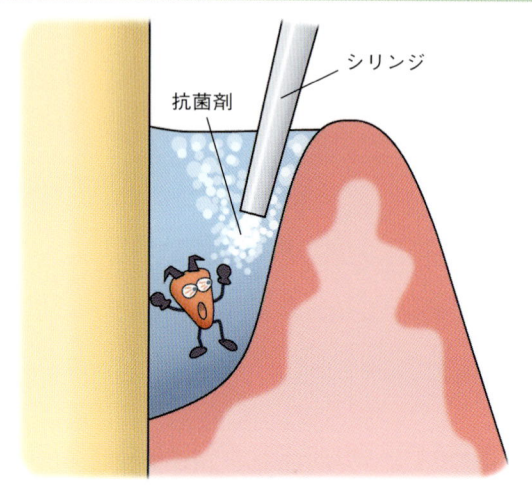

図4-22-a　ポケット内洗浄。

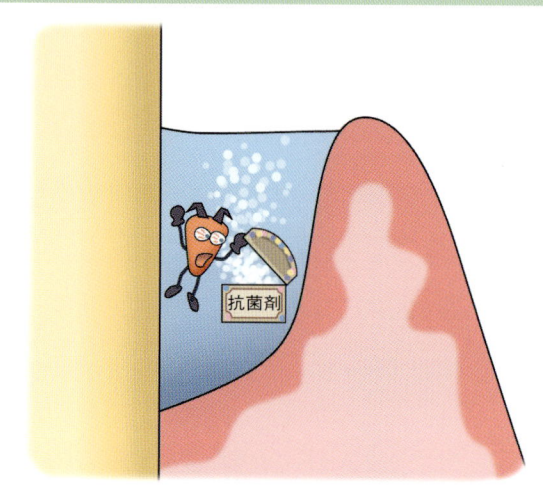

図4-22-b　LDDS。

細菌退治用の薬

　歯周病は細菌感染症ですから、治療として細菌退治用の抗菌剤を使うことは一番に考えつくと思います。抗菌剤を臨床で使う場合、"何"を"どのように"使うかということがポイントになります。まず"どのように"使うかということから考えてみましょう。

●抗菌剤を"どのように"使うの？

　ポケットの中の細菌に抗菌剤を届かせるには二つの方法しかありません。

①ポケットの外から抗菌剤を入れる
②内服した抗菌剤を歯肉溝滲出液と共にしみ出させる
　のどちらかです（図4-21）。ポケットの外から抗菌剤を入れるには、「洗浄（Subgingival Irrigation）」という方法と「Local Drug Delivery System（LDDS）」といって抗菌剤をポケット内に貯溜させる方法があります（図4-22）。

　抗菌剤による洗浄は、ポケットの底まで届いているかというとそういうわけではなさそうです。深いポケット程届きにくく、ポケットの深さのおよそ60～80％くらいに、抗菌剤が届いていると考えられています。薬が届かなければ意味がありませんので、この事実は大切なこと

第4章　宿主や薬のことを知ろう

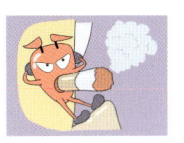

使用する抗菌剤の違い

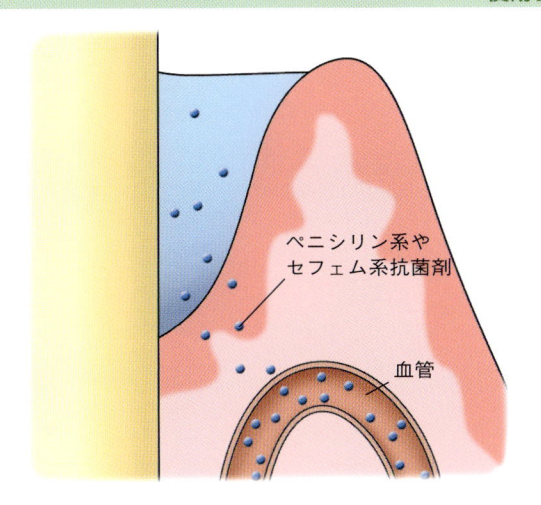

図4-23-a　ペニシリン系やセフェム系抗菌剤の場合、ポケット内濃度は血中濃度より下がる。

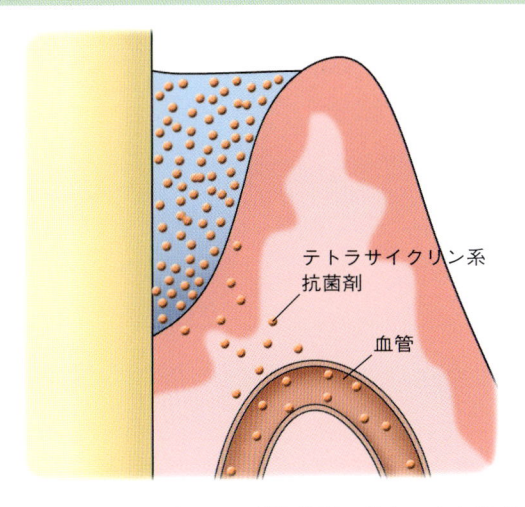

図4-23-b　テトラサイクリン系抗菌剤の場合、血中濃度の数倍まで上昇する。

です。ちなみに洗口だけでは抗菌剤はポケット内まで入り込みませんので、あしからず。

　LDDSは、日本では「ペリオクリン」や「ペリオフィール」という薬が有名です。ポケット内で徐々に薬が溶け出すので、長時間の作用を期待できます。ただし、洗浄にしてもLDDSにしても、しっかりSRPした後でないと効果は極めて低いのであしからず。

　抗菌剤の内服では、胃腸で吸収してから血管中を旅して歯肉溝滲出液中に出てこなければなりません。その間には数々の障壁があり、ペニシリン系やセフェム系の抗菌剤などはかなり濃度が下がってしまいます。かといって高濃度の抗菌剤を内服すると、副作用が心配です。そこで歯周病では昔から「テトラサイクリン系」の抗菌剤を内服することが多くなっています。これは歯肉溝滲出液中の濃度が血中濃度よりも何倍も高まるから（図4-23）で、その他、根面に付着しやすく長時間ポケットにとどまることや、コラーゲンの分解酵素を阻害してコラーゲンが溶けにくくする作用があるといわれています。この他「メトロニダゾール」という薬は、歯周病菌のような嫌気性菌に特異的に効く薬なので欧米ではよく使われていますが、残念ながら日本では歯科の適応になっていません。

●抗菌剤の"何"を使うの？

　それでは、"何"を使うかという問題はどうでしょう？皆さんはお医者さんで抗生剤の処方を受けたとき、毎食後1錠3日分などというふうに時間をおいてしばらく飲み続けると思います。細菌をやっつけるには抗菌剤の濃度がある一定以上でないといけませんし、細菌がまだ残っているのに抗菌剤を止めてしまうとまた細菌が勢力を取り戻すので、ある程度の時間有効濃度を維持しなければならないからです。これは洗口剤でも同じことで抗菌剤の有効濃度を長い時間維持しなければ、効果が望めません。そのために洗口剤や洗浄剤で使う抗菌剤には、長時間口腔内にとどまるものがいいわけです。その点からいいますと、市販の洗口剤によく配合されている塩化セチルピリジニウム（CPC）やリステリン®に含まれるエッセンシャルオイルなどは、抗菌効果は確かにあるのですが、洗口後すぐに濃度が下がってしまいます。これらは第一世代の洗口剤とよばれるものですが、これに対してクロルヘキシジンは第二世代の洗口剤で、口腔内に長時間とどまります。これはクロルヘキシジンがプラスの電気を帯びているために、マイナスの電気をおびている歯面上のペリクルや細菌表面、口腔粘膜表面に付着して、少しずつそこから溶け出すためです（次ページ図4-24）。

"ひっつき虫" クロルヘキシジン

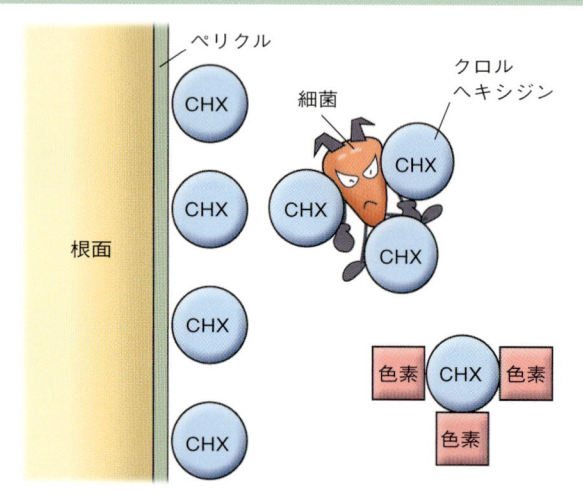

図4-24 クロルヘキシジンは、"ひっつき虫"。クロルヘキシジンはプラスの電気を帯びているので、マイナスの電気を帯びているペリクルや細菌、色素、タンパク質などと結合しやすい。

　ただし電気を帯びているということは、電気を帯びた色素とも結合しやすいということになりますので、クロルヘキシジンを長期間使っていると歯の表面に着色を起こすことがあります。

　クロルヘキシジンは洗口液としてはもっとも優秀な抗菌剤ですが、洗浄液としてはその効果が疑問視されることがあります。それは、クロルヘキシジンがタンパク質と結合しやすいという性質に由来します。ポケット内はタンパク質が豊富なために、クロルヘキシジンが不活化されやすいのです。そのため洗浄液には、ポピドンヨードが推奨されることがあります（**補講その㉒**）。

POINT　第4章-3 これだけは！

■成熟した細菌バイオフィルムには抗菌剤が効きにくい。
■いったん細菌バイオフィルムを除去した後に抗菌剤を使用すると、細菌バイオフィルムの再形成を遅らせることができる。
■抗菌剤の投与法には洗口、洗浄、LDDS、内服がある。
■洗口剤は歯肉縁上プラークに届くだけで、洗浄剤はポケットの深さの60〜80％ほどまで届く。
■クロルヘキシジンは電気を帯びているために口腔内に長時間とどまるが、その反面着色を起こしやすい。
■クロルヘキシジンはタンパク質で不活化されやすい。

第4章　宿主や薬のことを知ろう

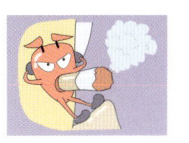

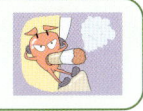

補講その㉒　超音波スケーラーと薬液の併用について

　クロルヘキシジンは、たんぱく質の多いポケット内では唾液中ほど効果が発揮できないことから、超音波スケーラーと併用する薬液としてポビドンヨード（PVP-I）を使うことがあります。それではPVP-Iを超音波スケーラーと併用すれば、どれくらいの効果があるのでしょうか？ 0.1％PVP-Iを使ったRoslingらによるデータによると、ポケットが深くなるほどその効果が出てくるようです（図㉒）[1]。この傾向は以前から認められており[2]、だいたい6〜7mm以上の深いポケットに使用すれば効果が出ますが、それより浅いポケットでは水を用いた場合と変わりがないようです。

参考文献
1. Rosling B, Hellstrom MK, Ramberg P, Socransky SS, Lindhe J. The use of PVP-iodine as an adjunct to non-surgical treatment of chronic periodontitis. J Clin Periodontol 2001; 28(11): 1023-31.
2. Rosling BG, Slots J, Christersson LA, Grondahl HG, Genco RJ. Topical antimicrobial therapy and diagnosis of subgingival bacteria in the management of inflammatory periodontal disease. J Clin Periodontol 1986; 13(10): 975-81.

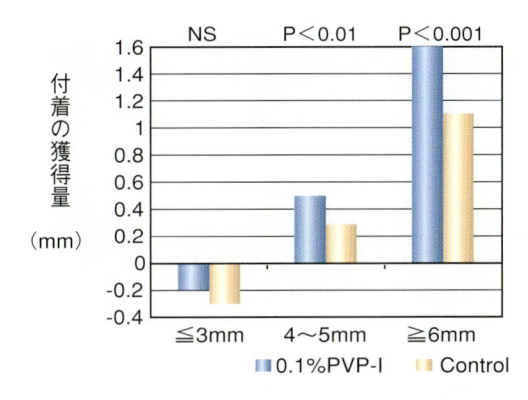

図㉒　0.1％PVP-Iの効果（プロービング値別）（参考文献1より引用）。

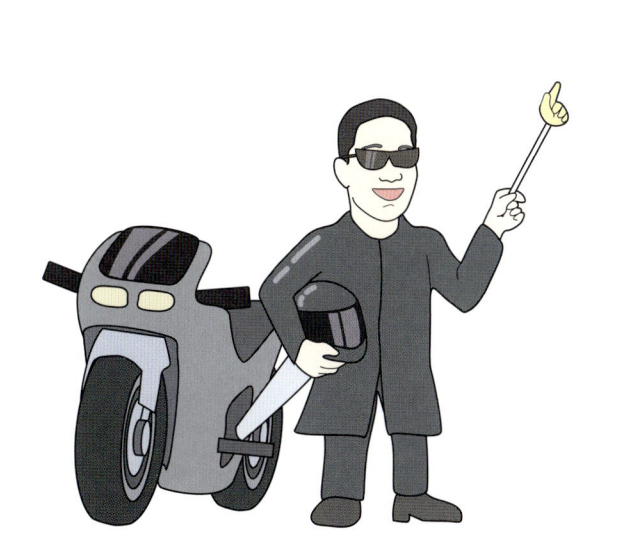

歯肉縁上では、クロルヘキシジンはよく効きますが、ポケット内ではそれほど効きません。

第4章 宿主や薬のことを知ろう

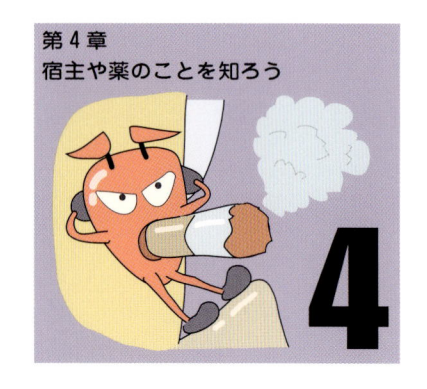

薬で体を強くする？

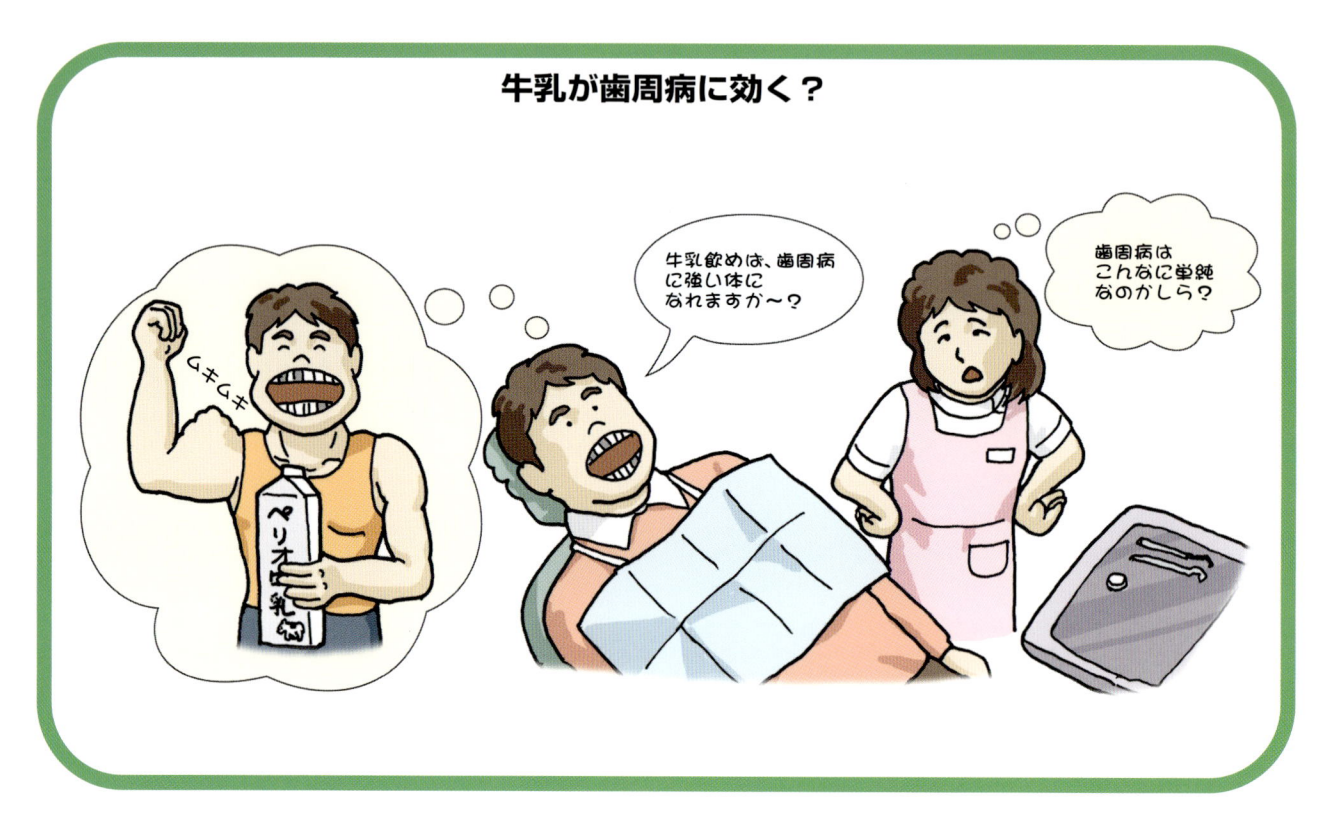

牛乳が歯周病に効く？

（吹き出し）牛乳飲めば、歯周病に強い体になれますか〜？

（吹き出し）歯周病はこんなに単純なのかしら？

歯周病に打ち勝つ体？

歯周病の一番困ったことは骨が溶けてしまうことですが、このことを患者さんに話しますと「それでは牛乳を飲んでカルシウムを取れば治りますか」と聞かれたりします。たしかにカルシウム摂取量と歯周病に関係があるという文献はありますが、牛乳を飲めば溶けた骨が回復することはありません。しかし細菌をやっつける薬だけでなく、体の抵抗力の味方をしてくれる薬も考えられています。この項ではそこにスポットを当ててみましょう。

骨を溶かさないぞ！

骨が溶けてしまう歯周病ですが、この骨を溶かす張本人とは何なのでしょうか？　歯周病では細菌が骨を食べているわけではありません。何を隠そう「破骨細胞」という我々の体の細胞の仲間が骨を食べているのです（図4-25）。骨の中には骨を作る「骨芽細胞」と骨を溶かす「破骨細胞」がいて、これらがバランスをとっていますが、歯周病で骨が溶けるときには破骨細胞が優勢になっているわけです（図4-26）。骨粗鬆症では全身的に破骨

第4章　宿主や薬のことを知ろう

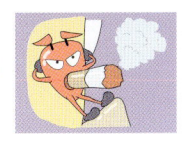

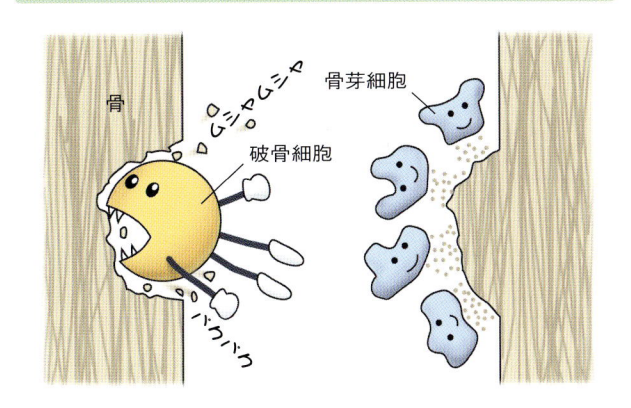

図4-25　骨を溶かすのが破骨細胞。骨を作るのが骨芽細胞。

図4-26　破骨細胞が優勢になることにより骨が吸収されていく。

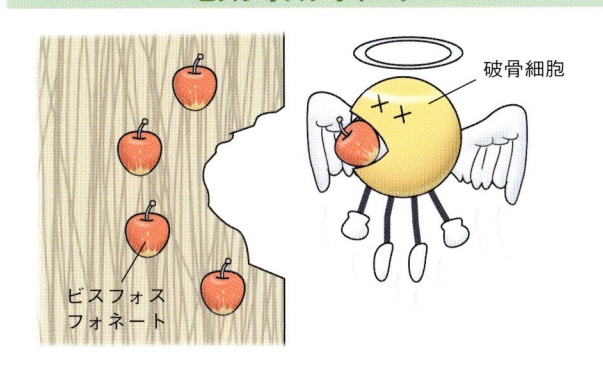

図4-27　禁断のリンゴ「ビスフォスフォネート」。

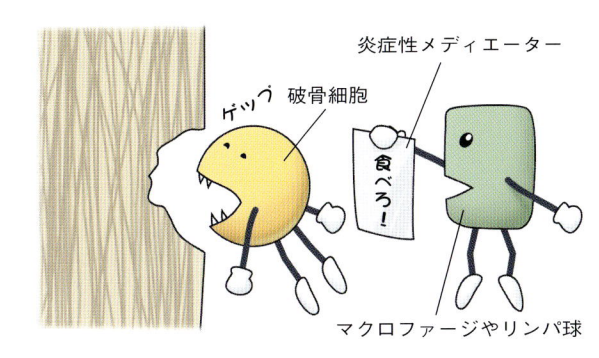

図4-28　破骨細胞への指令。

細胞が優勢になっています。

　骨を溶かさないためには、この破骨細胞の働きを弱めてやればいいわけです。そのための薬として、「ビスフォスフォネート」というものがあります。この薬は内服すると骨の中に蓄積されていくのですが、破骨細胞が食べると死んでしまうと考えられています。禁断のリンゴのようなものと考えていいでしょう（図4-27）。ビスフォスフォネートは、現在骨粗鬆症の治療薬として使われていますが、歯周病でも有効なようです。

　では破骨細胞は、なぜ骨を食べてしまうのでしょうか？　破骨細胞は勝手に骨を食べだすわけではありません。破骨細胞に骨を食べろという指令が伝わるから骨を食べるのです（図4-28）。その指令の一つに炎症性メディエーターがあります。プロスタグランディンE2がそ

の代表選手です。炎症性メディエーターは、歯周病の病因論（本章1参照）でも出てきましたが、歯周病菌が優勢の状態だと体の中のマクロファージやリンパ球がこれらの物質をばらまくことがわかっています。つまりマクロファージやリンパ球の手に負えない場合は、細菌バイオフィルムから逃げるために骨や結合組織を溶かすための指令を飛ばしているわけです（次ページ図4-29）。

　この骨破壊の指令をブロックする方法があります。皆さんが普段目にしている消炎鎮痛剤がそれにあたります。早い話が"痛み止め"です。非ステロイド性抗炎症剤（Non-Steroidal Anti-Inflammatory Drugs）は英語の頭文字をとって「NSAIDs」と呼ばれ、ポンタール、ボルタレンなど我々のなじみの深い痛み止めはこれに含まれます。そしてNSAIDsは、プロスタグランディンが作られる過

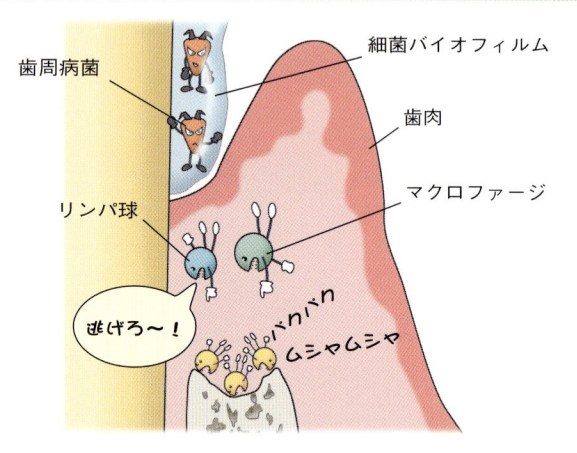

図4-29　骨や結合組織を破壊して、歯周病菌から逃げる。

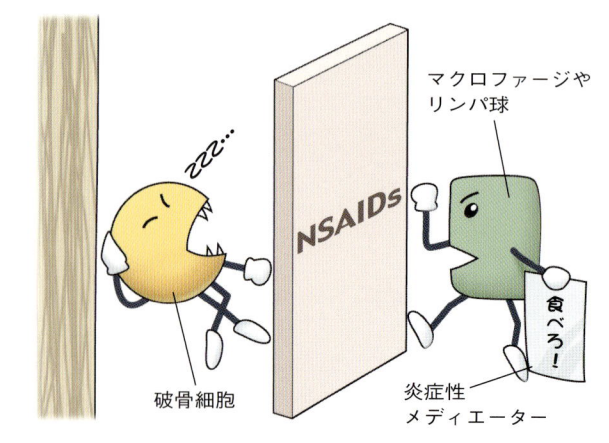

図4-30　NSAIDsは指令が届かないようにブロックする。

程をブロックすることがわかっています（図4-30）。これにより破骨細胞に骨破壊の指令が届きにくくなるため、骨吸収が起こりにくくなります。実際、NSAIDsを服用している歯周病患者さんでは、骨吸収が少ないという報告があります（**補講その㉓**）。

補講その㉓

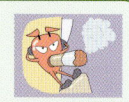

　消炎鎮痛剤（NSAIDs）を飲むと、胃を壊しやすいということは有名ですがなぜだかわかりますか？　破骨細胞に送られる骨吸収のシグナル「プロスタグランディン（PG）」は「シクロオキシゲナーゼ（Cyclooxygenasae：COX）」という酵素で作られますが、NSAIDsはこの酵素を阻害することがわかっています。そして最近は、このCOXにもCOX-1とCOX-2という2種類があることがわかってきました。COX-1は血小板、胃、腎臓において恒常的にPGを産生し、血小板凝集、胃酸分泌、利尿作用に関与していて、COX-2は炎症に関与していることがわかったのです。つまりCOX-1は生理的なもの、COX-2は病的なものというわけです（図㉓）。残念なことにNSAIDsは、この両方のCOXを阻害するために炎症も抑える代わりに生理的な機能も阻害してしまい、"胃を壊す"というような副作用が出てしまいます。

　そこでCOX-2だけを阻害し、COX-1は阻害しない薬（つまりCOX-2特異的阻害薬）が開発されています。NS-398、

NSAIDsの新展開

meloxicam（商品名モービック）、celecoxib（商品名：セレブレックス）、rofecoxib（商品名：バイオックス）、flubiprofenなどの薬が作り出されており、関節リウマチ炎の治療にすでに臨床応用されています。flubiprofenなどは、歯周病の治療にも使われています[1]。ただし、長期投与により心筋梗塞のリスクが高くなるという報告もあり、越えたハードルの後にまた次のハードルが見つかった状態といったところです。

参考文献
1. Williams RC, Jeffcoat MK, Howell TH, Rolla A, Stubbs D, Teoh KW, Reddy MS, Goldhaber P. Altering the progression of human alveolar bone loss with the non-steroidal anti-inflammatory drug flurbiprofen. J Periodontol 1989; 60 (9) : 485-90.

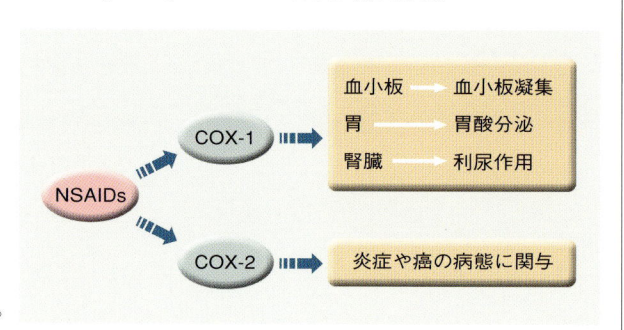

図㉓　COX-1とCOX-2の作用。

第4章　宿主や薬のことを知ろう

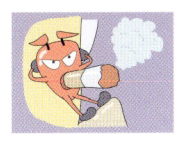

ポケットが深くなる前には・・・

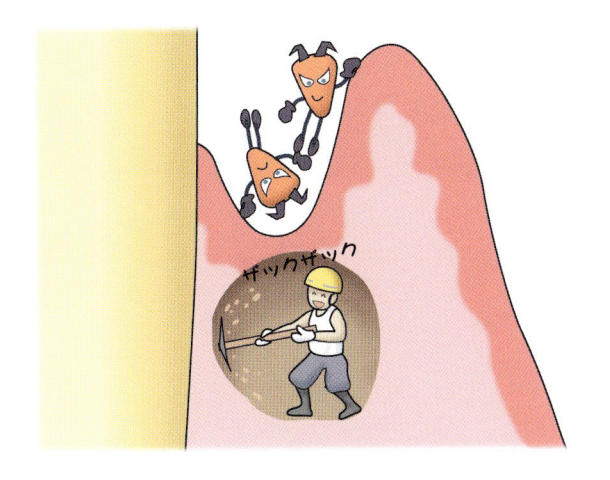

図4-31　ポケットが深くなる前に、骨や結合組織の破壊がある。

コラゲナーゼ

コラーゲン線維
コラゲナーゼ

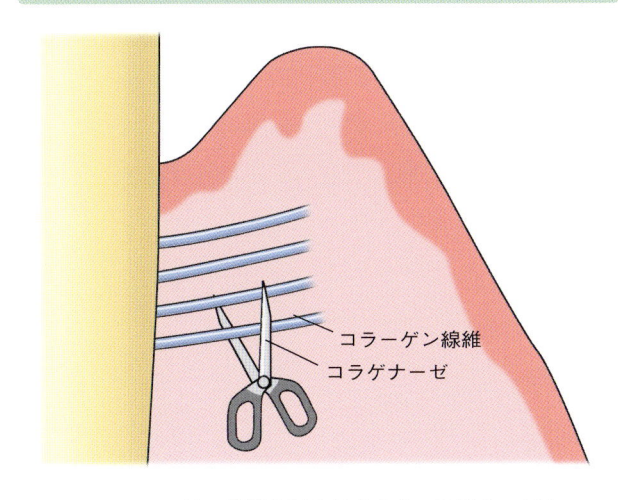

図4-32　コラーゲン線維を切るはさみ「コラゲナーゼ」。

テトラサイクリン

あんたはダメ！！
好中球の出すコラゲナーゼ
テトラサイクリン
どうぞどうぞやっちゃってください
線維芽細胞の出すコラゲナーゼ

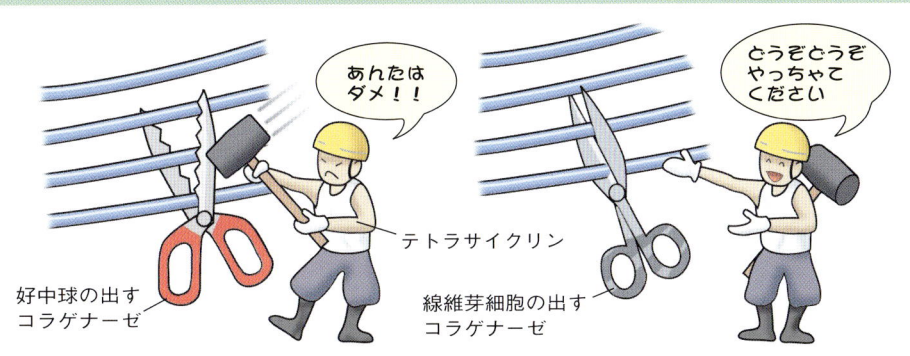

図4-33　テトラサイクリンはコラゲナーゼキラー。しかし、線維芽細胞の出すコラゲナーゼだけにはやさしい。

結合組織も溶かさないぞ！

　ポケットが深くなっていくときには、骨が溶けるだけでなく結合組織も溶けていきます。道路が陥没するときには陥没する前に地下で大きな穴があいてから落ち込みますが、ポケットも上皮が無理やり入り込んでいくのではなく、骨や結合組織がまず破壊されてその後に上皮が入り込んでいくことがわかっています（図4-31）。したがって歯周病の進行を防ぐには、骨を溶かさないようにするだけでなく、結合組織も溶かさないようにできればいいわけです。実際、これを可能にする薬も考えられています。

　歯肉結合組織の主成分はコラーゲン線維です。そしてコラーゲン線維は「コラゲナーゼ」と呼ばれる酵素が破壊します（図4-32）。コラゲナーゼはMMP（Matrix Metalloproteinase）という酵素の中の一つで、体の中のいろんな細胞が持っています。みずみずしいお肌は、コラーゲンがしょっちゅう新しいものに置き換わらなければいけませんが、歯肉の中でもコラーゲンは古いものが破壊され、新しいものが作られています。つまり生理的な状態でもコラーゲンは破壊されているわけで、このときの破壊担当は「線維芽細胞」という細胞です。それに対して炎症などのためにコラーゲンが破壊されるときには、好中球といわれる白血球の仲間のコラゲナーゼが担当します。そして**本章3**でとりあげた抗菌剤「テトラサイクリン」には、この好中球の出すコラゲナーゼを抑えて、線維芽細胞の出すコラゲナーゼを抑えない作用があることがわかってきました（図4-33）。つまり生理的なコラーゲンの入れ替わりには影響せず、病的なコラーゲンの破壊

を抑えるわけです。これにより歯肉結合組織中のコラーゲン線維が、歯周病により破壊されるのを抑制できそうです。テトラサイクリンという抗菌剤に思わぬいい意味での副作用があったわけですが、このコラゲナーゼ抑制作用は、テトラサイクリン分子の抗菌作用を示す部分とは違うところにあることもわかっており、そこの部分を取り出して薬として使うことが実用段階に入っています。歯周病にどれだけ効果があるのかは、まだまだデータが不足していますが注目すべき分野だと思います。

POINT 第4章-4 これだけは！

- ■現在歯周病に対して使う薬には、抗菌剤と宿主の破壊を抑える薬がある。
- ■骨破壊の張本人は破骨細胞という細胞で、この働きを抑える薬としてビスフォスフォネートやNSAIDsがある。ビスフォスフォネートは破骨細胞が骨を溶かそうとしたときに自殺に追い込むように働くが、NSAIDsは破骨細胞に骨破壊の指令が届きにくくする作用がある。
- ■結合組織破壊の張本人はコラゲナーゼという酵素であるが、テトラサイクリンという抗菌剤はこのコラゲナーゼを抑える作用も持っている。

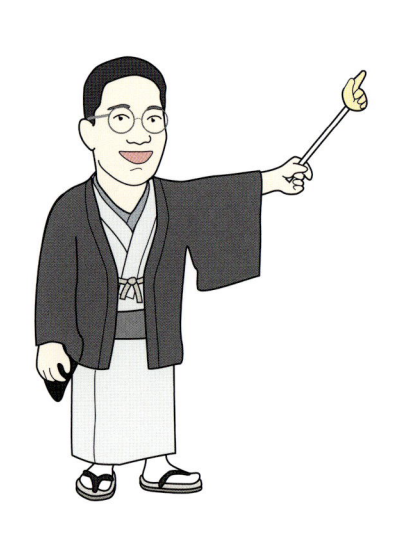

歯周病は細菌と宿主のバランスが崩れているわけですが、歯周病における薬物療法では、細菌に対する薬と宿主に対する薬があるわけです。

第 5 章

歯周病患者の人に言えない悩み

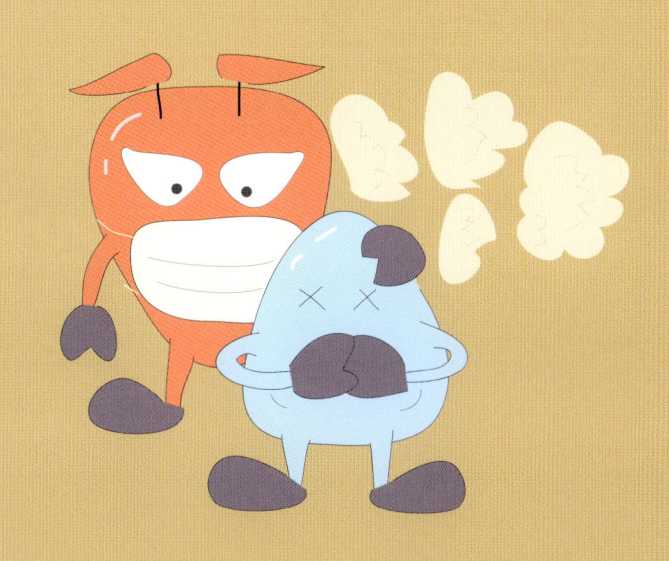

第5章 歯周病患者の人に言えない悩み

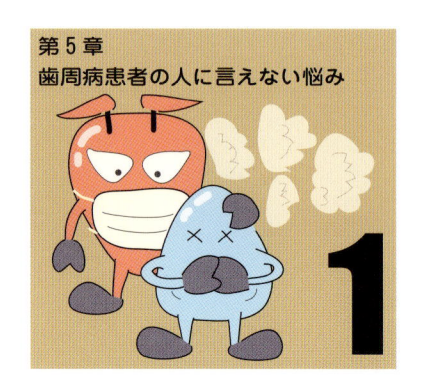

"口臭"の講習 1

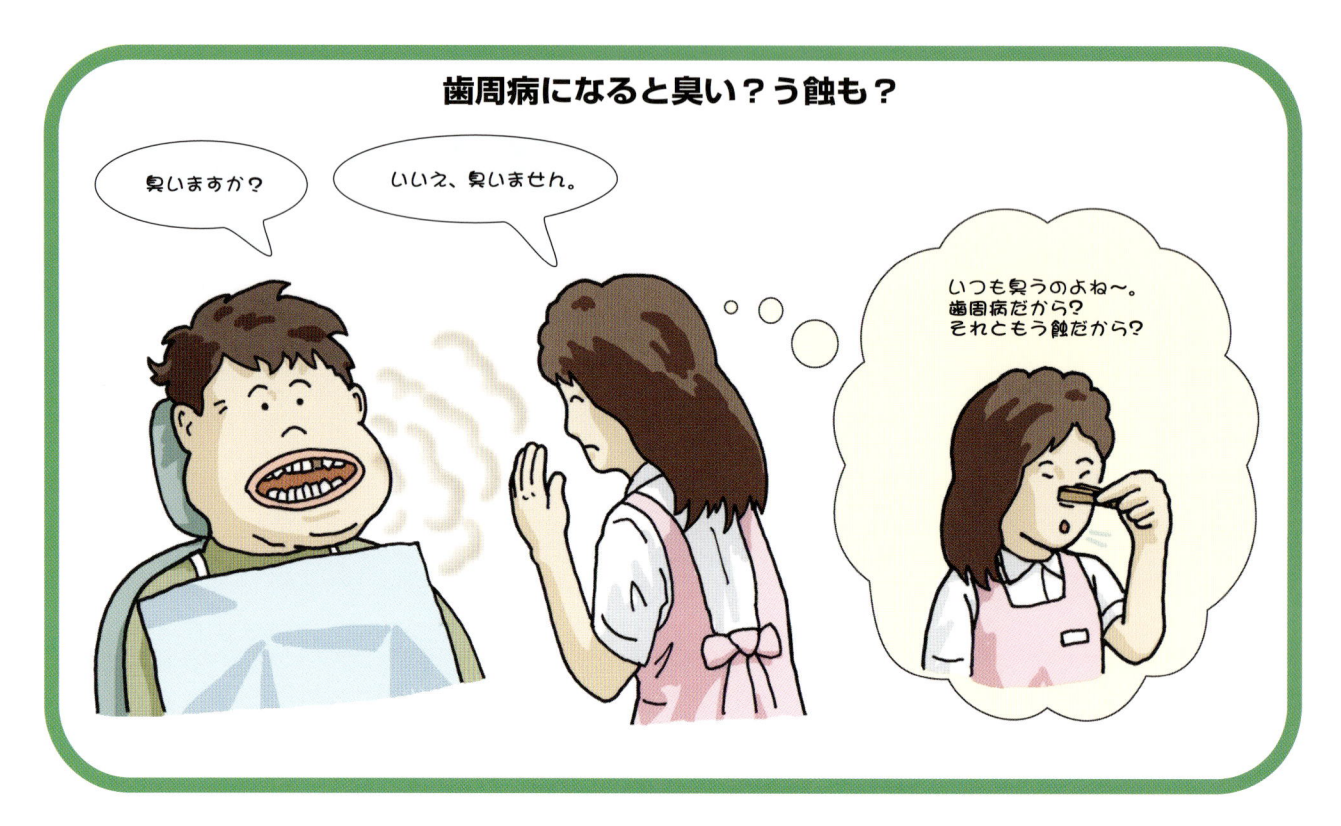

歯周病になると臭い？う蝕も？

臭いますか？

いいえ、臭いません。

いつも臭うのよね〜。
歯周病だから？
それともう蝕だから？

どうして口臭がするの？

　ニンニクのような飲食物に含まれる臭いの物質を除外すると、口臭の原因になるような物質はほとんど細菌が作り出しています（図5-1）。ただし細菌は、自前に臭い物質を作るわけではなく、我々の体にある物質を材料にして作り出すことがわかっています。それでは何を材料にしているのでしょうか？　それは主に「アミノ酸」といわれるタンパク質の原料です。タンパク質というのはアミノ酸がたくさんつながってできたものですが、そ のタンパク質が分解されてできたアミノ酸が、口臭の原因物質に変化するのです。

　口腔内では、剥離した上皮細胞や歯肉溝から染み出てきた白血球が、タンパク質の重要な供給源になるといわれています。口腔内で分解されて遊離してきたアミノ酸のうちの「メチオニン」と「スレオニン」は、硫黄を分子中に持っているため、臭いを放つ主犯格です。硫黄は温泉の煙にも含まれていますので、皆さんもなじみがあるかもしれません（図5-2）。そのメチオニンやスレオニンを細菌が分解すると、「VSC（Volatile Sulfur Compounds、揮発性硫黄化合物）」と呼ばれるガスが作ら

130

第 5 章　歯周病患者の人に言えない悩み

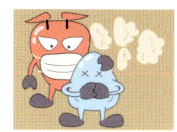

口臭は細菌が作る

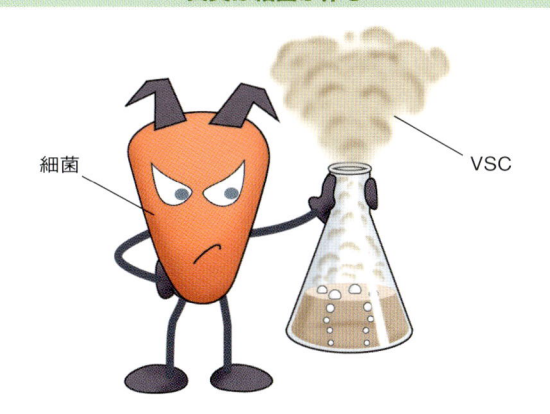

図5-1　口臭の原因のガスは細菌が作る。

口臭は温泉臭？

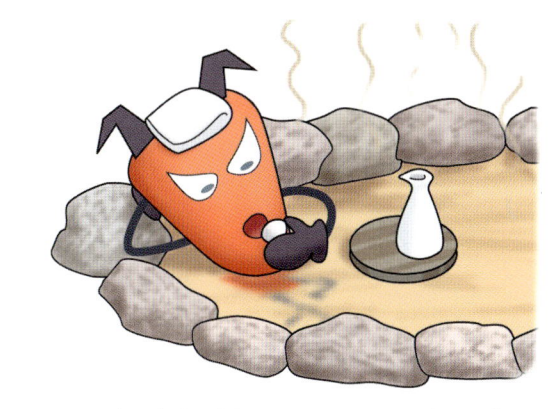

図5-2　口臭の主な原因のVSCガスには、硫黄が含まれている。

VSCができるまで

VSC
硫化水素、メチルメルカプタン
ジメチルサルファイド

▲

アミノ酸
メチオニン、スレオニン

▲

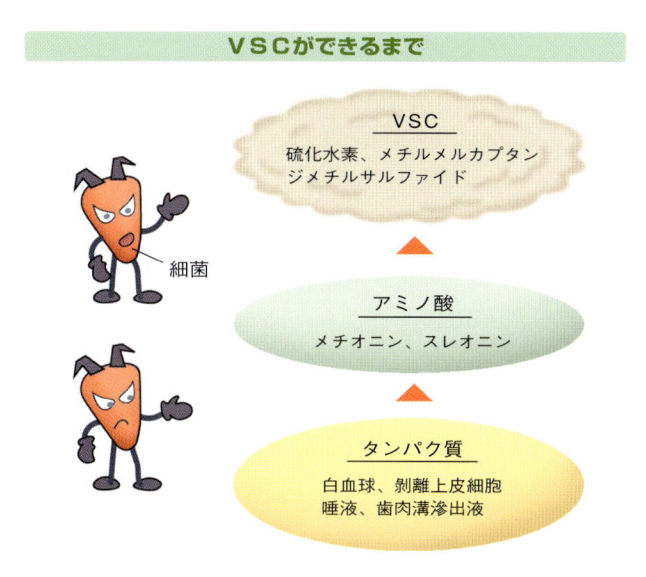

タンパク質
白血球、剥離上皮細胞
唾液、歯肉溝滲出液

図5-3　VSCの発生プロセス。

歯周病と口臭

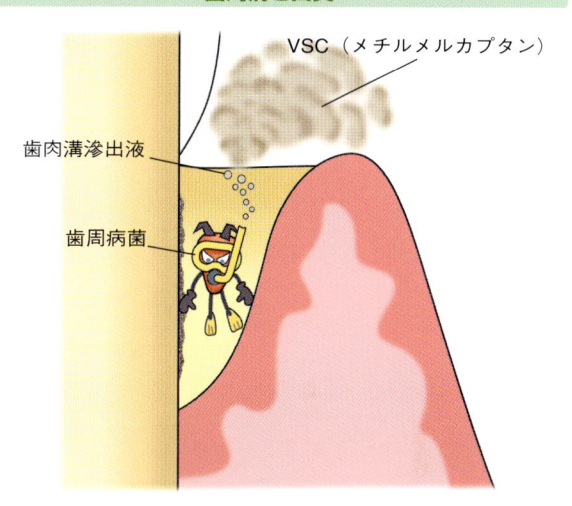

VSC（メチルメルカプタン）
歯肉溝滲出液
歯周病菌

図5-4　歯周病では歯肉溝滲出液中のメチオニンを歯周病菌が分解し、メチルメルカプタンというVSCガスを出す。

れます。VSCの代表選手が「硫化水素」と「メチルメルカプタン」「ジメチルサルファイド」の三つです。最近、口臭の測定装置が市販されるようになりましたが、それらはこのVSCの濃度を測っているわけです。

　つまり口臭というのは、口腔内の細菌が我々の体の一部のタンパク質から出てきたメチオニンやスレオニンというアミノ酸を材料に、硫化水素やメチルメルカプタン、ジメチルサルファイドなどのVSCというガスを作り出すことが主な原因ということです（図5-3）。

歯周病患者は臭う？

　歯周病患者は臭うのでしょうか？　答えはイエスです。特に重症になればなるほど、口臭を伴うことが多くなります。歯周病が進行すると歯肉溝滲出液が増えていきますが、その中にはたくさんのタンパク質や白血球が含まれています。その結果、臭い物質の原料のアミノ酸が増えていきます。歯周病では、特にメチオニンが増えてきますので、メチオニンから作られるメチルメルカプタンが臭いのメインになるといわれています（図5-4）。

131

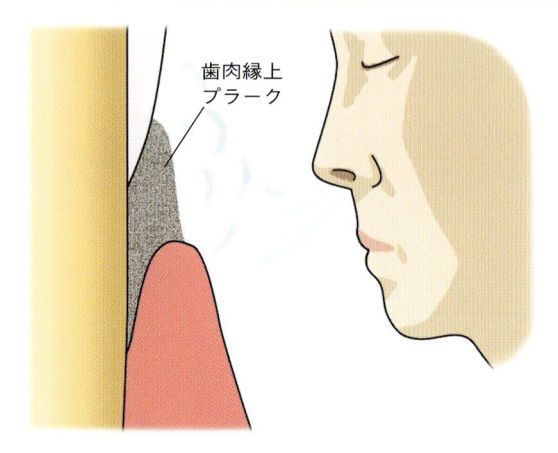

図5-5　縁上プラークは無臭。

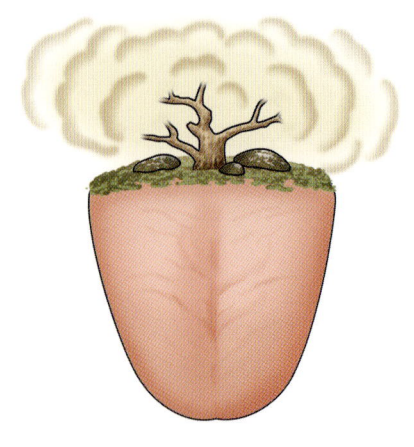

図5-6　舌背後方2/3の舌苔が主犯格！

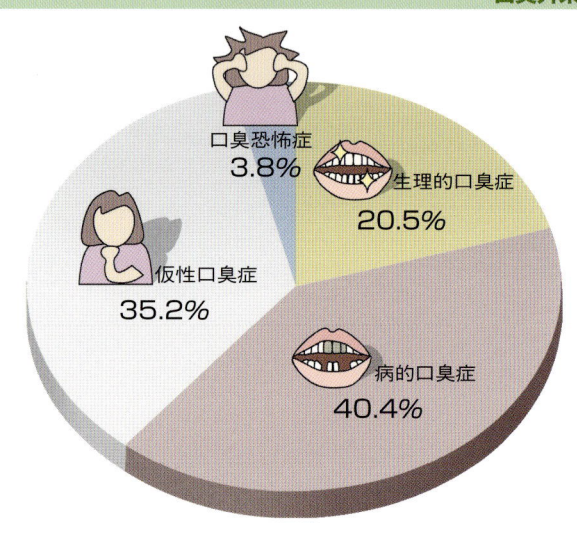

図5-7　新潟大学歯学部附属病院口臭クリニック初診患者の内訳（八重垣健編．臨床家のための口臭治療ガイドライン．東京：クインテッセンス出版，2000年より引用一部改変）。

　また歯周病菌の多くは、これらの臭い物質（VSC）をせっせと作ることがわかっていますので、臭いの材料と生産者の両方が揃うことになります。つまり歯周病と口臭は、かなり深い関係にあるといえます。

プラークは臭う？

　では、う蝕やプラークも臭うのでしょうか？　答えはノーです。虫歯菌はプラーク中で乳酸などの酸を出すため、歯が脱灰してう蝕ができるわけですが、通常酸性の環境では臭いの原因物質（VSC）はできないといわれています。実際口臭のある患者さんに砂糖をなめてもらうと、たちまち口臭が消えていくことがあります。これは口の中が酸性に傾いたためにVSCができなくなったからです。縁上プラークのたくさんついている人を見ると、いかにも臭いがしてきそうに思いますが、縁上プラークそのものが臭いを放つことはないということです（図5-5）。ただしプラークがたまっているために歯肉に炎症が起こってくると、歯周病由来の口臭が出始めますので油断は禁物です！

第5章　歯周病患者の人に言えない悩み

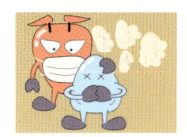

生理的口臭って？

　体も口の中もまったくの無臭の人はいません。ただ他人が不快に思う臭いがするようでしたら、社会的に問題があるかもしれませんし、そのことが本人のストレスになればたちまち心理的問題に発展してしまいます。歯周病を背景とした口臭のような「病的な口臭」に対して、持って生まれた「生理的な口臭」といわれるものがあります。この生理的口臭の発生メカニズムも、最初に説明したものと同じで、我々の体由来の材料と細菌が原因です。ただし、その臭いが発生する場所の多くが、舌背にあることがわかっています。特に舌の後方部の舌苔が発生源のようです（図5-6）。

口臭にも種類があるんだ！

　ここまで読んでこられた方は、口臭にも種類がありそうだということに気づいたと思います。大学などの口臭外来に来られる患者さんのうち、本当に口臭を認められる、つまり「真性口臭症」と診断されるのは6割程です。後の4割は「仮性口臭症」や「口臭恐怖症」と呼ばれるメンタル面の比重の高いものです。また6割の真性口臭症のうち生理的口臭症が1/3、病的口臭症が2/3という内訳です。胃腸や肝臓、膵臓などの内臓疾患が原因で口臭を認めることもありますが、詳しく調べてみると、全体の数パーセントと少ないようです（図5-7）。

POINT　第5章-1　これだけは！

- ■口臭の主な原因は、我々の体の材料を使って細菌が作り出す。
- ■メチオニンやスレオニンといったアミノ酸を材料にできる臭い物質は、VSCと呼ばれ口臭の主犯格である。
- ■歯周病が進行するとVSCが増え、口臭を認めるようになる。
- ■プラークの量と口臭は直接関係ないが、プラークが増えて歯周病が発症すると口臭が発生することがある。
- ■口臭は本当に口臭を認める真性口臭症と、調べても口臭がないが患者さんが口臭を訴える仮性口臭症、口臭恐怖症に分かれる。また真性口臭症は生理的なものと病的なものに分かれる。
- ■内臓由来の口臭は、発生頻度としては案外少ない。

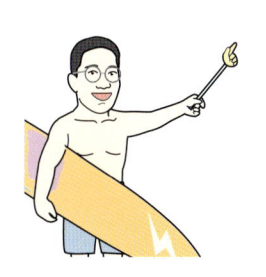

口臭のメカニズムを知ることが口臭治療の第一歩です。

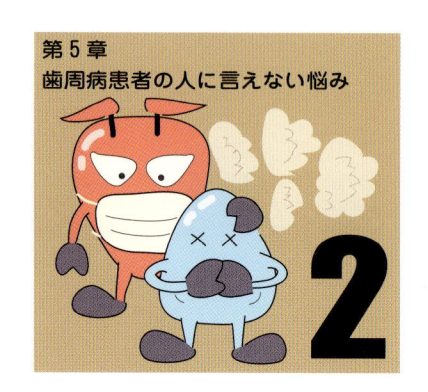

第5章 歯周病患者の人に言えない悩み

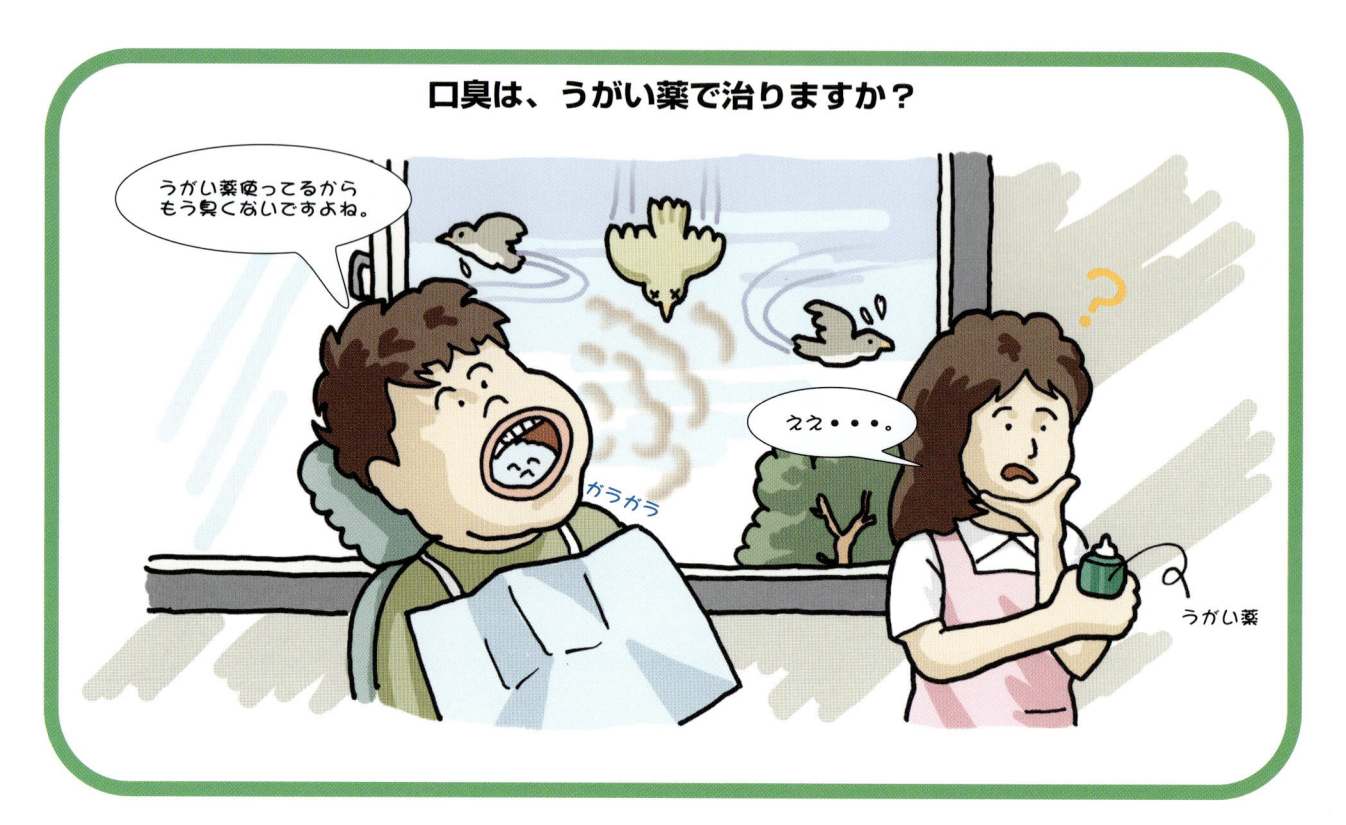

2 口臭治療の現場

口臭は、うがい薬で治りますか？

（イラスト内テキスト）
- うがい薬使ってるからもう臭くないですよね。
- ガラガラ
- ええ・・・。
- うがい薬

口臭は一大関心事！

　口臭は、実は患者さんが歯科医院を訪れる理由の、上位ランキングの常連です（**補講その㉔**）。また、人には言いにくいデリケートな問題でもありますので、気にしていても我々に伝わっていないことも多いと考えられます。

　この項では、口臭の治療に的を絞ってまとめてみましょう。

細菌を減らそう！

　口臭の主な原因が、細菌の作り出すVSCというガスだとすれば、その細菌を抑制することは、口臭治療の大切なポイントです（図5-8）。

　細菌は口腔内のいたるところに住み着いていますが、主なターゲットは舌背です。ここには、細菌やタンパク質が豊富にあるうえに面積が大きいため、広い温泉からVSCが立ち上るように臭いが発生します（図5-9）。特に舌の後方2/3の部分は要注意で、そこにたまった舌苔

第5章　歯周病患者の人に言えない悩み

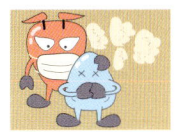

細菌抑制は口臭治療の柱

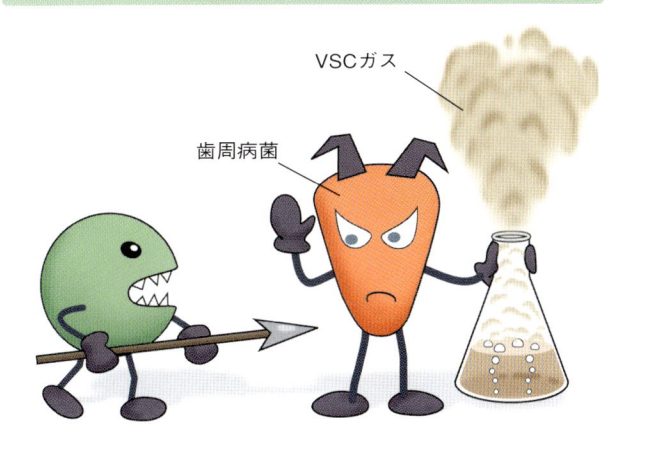

図5-8　細菌抑制は口臭治療の柱。

臭いは舌苔後方から沸き上がる

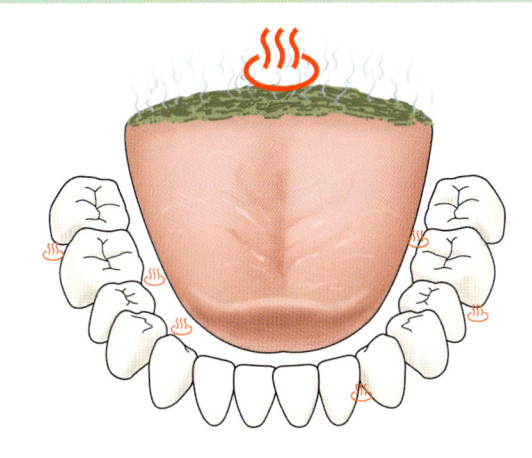

図5-9　舌背は広い温泉状態。

を舌ベラや舌ブラシで除去すると口臭が減少します。

　細菌は、唾液が減少する就寝中にせっせと臭いを作り出しますので、朝起きたときがもっとも臭いが強くなっています。したがって舌を清掃する際は、朝起きたときの食事前が望ましいと考えられています（図5-10）。

　舌清掃の頻度は、1日1回が原則です。強く磨きすぎたり、1日に何回も清掃をしていると、舌が傷ついてしまいます。出血があればすぐに中止しましょう（次ページ図5-11）。歯磨剤を使う必要はありません。数回清掃したら冷水で洗い、舌苔がついてこなくなったら終わりです。

舌清掃は起床時に

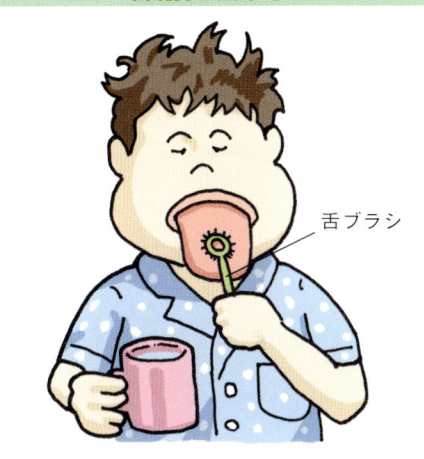

図5-10　起床時はもっとも口臭が強い！

補講その㉔

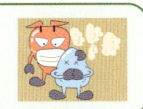

　歯科医院に来られる患者さんの主訴は千差万別ですが、口臭は上位ランキングに入ります（図㉔）。ただし口臭はかなりデリケートな問題ですので、口に出せない患者さんも潜在性にたくさんおられるはずです。大学病院の口臭外来が予約でいっぱいということもうなずけると思います。

図㉔　30歳以上の成人の抱える歯科的問題の内訳（厚生省平成5年度調査）。

患者さんの主訴ランキング

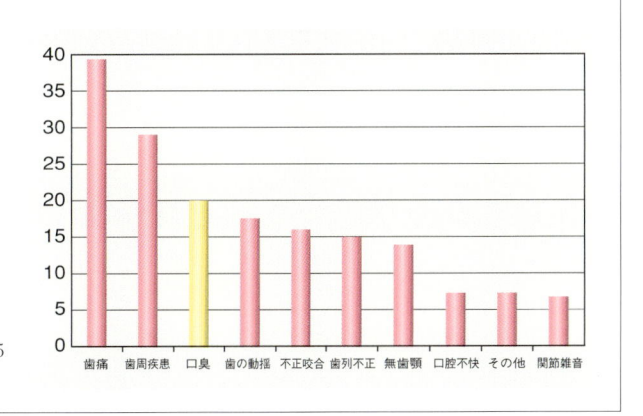

（歯痛、歯周疾患、口臭、歯の動揺、不正咬合、歯列不正、無歯顎、口腔不快、その他、関節雑音）

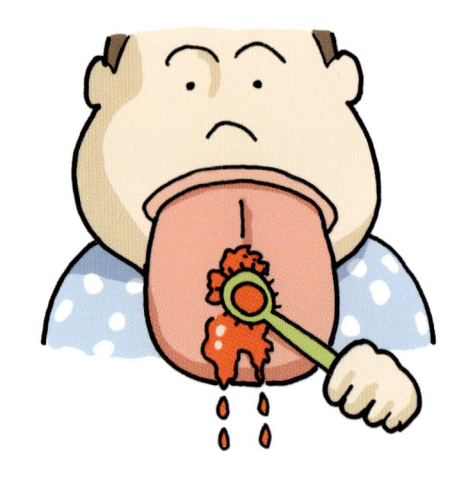

図5-11 出血したら中止しましょう！

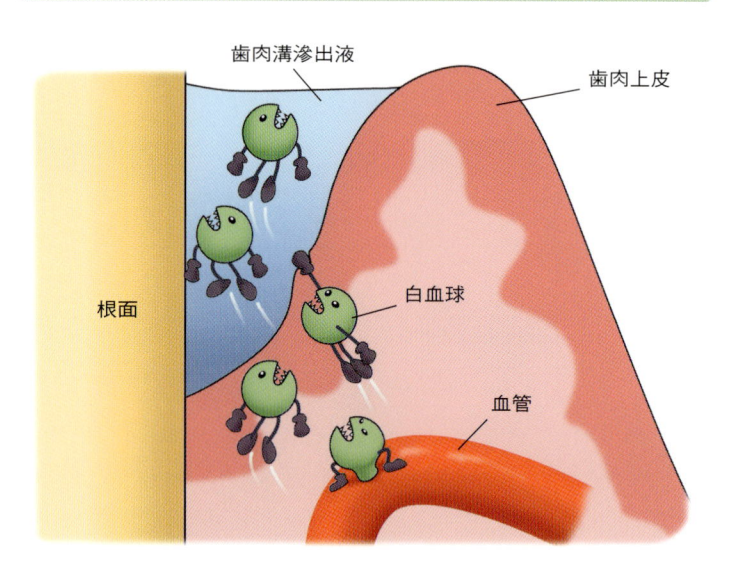

図5-12 白血球は歯肉結合組織中の血管から抜け出して、歯肉溝上皮を通り抜け、歯肉溝滲出液と共に口腔内に出てくる。

うがい薬で口臭治療

では、うがい薬は口臭に対して効果があるのでしょうか。口臭予防という目的で、うがい薬がたくさん市販されています。口臭をうがい薬で治そうとする場合、うがい薬はどんなメカニズムで効いているのでしょうか？

欧米ではクロルヘキシジンや、リステリン®に代表されるエッセンシャルオイルを使うことが多いようですが、これは細菌を抑制するのが主なメカニズムです。ただしクロルヘキシジンでは歯の着色や味覚の変化、舌尖部の灼熱感などの副作用が認められることがありますし、リステリンには多量のアルコールが含まれていますので、それらによる粘膜の刺激や粘膜の脱水には注意が必要です。特に、口腔乾燥症が原因で口臭を起こしている患者さんには、不向きといえるでしょう。

塩化亜鉛をうがい薬の中に配合しているものもあります。これは亜鉛がVSCと結合すると不揮発性になる、つまりガスにならないために臭わないわけです。また亜鉛は、酸と結合してVSCの発生を阻害したり、細菌のタンパク分解酵素を阻害して臭いを抑えることも知られています。

メントールなどの香料を加えているうがい薬もあります。しかしこれは、臭いを他の不快でない臭いで覆い隠すマスキング作用を期待しているわけで、一時的には効果がありますが、根本的な解決にはなっていません。

臭い物質の材料を減らそう！

いくら細菌がいても臭いを作り出す材料が不足していれば、口臭は出ないはずです。材料で重要なものは、剥離上皮細胞や白血球、唾液、歯肉溝滲出液中のタンパク質といわれています。上皮はつねに剥離していますので、剥離上皮細胞の数を減らすことは困難ですが、白血球の数を減らすことは可能です。そもそも白血球は歯肉溝滲出液と一緒に歯肉溝の中に出てくるもので、生理的な状態でも口腔内に供給されていますが、これは歯肉の炎症が強くなるにつれて増えていくことがわかっています（図5-12）。つまり歯肉の炎症をコントロールすることが、白血球の数を減らすことにつながるわけです。これはとりもなおさず"歯周治療"ということになります。

実際、歯周病と口臭を併発している患者さんでは、剥離上皮細胞はそんなに増えていないのに、白血球が急増

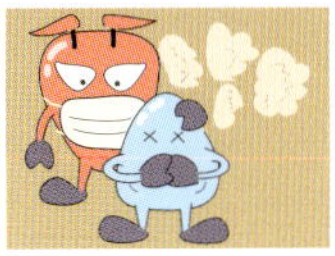

第5章　歯周病患者の人に言えない悩み

歯周病患者の口臭治療の基本スタンス

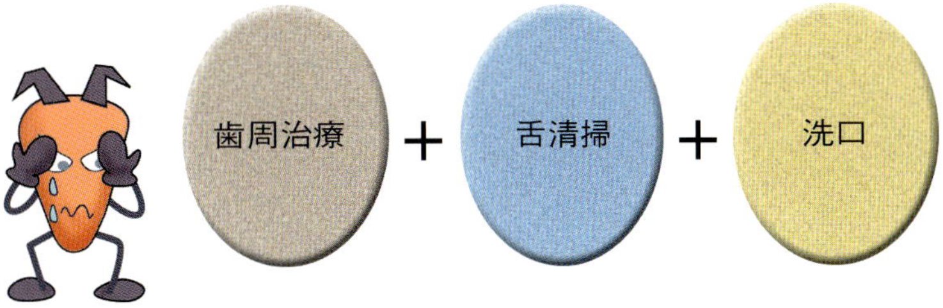

図5-13　歯周病患者の口臭治療の柱は歯周治療であり、舌清掃や洗口がこれにプラスアルファされる。

していることがわかっています。おそらく歯周病の患者さんでは、この白血球由来のタンパク質が分解されて遊離したメチオニンなどのアミノ酸を材料にして、メチルメルカプタンなどの臭い物質（VSC）が発生していると考えられます。

歯周病患者における口臭治療

歯周病患者さんの口臭がすべてポケットから臭ってきているかというと、そういうわけではありません。ポケットといっても口腔内に面している面積は微々たるものですから、ポケットの入り口が臭いの噴出し口になっていると考えるのは、現実的ではありません。ポケットが4mm以上の人は4mm未満の人に比べて舌苔量が4倍も多く、VSCの発生が多いというデータもありますので、口臭のある歯周病患者さんの場合でも、まず舌清掃をすることが必要です。

つまり歯周病患者さんの場合は、歯周治療に加えて舌清掃を行い、必要に応じてうがい薬を使用してもらうというのが、スタンダードな治療方法でしょう（図5-13）。

POINT　第5章－2　これだけは！

- 口臭治療は、原因疾患（歯周病など）の治療と平行して舌清掃、洗口を行うことが基本である（洗口は適宜）。
- 洗口液（うがい薬）には、抗菌作用を期待するもの、VSCを不揮発性にするもの、マスキング効果を期待するものなどがある。
- 現時点では洗口液（うがい薬）は、口臭治療の補助療法である。
- 歯周治療により歯肉溝滲出液中の白血球が減少すると、臭い物質（VSC）の材料が減る。また、歯周治療で歯周病菌が減少するので、歯周治療は立派な口臭治療の一部と考えられる。

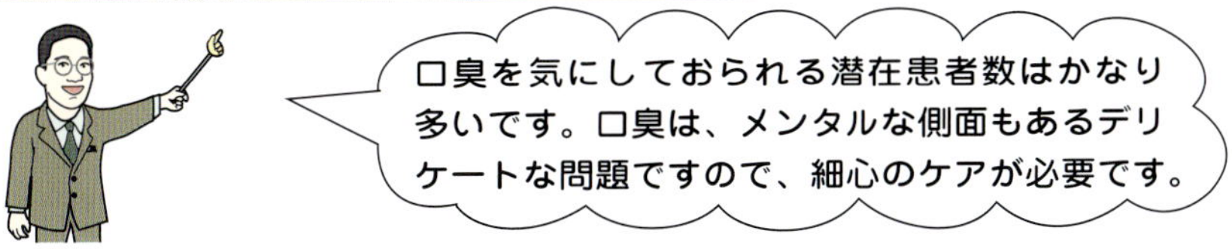

口臭を気にしておられる潜在患者数はかなり多いです。口臭は、メンタルな側面もあるデリケートな問題ですので、細心のケアが必要です。

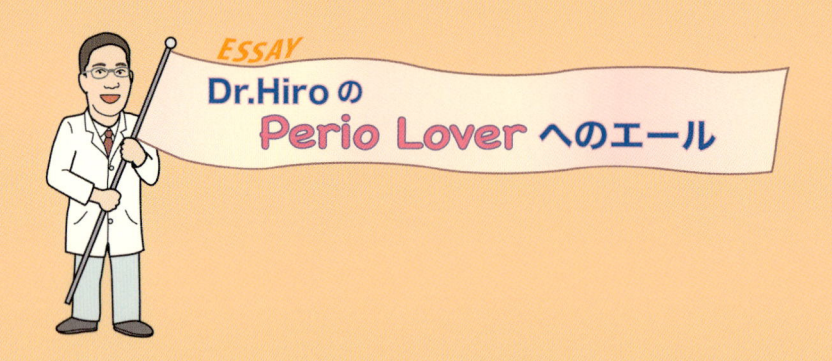

ESSAY Dr.Hiro の Perio Lover へのエール

Perio Lover として

　歯周病や歯周治療は好き嫌いが分かれやすいように思います。う蝕と違って歯周病は患者さんと二人三脚でがんばれば改善を実感しやすく、達成感も得られやすいので大好きというペリオ好き(Perio lover)もいれば、アプローチの仕方がいまひとつわかりにくく、複雑なので苦手というペリオ嫌い(Perio hater)に分かれます。本書は1人でもPerio loverを増やそうという想いで作りました。ここで自称Perio loverの私から、1つのペリオの眺め方をお話したいと思います。

　医療を提供する場合、バイアス(Bias)を最小限にしながら、リスクと利益のバランス(Risk benefit ratio)、コストと利益のバランス(Cost benefit ratio)を考える必要があります。そして最終的には患者さんがトータルでどれだけ得をするかという計算をします。トータルというのは時間や費用、苦痛、喜び、快適さなどさまざまな要素が含まれます。バイアスを最小限にするという表現をすると、バイアスとは悪いものというイメージになってしまいそうですがどうなんでしょう？

　バイアスは日本語では先入観とか偏見という意味になりますが、どちらにしてもネガティブな感じですね。でも私の捉え方はちょっと違います。私にとってのバイアスとは、その人個人の"フィルター"です。ある情報をその人のフィルターを通してみると、ろ過して出てくるもの(Output)は多少修飾されています。同じ本を読んでも、感じ方や捉え方が人によって違うのはフィルターが異なるからです。安定した医療レベルを維持するためには、医療情報を勝手に

自分の
バイアス

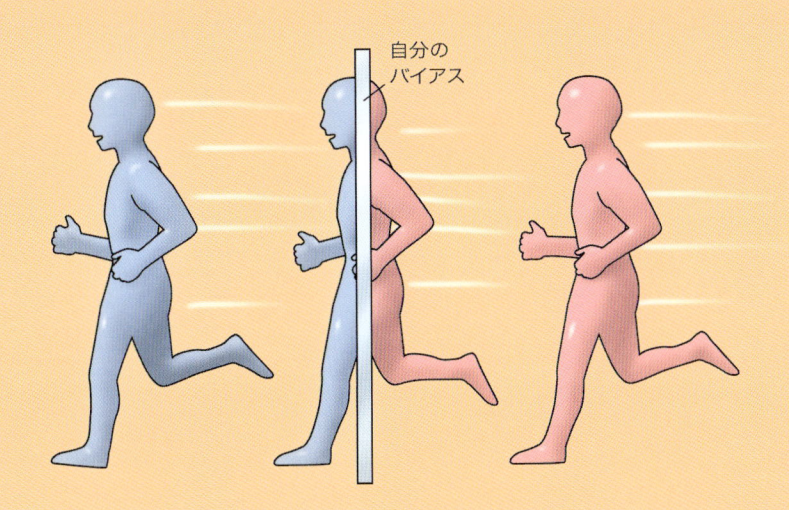

修飾されてしまうと、患者さんに届くときには変な情報になってしまいますので、その意味ではバイアスは最小限であるべきだということになります。でもバイアスをゼロにすることはできませんし、する必要はないと思います。"こだわり"はフィルターを通して出てきたアウトプットが他の人と違うこと、あるいは他の人の意見に影響されないことを意味しますし、それが医療においてプラスに働くことはすでに他のエッセイで書きました。

たとえば本書は山本浩正というフィルターを通してまとめたものです。皆さんは教科書などはフィルターを通していない、つまりバイアスがかかっていない純粋なものと信じていると思いますが、そんなことはありません。しっかりと著者のバイアスがかかっているのです。教科書の元になる数々の論文自体もバイアスがかかっています。やはりバイアスゼロなんて存在しないのです。

私はいわゆるペリオの教科書というものを持っていません。勉強はすべて文献から得ています。なぜなら他の人のフィルターを通して出来上がった教科書を読むよりも、直接自分で文献を読んだほうが、フィルターが1枚少なくなるからです。フィルターは少ないに越したことがありません。しかも自分というフィルターであれば許せますし、いとおしいものです。自分のバイアスに磨きをかけること、そしてそのバイアスはつねに改善の余地のある不完全なものであると認識することは、ある種の"こだわり"になるのかもしれません。

あなたのバイアスはいけてますか？

第6章

レッツ・コミュニケーション！

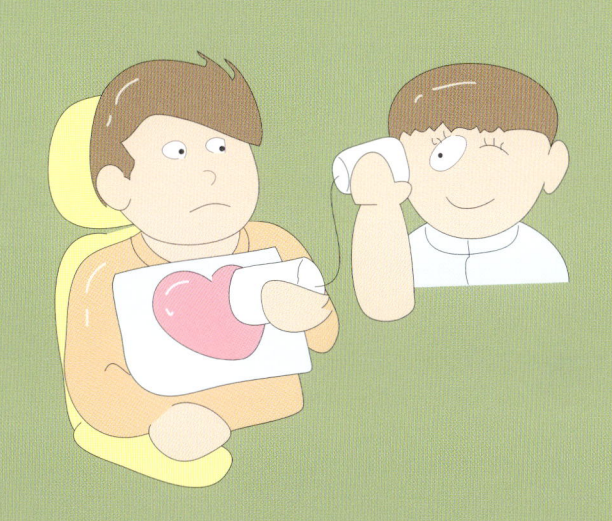

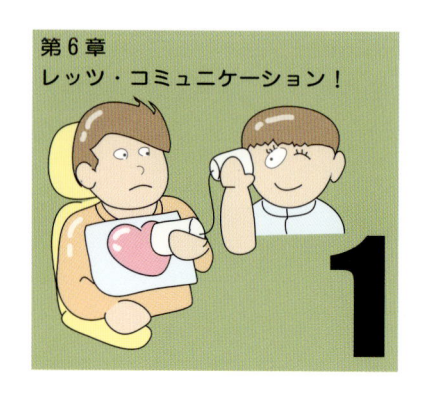

第6章
レッツ・コミュニケーション！

コミュニケーション講座

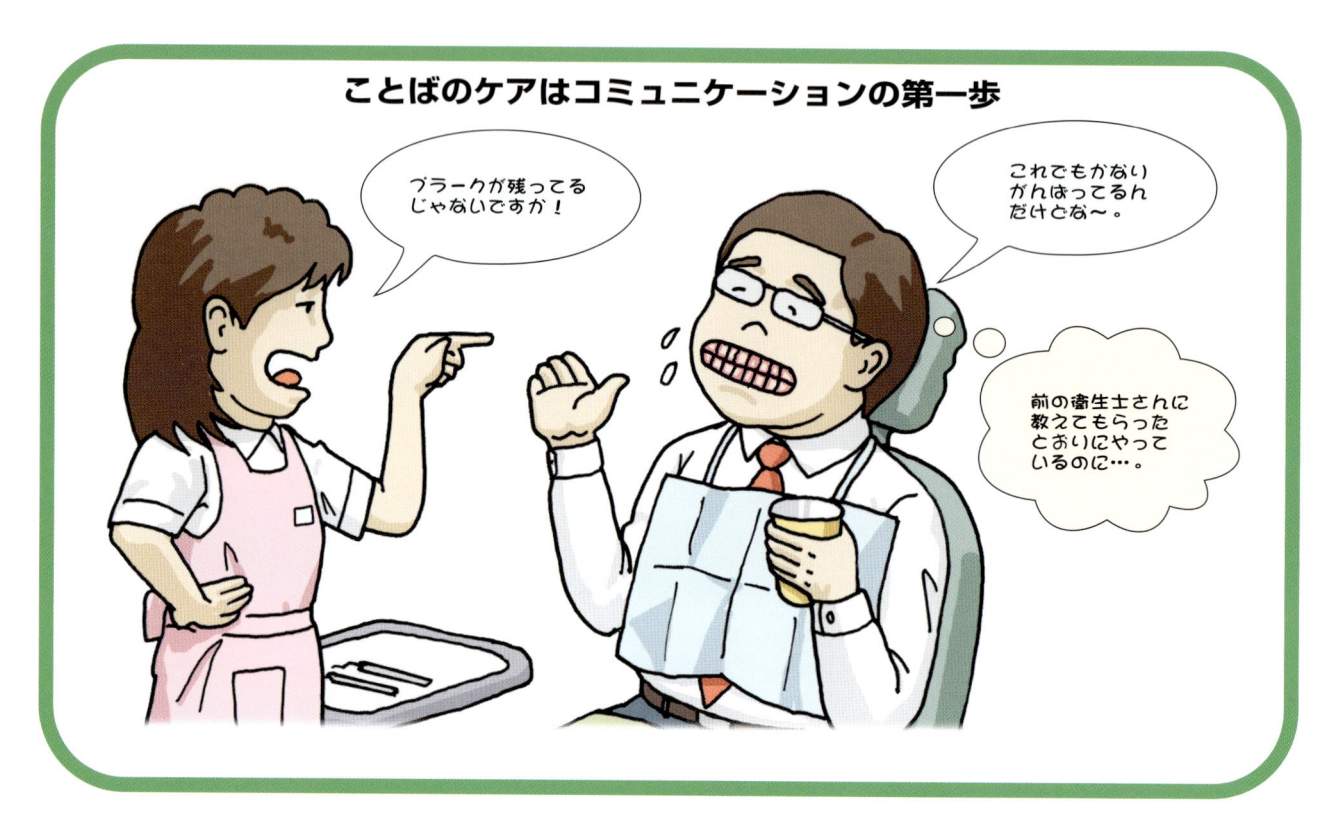

ことばのケアはコミュニケーションの第一歩

「プラークが残ってるじゃないですか！」

「これでもかなりがんばってるんだけどな～。」

（前の衛生士さんに教えてもらったとおりにやっているのに…。）

コミュニケーション術はカリスマ歯科衛生士の必須条件

　SRPが上手であるとか、オペのアシストが上手であることは歯科衛生士にとって確かに大事なことですが、手を動かすだけが歯科衛生士の仕事ではありません（図6-1）。私は患者さんの心をつかみ動かす歯科衛生士こそが一流だと思っています。歯周病は、生活習慣病のいろあいの強い疾患ですから患者さんの日々の管理がもっとも大切な要因になりますし、我々は、歯周治療を通じてそのお手伝いをするだけなのです。あくまでも我々は、歯周治療の脇役で、主役は患者さん自身ということです。ブラッシングのテクニックを教えてもそれが患者さんの習慣まで定着しないことが多いという歯科衛生士は、もう一歩進んだコミュニケーション術を身につけることが必要です。それでは、そのヒントになるお話をしていきましょう。

初対面が勝負

　患者さんと初めてことばを交わす場面を想像してみて

第6章　レッツ・コミュニケーション！

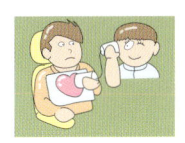

手を動かすだけじゃない！

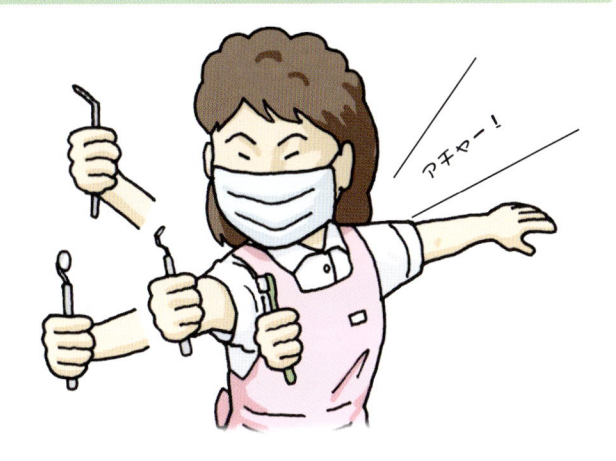

図6-1　患者さんの心も動かせるようになれば一人前。

説教はダメ！

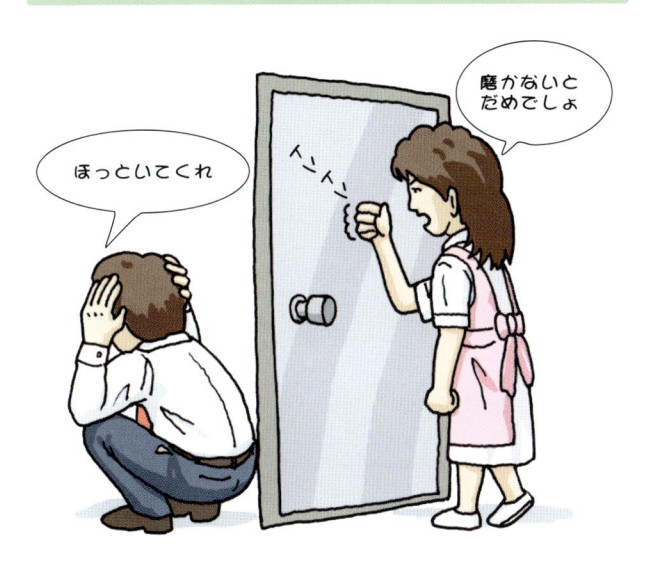

図6-2　説教は心の扉を閉ざしてしまうだけ。

患者さんのペースで！

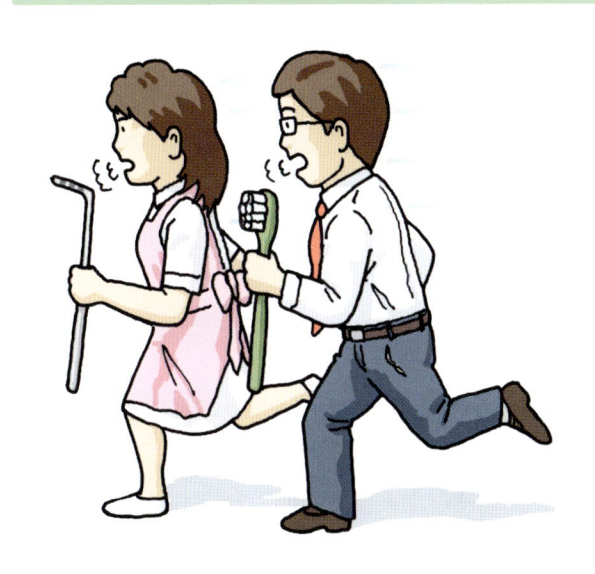

図6-3　患者さんのペースやレベルに合わせて。

ください。人は誰でも初対面のときにはかなり緊張していますし、相手がどんな人なのか探りを入れながら会話をすることになります。いきなりブラッシングの話をしても、テクニックを伝えるだけになってしまいます。そんなとき、ひとことふたこと治療とは関係のない話や共通の話題などを間に挟むだけで、患者さんの緊張を解きほぐすのに効果的なことがあります。

　また以前から定期検診で来られている患者さんに、初めて担当が回ったときには案外大きな落とし穴があります。患者さんは治療にはかなり慣れていますが、新しい歯科衛生士には慣れていません。こんなときにいきなり

「プラークがたくさん残っていますよ」というような患者さんを説教することから話し始めると、患者さんは心の扉を閉ざしてしまいます（図6-2）。最初に扉を閉ざしてしまった患者さんの扉を開けることは、容易なことではありません。プラークコントロールのレベルはいつもと同じかもしれませんし、前回はもっとひどかったのに、今回はその人なりにがんばってきていたのかもしれません。我々はどうしても自分の物差しで他人を評価してしまいがちですが、プラークコントロールは患者さんのペースやレベルに合わせる余裕が必要です（図6-3）。特に初めてみる患者さんの場合は、今までの経緯や患者さ

モチベーションのゴールとは

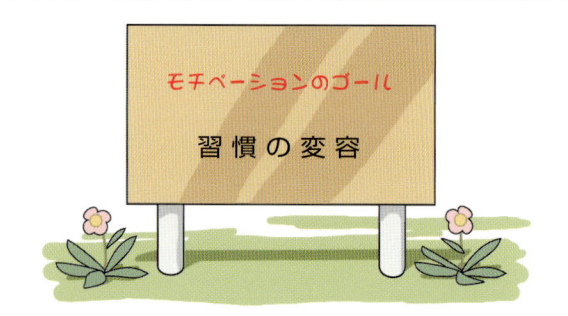

図6-4 モチベーションのゴールは、正しい口腔清掃行動が習慣化すること。

習慣変容までには

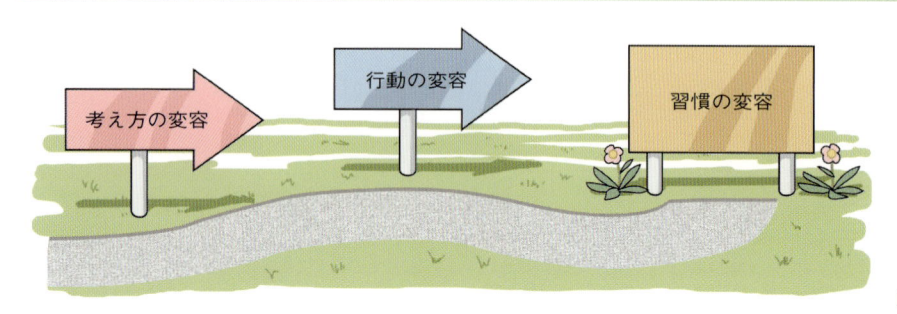

図6-5 習慣変容までの道のり。

んのレベルを十分把握していないわけですから、この時点で患者さんを責めるようなことばは気まずい関係になっていくだけです。初めて担当した患者さんに「歯間ブラシはお使いですか？」という一言を言ってしまうと、今までさんざん指導を受けて毎日使っている患者さんであれば「この歯科衛生士は私のことをまったくわかってくれていない」と判断されてしまいます。そして使っている歯間ブラシのサイズを聞いて「それは合っていませんね」なんて言ってしまうと生まれてくるのは反発だけです。患者さんは自分で決めたわけでなく、前任の歯科衛生士の指導どおりのサイズを使っているわけですから、サイズがおかしいという言い方は、今までの指導が間違っていたということを言っていることと同じです。

ブラッシングのテクニックを身につけることではなく、そのテクニックを含めてブラッシングという習慣が生活習慣の一部になることです（図6-4）。人は誰でも昔の習慣が抜けないものです。そこに新しい習慣を定着させるにはさまざまなステップが必要なのです。歯科衛生士に言われて習慣が変わらないのは、まずその必要性や重要性に気づいていないからです。つまり考え方が変わっていないわけです。また行動が変わっていないこともあります。行動を起こしても、その効果に気づかなかったり満足していないことが原因かもしれません。このように習慣を変えるためには考え方が変わり、行動が変わり、その行動に満足してはじめて習慣が定着していきます（図6-5）。このあたりは、行動心理学やカウンセリングの本を読まれることをおすすめします。

習慣という怪物

「モチベーション（Motivation、動機づけ）を高める」ということばがよく使われますが、"言うはやすし、行うにかたし"です。なぜなら、人の習慣を変えることはかなり難しいものだからです。モチベーションのゴールは

患者さんの心をつかむことの難しさ

いったん扉を開いてくれた患者さんと付き合うことは容易です。ある程度テクニックに偏った指導でも、やっていけるかもしれません。扉を開くまでが勝負です。こ

第6章　レッツ・コミュニケーション！

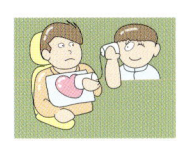

二重の扉

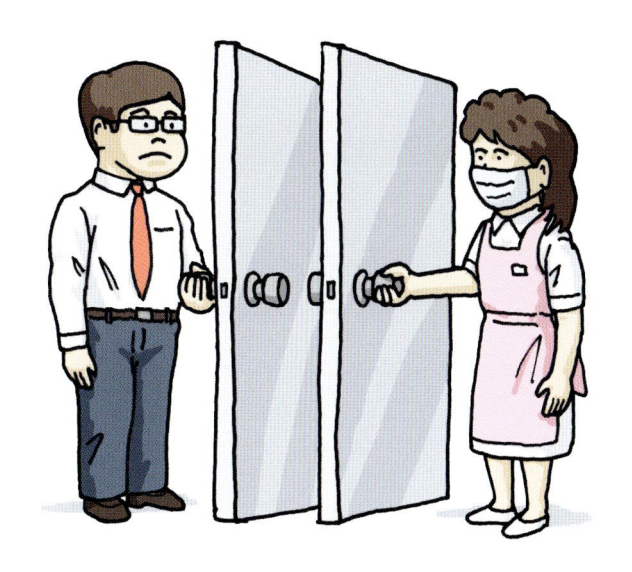

図6-6　患者さんとの間には二重の扉がある。

の扉は2枚扉になっていて、患者さんの側の扉と我々の側の扉があると考えてください（図6-6）。会話すら弾まないこともよくあると思いますが、そのような会話を思いおこすと患者さんの扉を開こうと悪戦苦闘している一方通行の会話であることが多いようです。そんなときにはそっと自分の扉も開けてみましょう。つまり自分のこと（プライベートを含めて）も少し話題に入れるわけです。患者さんと共通の話題であれば一挙に扉が開くことがあります。

このように患者さんとのコミュニケーションには、知識とテクニックも必要です。特に歯周病の患者さんはある程度の年齢になられているはずで、たいてい皆さんよりも年上ということになります。社会的にも高い地位にいる方も多いと思います。そんなヘビー級の患者さんに、フェザー級の若い歯科衛生士が知識やテクニックなしに立ち向かえるはずがありません。次項では、そんな知識やテクニックについて具体的にお話していきたいと思います。

POINT　第6章-1　これだけは！

■歯科衛生士にとって患者さんの心を動かすことは手を動かすこと以上に困難ではあるが、重要なことである。
■モチベーションのゴールは、患者さんの生活習慣の変容である。
■コミュニケーションをとることは、患者さんとの間の扉を開き、風通しのよい関係を築く礎になる。

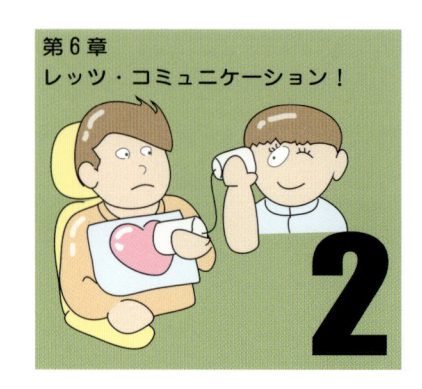

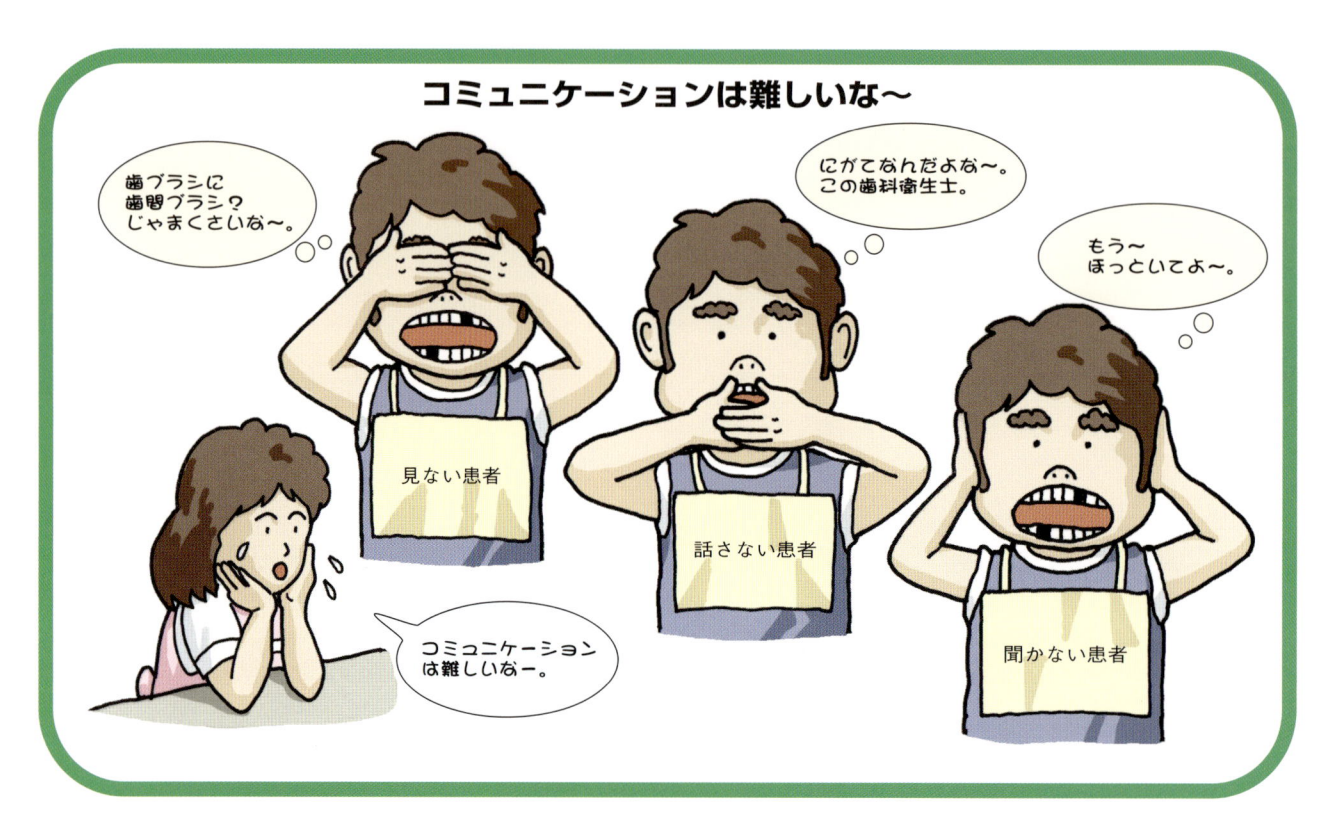

第6章
レッツ・コミュニケーション！

2 コミュニケーションのためのDoとDon't

コミュニケーションは難しいな〜

- 歯ブラシに歯間ブラシ？じゃまくさいな〜。
- 見ない患者
- にがてなんだよな〜。この歯科衛生士。
- 話さない患者
- もう〜ほっといてよ〜。
- 聞かない患者
- コミュニケーションは難しいな〜。

コミュニケーションの達人になろう！

　人生経験の浅い我々が、人生経験の豊富な歯周病患者さんに立ち向かうにはそれなりにコミュニケーションの勉強をしなければなりません。そこでここでは、コミュニケーションをとろうとするときにしてはいけないこと"Don't"と、しなければならないこと"Do"に分けて話をしてみたいと思います。

コミュニケーションのためのDon't

　まずコミュニケーションのスタンスとして一番大切なことは、『説教をしてはいけない』ということです（図6-7）。自分より年下の歯科衛生士に、お金と時間を使って説教されたいと思う患者さんはいません。説教をするということは「ネガティブアプローチ」といわれ、そのときは反省に結びつくこともありますが長続きしません。へたをすると患者さんの心の扉（本章1参照）を閉ざされてしまいます。アプローチの基本は『ポジティブア

第6章 レッツ・コミュニケーション！

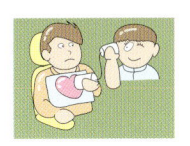

説教はダメ！

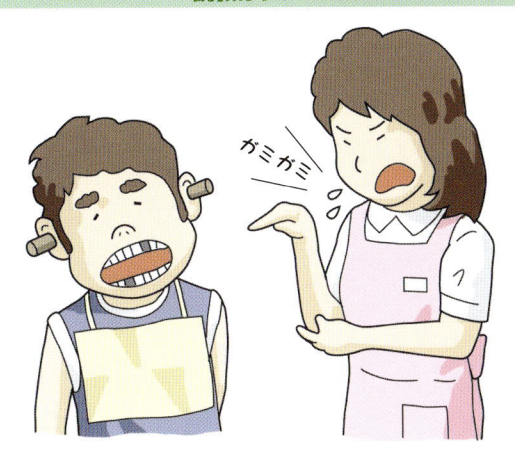

図6-7 説教は、患者さんの心の扉を閉ざしてしまう。

アプローチ法

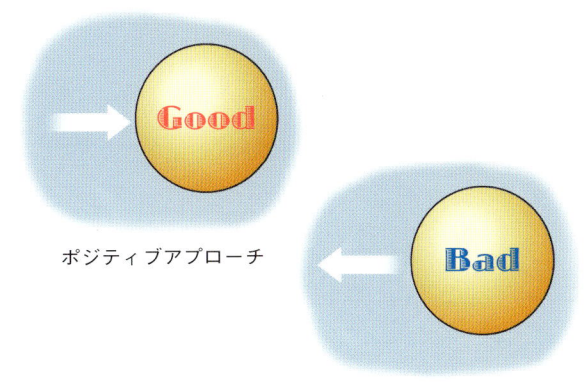

ポジティブアプローチ

ネガティブアプローチ

図6-8 ポジティブアプローチとネガティブアプローチ。よい状態になろうとすることがポジティブアプローチで、悪いものから遠ざかろうとすることが、ネガティブアプローチ。

100％期待しない！

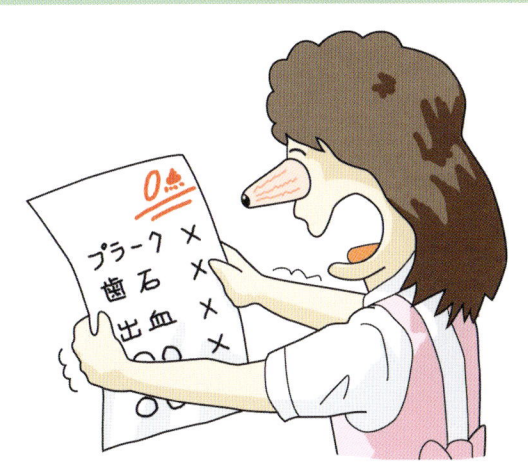

図6-9 100％満点をゴールにすると、たどりつけない患者さんが続出する。

一度に多くを教えない！

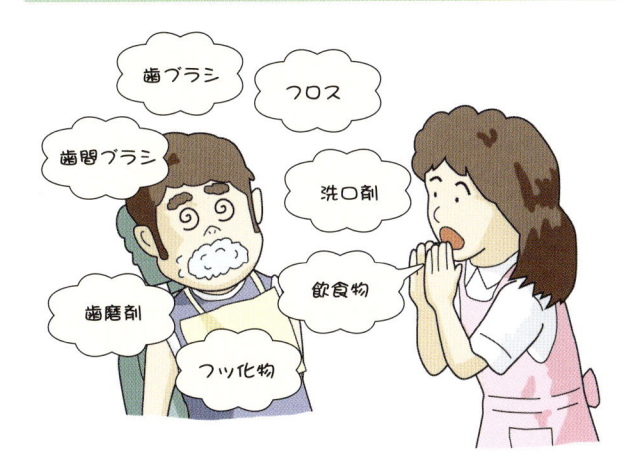

図6-10 一度に多くを教えずに、ポイントをしぼった指導を心がける。

プローチ』です（図6-8）。ネガティブアプローチが「これをしないと、このように悪くなる」というアプローチなのに対して、ポジティブアプローチは「これをすると、このように健康になる」というアプローチで、これにより患者さんの健康志向が生まれると効果は長続きします。

『自分の物差しで患者さんを評価しない』ということも大切です。いきなり自分の理想の状態ではないからといって、その患者さんの状態を否定してはいけません。100％を期待しないという余裕を持つようになりたいものです（図6-9）。

また、勉強をしている歯科衛生士ほど、いろいろと患者さんに指導をしたいと思いますが、一度にたくさんのことを教えても結局何も伝わっていないことがあります（図6-10）。『一度にたくさん教えるのではなく、ポイントを絞って指導する』ようにすれば、成果もわかりやすいですし次の指導につながります。

また診査やSRP、バキューム操作などで『痛みを与えない』ことも大切です（次ページ図6-11）。歯科衛生士自身のテクニックが悪いと判断されますので、コミュニケーションどころではなくなります。

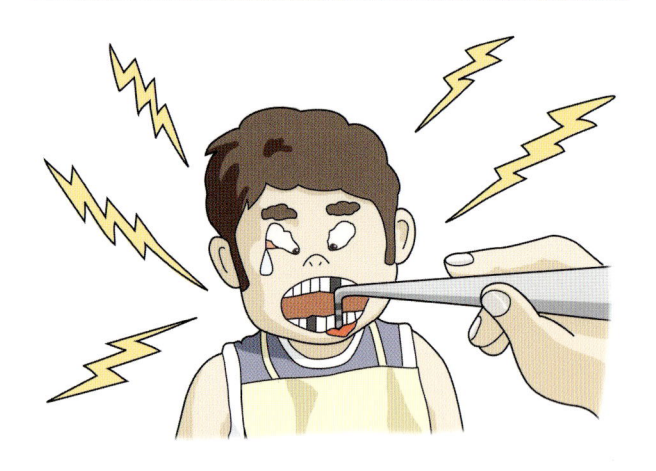

図6-11 痛みを与えると耳を傾けてくれなくなる。

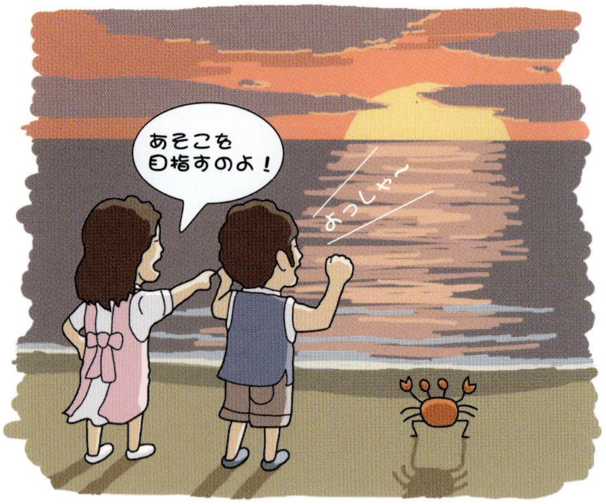

図6-12 簡単で具体的な目標を設定する。

コミュニケーションのためのDo

　コミュニケーションをとるためには、患者さんの状態をよく把握しておかなければなりません。今回の状態はどうなのか、前回と比べてどうなのか、まだ改善する余地があるのかなど、よく観察して記録しておかなければなりません。日々の臨床では時間に追われることが多いとは思いますが、『できるだけ記録をとる努力』をしましょう。患者さんの状態をよく把握しているということは、患者さんにとっても「自分のことをよくわかってくれている」ということになりますので、よりコミュニケーションをとりやすくなります。そして観察がしっかりとできていれば、患者さんを誉めることができます。これはポジティブアプローチにつながりますので重要です。

　実際のブラッシング指導のときには、『簡単で具体的な目標を設定する』ことも効果があります（図6-12）。その目標は達成しやすく、しかも患者さんにその成果がわかりやすい方がより効果的です。下顎の前歯部に歯肉の腫脹があって患者さんもそれに気づいているようでしたら、まずそこから歯肉をきれいにしていきましょうという具合です。

　『患者さんのレベルやペースに合わせる』ことも大切です。患者さんは千差万別ですから、すべての患者さんに通用するアプローチなどはありません。場合によってはじっくりと患者さんの歩調に合わせて、コミュニケーションをとっていくことが必要です。

　同じ内容のことを伝える場合でも、使うことばによって伝わり方はずいぶん変わります。基本は優しいことばです。「磨きすぎです」を「がんばりすぎです」に変えるだけで、ことばの印象はかなり変わるはずです。「磨きすぎ」ということばには、乱暴にブラッシングしているというマイナスのイメージがありますが、「がんばりすぎ」ということばには、良くしようとしているのが裏目に出ているという、ちょっとプラスのイメージがあります。また「ここにプラークがたくさん残っていますよ」と言われるのと、「ここのブラッシングが苦手なようですね」と言われるのでは、患者さんの受け取り方も変わってくるはずです。このように『使うことばを選ぶ』ことは、想像以上にコミュニケーションに影響するのです。

　また我々の診療に対する熱意も大切です（図6-13）。『つねに向上心をもって患者さんに接する』ことは、十分患者さんに伝わります。院内全体の雰囲気を、患者さんは敏感に感じ取っています。本書を読んでおられる歯科衛生士は勉強熱心な方々だと思いますが、つねに自分を

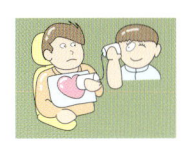

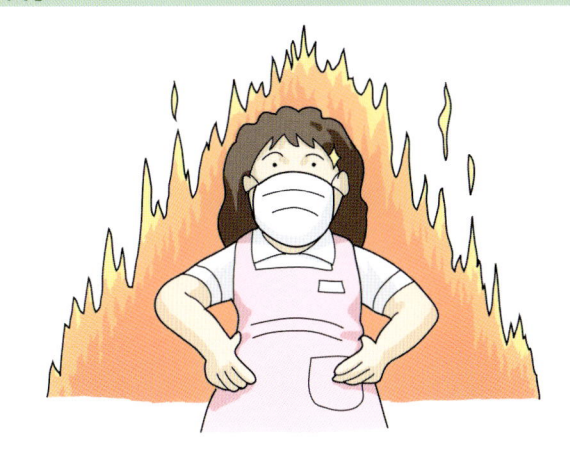

図6-13　あなたの熱意が患者さんを動かす！

高める努力を惜しんではなりません。これは歯科の勉強だけではなく、社会人としても幅広い知識を持ってほしいという気持ちも含んでいます。人間として一回り大きくなると、歯科衛生士としての器も大きくなるからです。

そして最後にコミュニケーションをとろうとして、汗をカキカキしゃべっていることがあるかもしれませんが、コミュニケーションはことばのキャッチボールですので、『聞き上手になる』ことも重要です。話上手だけでは一方通行だということです。さらに、最後の最後になりますが、『明るく患者さんと接する』ようにしましょう！

POINT　第6章-2　これだけは！

- ■説教をしない。
- ■自分の物差しで患者さんを評価しない。
- ■一度にたくさん教えない。
- ■痛みを与えない。
- ■よく観察し、記録する。
- ■誉める。
- ■達成可能な身近の目標を設定する。
- ■患者さんのレベルやペースに合わせる。
- ■使うことばを選ぶ。
- ■向上心を持つ。
- ■話上手、聞き上手になる。
- ■明るく接する。

第6章 レッツ・コミュニケーション！

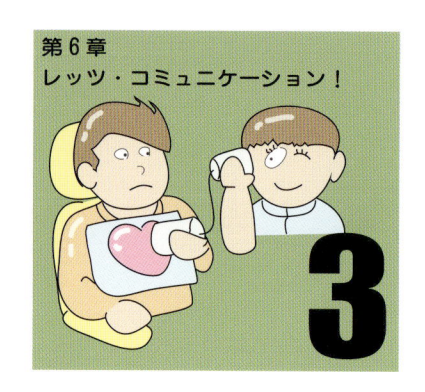

3 結果を長持ちさせるために

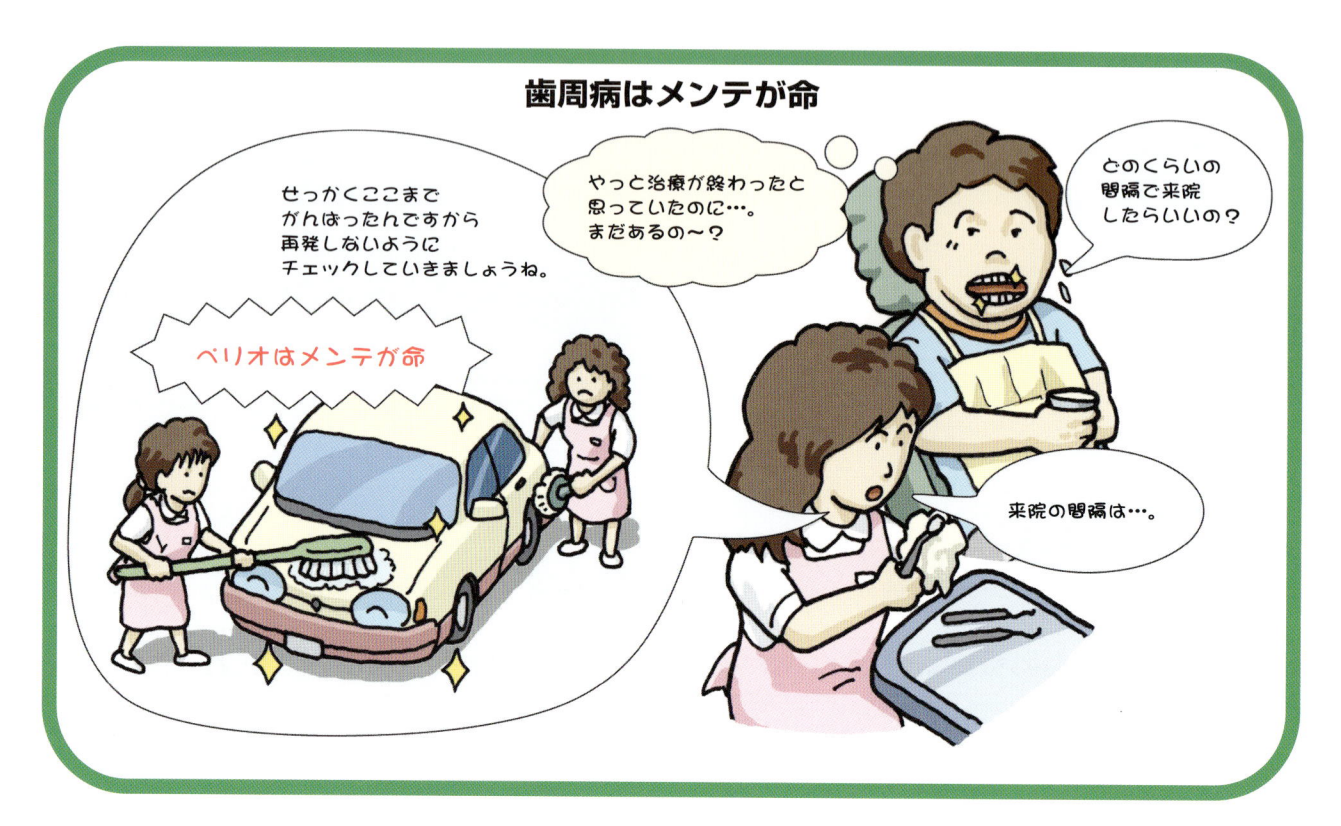

歯周病はメンテが命

ペリオはメンテが命

せっかくここまでがんばったんですから再発しないようにチェックしていきましょうね。

やっと治療が終わったと思っていたのに…。まだあるの〜？

どのくらいの間隔で来院したらいいの？

来院の間隔は…。

どうしてメインテナンスが必要なの？

　歯周治療の仕上げは「メインテナンス」です。メインテナンスは、歯周治療成功の鍵ともいえます。本書も最後は、メインテナンスのお話で締めくくります。

　歯周治療によって歯周病菌が激減しても、残った歯周病菌は次のチャンスを狙っています（図6-14）。患者さんのプラークコントロールが悪くなったり、全身の抵抗力が落ちてしまうと歯周病菌のチャンス到来です。歯周治療後に残った歯肉溝の深さが深ければ、そのチャンスも早くやってきます。喫煙や糖尿病といったリスクファクターを抱えている患者さんならなおさらのことです。このように歯周病においては、メインテナンス・フリーということはないと考えて間違いないと思います。治療もメインテナンスもしなければ10年間で約3本の歯を失い、治療はしたもののメインテナンスを受けなければ約2本の歯を失い、そして治療もメインテナンスも受ければ約1本の歯の喪失で済んだ、という報告があります（図6-15）。疫学的にみてもメインテナンスは価値があるということです。

第6章 レッツ・コミュニケーション！

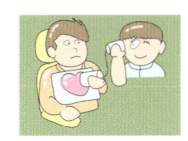

歯周病菌はチャンスを狙っている

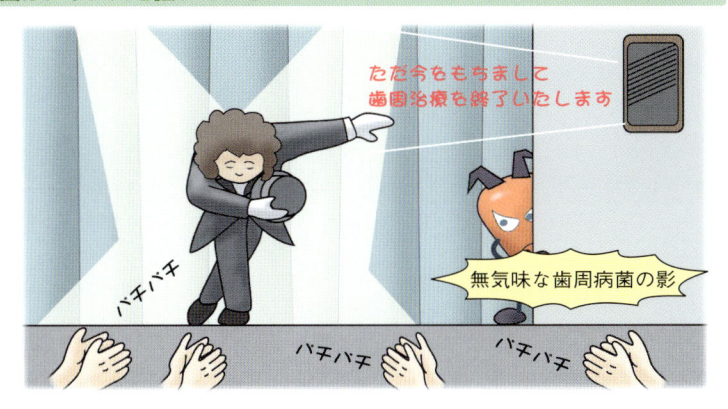

図6-14 歯周病菌は次のチャンスを狙っているので油断は禁物。

メインテナンスをしていないと・・・

治療＋メインテナンス　　治療のみ　　診断のみ

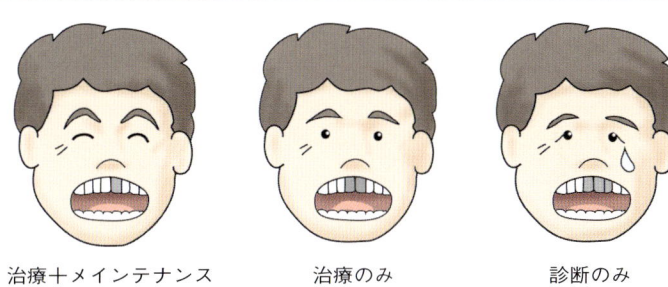

図6-15 10年後の歯の喪失数。

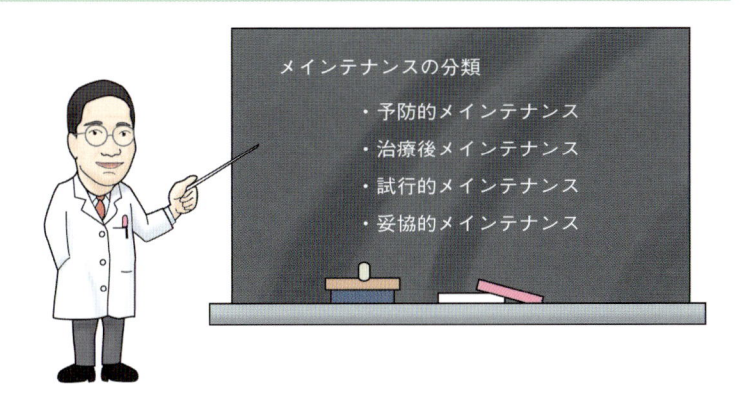

メインテナンスの分類

メインテナンスの分類
・予防的メインテナンス
・治療後メインテナンス
・試行的メインテナンス
・妥協的メインテナンス

図6-16 メインテナンスの分類。

メインテナンスの種類

　一言でメインテナンスといっても、メインテナンスに入るときの歯周組織の状態は患者さんによってまちまちです（図6-16）。定期的なクリーニング程度で十分なこともあれば、徹底的な歯周治療で安定した歯周組織になっていることもあります。それぞれ「予防的メインテナンス」、「治療後メインテナンス」という名前が付けられています。また多少の不安はあるもののようすを見ながらやっていこうという「試行的メインテナンス」や、解決できない大きな問題を抱えながらやっていこうという「妥協的メインテナンス」というのもあります。皆さんが担当するメインテナンスの患者さんが、どのメインテナンスに該当するのかを知り、その患者さんのメインテナンスのポイントをおさえることは非常に大切です。患者さ

図6-17　メインテナンスの間隔は、3ヵ月が基準。

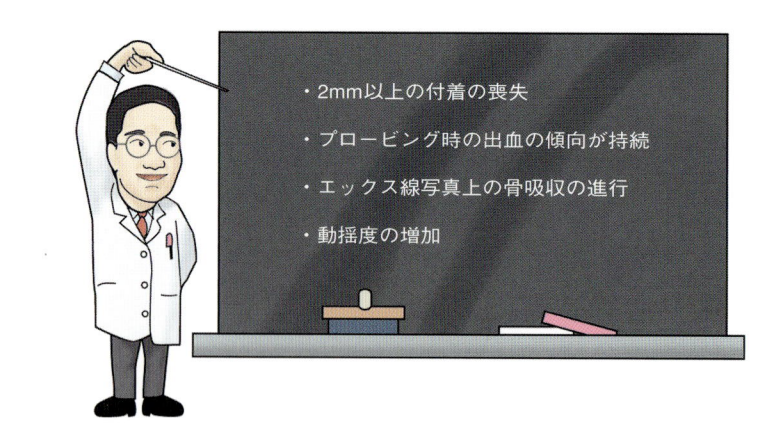

図6-18　再治療の基準。

ん一人にかけられるチェアタイムには限りがありますから、時間を有効に使ってもっとも効率よくメインテナンスのメニューをこなさなければなりません。

メインテナンス・プログラム

　メインテナンスのメニューは全身状態、歯周組織の状態の把握から始まり、モチベーションを維持するための指導、SRP、根面へのフッ化物塗布などからなりますが、患者さんに合わせて重点を変えます。診療の最後に次回の来院までの期間を決めるわけですが、通常3ヵ月を基準にして患者さんの状態によって前後させます（図6-17）。プラークコントロールが悪くなっていたり、プロービング値が大きくなっていたり、プロービング時の出血が多くなっているといったことは、メインテナンスの間隔を短くする根拠になります。どうして3ヵ月が基本なのかというと、3ヵ月という間隔ならたとえ多少の炎症やプラークの沈着があっても、骨の破壊までは起こることが少ないという報告があるからで、歯周病菌の後戻りには数ヵ月かかることが多いということも、"3ヵ月"と

いうメインテナンス間隔を後押しするデータになっています。治療後初めてメインテナンスに移行する場合は、最初は短い間隔から始めて安定していることを確認してから、少しずつ間隔を伸ばしていくのが安全な方法だと思われます（補講その㉕）。

　メインテナンスの途中で再治療が必要になることもあります（図6-18）。特に試行的メインテナンスや妥協的メインテナンスの患者さんではこの可能性が高く、このことはメインテナンスに移行する時点で説明しておく必要があります。往々にして再治療はこちらの失敗と考えられてしまうことがありますので、患者さんとの信頼関係に"ヒビ"を作る可能性があるからです。通常2mm以上付着レベルが変わったり、プロービング時の出血の傾向が続いたり、エックス線写真的に明らかな骨吸収を認めたり、あるいは歯の動揺度が前回より大きくなっていれば、再治療の対象といわれています。

　最近では、メインテナンスが「SPT（Supportive Periodontal Therapy）」ということばで表されるようにもなりました。我々はつねに患者さんの視点を忘れず、健康回復のお手伝いに徹するようにしたいものです。

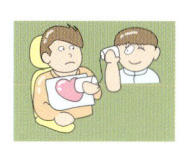

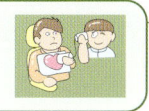

第6章　レッツ・コミュニケーション！

補講その㉕　　リコール間隔決定法

　リコール間隔は疫学データ、臨床データ、細菌学的データ、生化学的データに基づいて決められます。疫学データによると2週間であれば完璧[1]、3ヵ月でも合格点[2]の結果が得られるということから、歯周病のリコール間隔の基本は3ヵ月とされることが多いようです。そしてリスクの大きさに応じて間隔を加減します。当然予防的メインテナンスの患者さんは間隔がもっとも長く、妥協的メインテナンスの患者さんがもっとも間隔が短くなります。

　臨床データでは、プロービング時の出血（BOP）やプロービング値、分岐部病変、歯肉退縮量などのデータを前回と比較し、増加しているようであればリコール間隔を短く修正します。特にBOP率を参考にする歯周病専門医が多く、約20％を境界値に設定することが多いようです。ただしプロービング値などが極端に大きくなっている場合は、通常再治療ということになります。

　細菌学的データでは、ポケット内に歯周病菌が増えていないかどうか、生化学的データでは、歯肉溝滲出液中に破壊を示す物質が増えていないかどうかを調べるというものですが、どのポケットからサンプルを採ってくるかなど、越えるべきハードルはまだまだ高そうです。

参考文献
1. Nyman S, Rosling B, Lindhe J. Effect of professional tooth cleaning on healing after periodontal surgery. J Clin Periodontol 1975;2(2):80-6.
2. Ramfjord SP, Nissle RR, Shick RA, Cooper H Jr. Subgingival curettage versus surgical elimination of periodontal pockets. J Periodontol 1968;39(3):167-75.

POINT　第6章―3　これだけは！

■歯周病菌の後戻りを防ぎ、歯周組織の健康を維持するためにメインテナンスは欠かせない。

■メインテナンスには予防的メインテナンス、治療後メインテナンス、試行的メインテナンス、妥協的メインテナンスがある。患者さんがどのメインテナンスなのかを把握して、効率の良いメインテナンス・プログラムを実践していかなければならない。

■メインテナンス間隔は3ヵ月を基本として、状況により加減する。

■再治療は、患者さんとの信頼関係に気を配りながら必要に応じて行う。

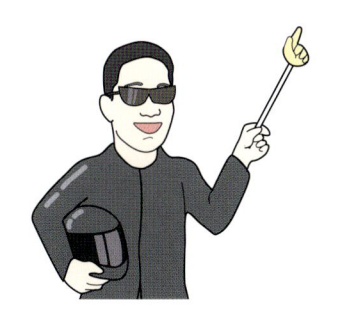

どのような歯周治療を行っても予後はメインテナンスにかかっています！

第7章

この本の効果を長持ちさせるために

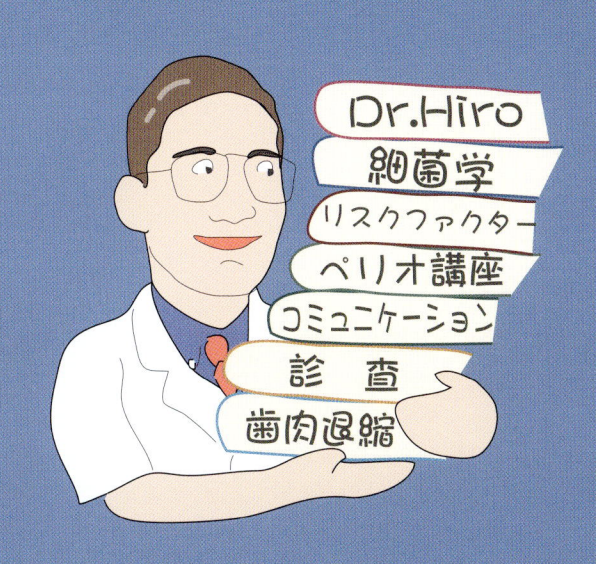

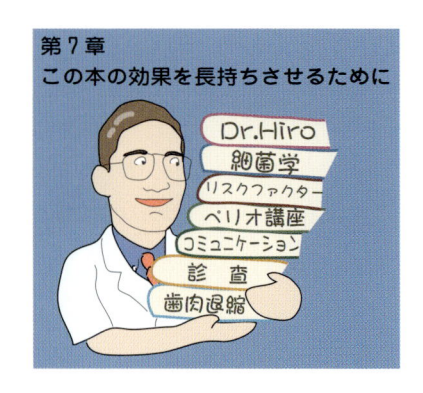

Dr.Hiroのおすすめ文献

　この本でまとめてきたことは、実は歯周病の世界の"取っ掛かり"に過ぎません。もっと詳しく勉強をして歯周病の道を極めるためには、最終的には文献を読んでいくというところにたどり着きます。その前に専門書を読んだり、講演会や講習会で勉強する方法もありますが、私の場合、専門書や教科書という類の本はほとんど買ったことがありません。もっぱら文献を読むというのが私の勉強法です。そこでどんな文献を読めばよいのか見当がつかない人のために、私のおすすめ文献リストを各章ごとに列挙しておきます。

　あいにく英語の文献ばかりですが、何人かで分担するなりして少しずつ読みこなしていくことで、エビデンスに裏打ちされた臨床が見えてくるはずです。けっしてインパクトファクター(他の文献での引用率)が高い文献、つまり有名な文献というものにとらわれず、あくまで理解や知識の整理に役に立つ文献を選ぶように心がけました。雑誌の場合、文献のならびは次の順番に書いてあります。

> 著者名、文献タイトル、雑誌名(略語で書かれている)、発行年、巻、ページ

　文献の要約であればNational Center for Biotechnology Information (http://www.ncbi.nlm.nih.gov/) のPubMedなどで検索できますが、全文を手に入れたい場合は雑誌社などと契約するか、医学系図書館に足を運ばなければなりません。文献を手に入れることは案外苦労することが多いのが現実です。私の場合、手元にない文献を手に入れたいときは、大学の後輩にお願いすることがほとんどです。

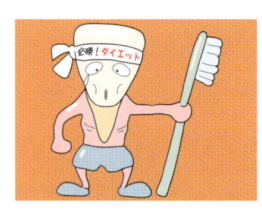

第1章のこれがDr.Hiroのおすすめ文献だ！

　患者さんの関心が高いにもかかわらず、歯肉退縮を扱った文献は案外少ないのが現状です。歯肉退縮の起こるメカニズムに関しても完全にわかっているわけではありません。ここではレビューの文献を中心に紹介しておきます。

■ Tugnait A, Clerehugh V. Gingival recession-its significance and management. J Dent 2001 ; 29 (6) : 381-94.
歯肉退縮に関する病因論から治療法まで総括的なレビューです。けっして有名な文献ではありませんが(著者に失礼?)、私は高く評価しています。

■ Smukler H, Landsberg J. The toothbrush and gingival traumatic injury. J Periodontol 1984; 55 (12) :713-9.
歯肉退縮に関わるブラッシングの外傷の組織像です。人でのこの手の組織像は貴重です。

第7章 この本の効果を長持ちさせるために

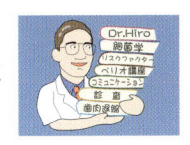

■ Kassab MM, Cohen RE. The etiology and prevalence of gingival recession. J Am Dent Assoc 2003; 134 (2): 220-5.
歯肉退縮の病因論と分類の整理になるでしょう。

■ Litonjua LA, Andreana S, Bush PJ, Cohen RE. Toothbrushing and gingival recession. Int Dent J 2003 ; 53 (2): 67-72.
歯肉退縮の原因の中でもブラッシングに注目したレビューです。本文は4ページほどですので読みやすいと思います。

■ Baker P, Spedding C. The aetiology of gingival recession. Dent Update 2002; 29 (2): 59-62.
これはレビューというよりオーバービューという感じで、ざっと大まかに整理したいときには読みやすいですが、本格的に勉強したい人には消化不良を起こすかもしれません。

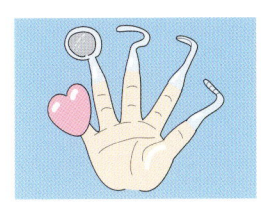

第2章のこれがDr.Hiroのおすすめ文献だ！

プロービングや診査に関係する文献は無数にあります。特に本章4に関わる文献は、どこの歯学雑誌にも必ず毎号掲載されています。個々の文献を読み出すと一生抜け切れませんので、ここでもレビューを中心に紹介します。

■ Greenstein G. Contemporary interpretation of probing depth assessments: diagnostic and therapeutic implications. A literature review. J Periodontol 1997; 68 (12): 1194-205.
Greensteinはいつもすばらしいレビューを書いてくれますので、我々の勉強もずいぶんと楽になります。この文献は一押しです。

レビュー文献から読み始めることで全体像が把握できます。

■ Stern IB. Current concepts of the dentogingival junction: the epithelial and connective tissue attachments to the tooth. J Periodontol 1981; 52 (9): 465-76.
付着に関するレビューです。ヘミデスモゾーム結合に関しては、このSternやListgartenの功績が大きいので取り上げました。かなりオタッキーなので睡眠薬代わりになるかもしれません。この文献が掲載されているJ Periodontolの1981年11月号は、珍しくレビュー特集になっていますので、ついでに他のレビューも読まれれば勉強になります。ただし、今から20年以上前のレビューですのであしからず。

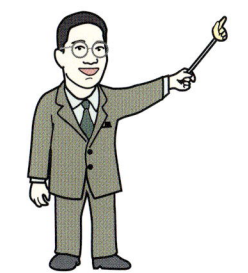

■ Armitage GC. Diagnosing periodontal diseases and monitoring the response to periodontal therapy. Perspectives on Oral Antimicrobial Therapeutics. Littleton, Mass :PSG Publishing, 1987 :47-60.
アメリカ歯周病学会が1987年に出したレビューです。少し古いですが内容はけっして色あ

せていません。これもレビューばかりが集められた本になっていますので他のレビューも参考にしてください。本の場合、文献のならびが雑誌とは異なります。著者名、論文名、書籍名、都市名、出版社名、発行年、ページとなります。

■ Newbrun E. Indices to measure gingival bleeding. J Periodontol 1996;67(6):555-61.

歯肉出血に関するレビューですが、出血の検査（ブリーディングインデックス、ブリーディングスコアー）のまとめは圧巻です。

■ Greenstein G. The role of bleeding upon probing in the diagnosis of periodontal disease. A literature review. J Periodontol 1984; 55(12): 684-8.

このレビューも当時としては非常によくまとまったもので、今でも十分読んでおく価値があります。

■ Goodson JM, Tanner AC, Haffajee AD, Sornberger GC, Socransky SS. Patterns of progression and regression of advanced destructive periodontal disease. J Clin Periodontol 1982; 9(6): 472-81.

歯周病の経過は長い静止期と短い活動期の繰り返しであることを証明したのは、GoodsonやSocransky、HaffajeeらForsyth Dental Center（現Forsyth Institute）のメンバーです。彼らに敬意を表してこの文献を取り上げました。

■ Socransky SS, Haffajee AD, Goodson JM, Lindhe J. New concepts of destructive periodontal disease. J Clin Periodontol 1984; 11(1): 21-32.

前文献のGoodsonのコンセプトを発展させた文献です。GoodsonだけだとSocranskyがかわいそうなので、彼のも載せました。

■ Hancock EB. Determination of periodontal disease activity. J Periodontol 1981; 52(9): 492-9.

疾患活動度（disease activity）を測る指標になりそうな検査を片っ端からレビューしています。当時としては一区切りになる文献でした。

■ Armitage GC. Periodontal diseases: diagnosis. Ann Periodontol 1996; 1(1): 37-215.

アメリカ歯周病学会が責任を持って作った本（Annals of Periodontology）の中に掲載されている診断に関するレビューです。ちょっとしたレビューでは物足りない満腹中枢のいかれた人は、是非読んでみてください。タウンページ並みに分厚い本なのに、腰がないのでブックエンド代わりにならないのがたまに傷です。

> これらは、プロービングの達人になるための必読文献です。

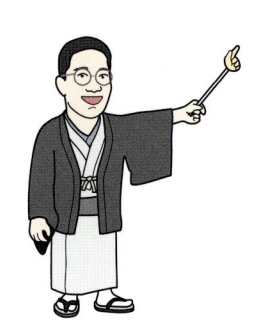

第7章　この本の効果を長持ちさせるために

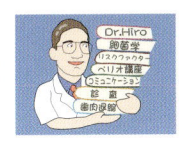

■ Lamster IB, Grbic JT. Diagnosis of periodontal disease based on analysis of the host response. Periodontol 2000 1995; 7: 83-99.
これも診断に関するレビューです。

■ Nevins M. Attached gingiva--mucogingival therapy and restorative dentistry. Int J Periodontics Restorative Dent 1986; 6(4): 9-27.
基本的には付着歯肉必要論に基づいていますが、付着歯肉に関するレビューとしても大変勉強になります。

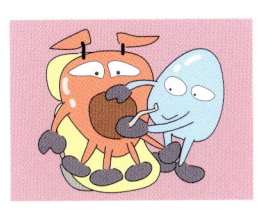

第3章のこれがDr.Hiroのおすすめ文献だ！

細菌は歯周病の主因ですので、これに関する文献はそれこそ山ほどあります。しかも入り込めば日常臨床とは違う世界が待ち構えていますので、引き返すか気を失う（眠ってしまう）ことが多いのは私だけでしょうか？

■ Socransky SS, Haffajee AD. Evidence of bacterial etiology: a historical perspective. Periodontol 2000 1994; 5: 7-25.
歯周病における細菌学を歴史的に紐解いていく場合には、大変勉強になります。

■ Haffajee AD, Socransky SS. Microbial etiological agents of destructive periodontal diseases. Periodontol 2000 1994; 5: 78-111.
前の文献のSocranskyの文献と同じ巻です。歯周病菌の認定基準とそれに基づいた個々の歯周病菌の解説が比較的詳しく述べられています。

■ Costerton JW, Lewandowski Z, Caldwell DE, Korber DR, Lappin-Scott HM. Microbial biofilms. Annu Rev Microbiol 1995; 49: 711-45.
"King of biofilm"と称されるCostertonの初期のレビューです。バイオフィルム研究者なら一度は必ず読んでいる文献です。

■ Donlan RM, Costerton JW. Biofilms: survival mechanisms of clinically relevant microorganisms. Clin Microbiol Rev 2002; 15(2): 167-93.
こちらはCostertonらの最近のレビューです。前の文献と読み比べると、研究がどれだけ進んでいるのか実感できます。バイオフィルムの定義が変わってきているところを読むだけでも、価値があると思います。

■ Costerton JW, Stewart PS, Greenberg EP. Bacterial biofilms: a common cause of persistent infections. Science 1999; 284(5418): 1318-22.
歯科衛生士もScienceを読むようになればたいしたものです。いやほとんど病気といった

ところでしょうか？

■ Stewart PS, Costerton JW. Antibiotic resistance of bacteria in biofilms. Lancet 2001; 358 (9276): 135-8.

「バイオフィルムに薬が効きにくいのはなぜか」というテーマでコンパクトに書かれたレビューです。

■ Stewart PS. Mechanisms of antibiotic resistance in bacterial biofilms. Int J Med Microbiol 2002; 292 (2): 107-13.

これも前の文献と同じテーマです。バイオフィルム関係のレビューのほとんどは、Costertonや彼が率いるCBE (Center for Biofilm Engineering) のメンバーが書いているようです。日本の研究者がんばれ！

■ Socransky SS, Haffajee AD. Dental biofilms: difficult therapeutic targets. Periodontol 2000 2002; 28: 12-55.

Costertonのレビューはバイオフィルムの一般論を扱っているのに対し、この文献では我々の扱うプラークをバイオフィルムとして解説しています。44ページにわたる壮大なレビューです。一読の価値あり！

■ Petersilka GJ, Ehmke B, Flemmig TF. Antimicrobial effects of mechanical debridement. Periodontol 2000 2002; 28: 56-71.

前のSocranskyらの文献の次に書かれています。バイオフィルムは機械的に除去するのが基本ですが、それに関してブラッシングからオペにいたるまで網羅したレビューです。

■ Westfelt E. Rationale of mechanical plaque control. J Clin Periodontol 1996; 23 (3 Pt 2): 263-7.

これも機械的なプラークコントロールについてのレビューですが、メインテナンスを意識して書かれています。本文は4ページほどしかありませんので読みやすいと思います。

バイオフィルムに関する文献は、新しいものが多いので、入手しやすいでしょう。

■ Cobb CM. Clinical significance of non-surgical periodontal therapy: an evidence-based perspective of scaling and root planing. J Clin Periodontol 2002; 29 Suppl 2: 6-16.

アメリカ歯周病学会編集のAnnals of Periodontology（紫のタウンページ？）の中で、非外科療法（機械的除去）を担当したCobbによるレビューです。この分野のレビューは近年少なくなってきていますので、目を通しておくべきだと思います。

■ Carnevale G, Pontoriero R, Hurzeler MB. Management of furcation involvement. Periodontol 2000 1995; 9: 69-89.

根分岐部の解剖から始まり、根分岐部病変のオペに至るまでのレビューです。

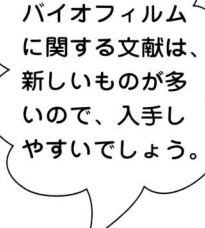

第 7 章　この本の効果を長持ちさせるために

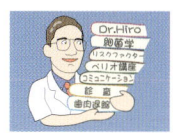

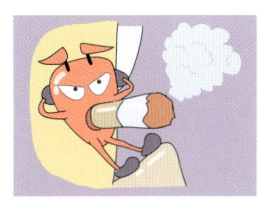

第4章のこれがDr.Hiroのおすすめ文献だ！

　細菌学の進歩と肩を並べるように宿主のこと、つまり我々の体がどのように反応するのか、あるいはそこに薬を用いるとどのような効果が出てくるのかということも研究が進んでいます。この分野は、分子生物学という学問分野の進歩のおかげで目に見えないところで起こっていることを実験できるようになったことが大きく貢献しているようです。

■ Darveau RP, Tanner A, Page RC. The microbial challenge in periodontitis. Periodontol 2000 1997; 14: 12-32.
「Periodontology 2000」という雑誌のこのVol.14は、ボロボロになってしまいました。非常に良い文献（レビュー）ばかり集まっています。この文献では、バイオフィルムがどのように攻めてきて、体がどのように対戦するのかという戦いの前半が書かれています。

■ Kornman KS, Page RC, Tonetti MS. The host response to the microbial challenge in periodontitis:assembling the players. Periodontol 2000 1997; 14: 33-53.
「バイオフィルム VS 体」の戦いの前半から後半にかけて書かれています。前の文献の続きとして読めばよいでしょう。

■ Salvi GE, Lawrence HP, Offenbacher S, Beck JD. Influence of risk factors on the pathogenesis of periodontitis. Periodontol 2000 1997; 14: 173-201.
リスクファクターで有名なOffenbacher教授率いるノースキャロライナ大学のグループによる、歯周病の病因論とリスクファクターに関する総説です。イラストで出てくる歯周病の進行するモデル（Critical pathway model of pathogenesis）は非常に有名です。

■ Hart TC, Kornman KS. Genetic factors in the pathogenesis of periodontitis. Periodontol 2000 1997; 14: 202-15.
先天的リスクファクターのレビューです。発展途上の分野ですが、よくまとまっていると思います。

■ Drisko CH. Non-surgical pocket therapy: pharmacotherapeutics. Ann Periodontol. 1996; 1（1）: 491-566.
お馴染みAnnals of Periodontologyです。歯周病における薬物療法の適当なレビューが思いつきませんので、ちょっとハードですがこの文献だけあげておきます。

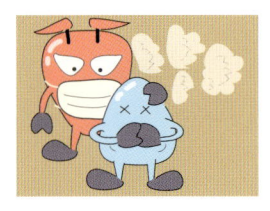

第5章のこれがDr.Hiroのおすすめ文献だ！

口臭と歯周病の関係は深いのに、案外純粋な歯周病の文献で取り上げられることは少ないです。

■ Quirynen M, Zhao H, van Steenberghe D. Review of the treatment strategies for oral malodour. Clin Oral Investig 2002; 6（1）: 1-10.
口臭の治療法に関するレビューです。

■ Loesche WJ, Kazor C. Microbiology and treatment of halitosis. Periodontol 2000 2002; 28: 256-79.
口臭の病因論から診査、診断、治療と広範囲にわたるレビューになっています。

■ Tangerman A. Halitosis in medicine: a review. Int Dent J 2002; 52 Suppl 3: 201-6.
主に口腔外に原因がある口臭について書かれています。余裕のある方はどうぞ。

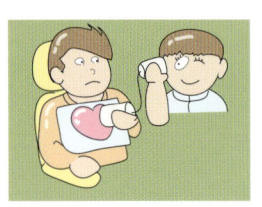

第6章のこれがDr.Hiroのおすすめ文献だ！

メインテナンスに関する文献の多くは疫学調査（追跡調査）のようなもので、個々の文献は数字との格闘になることが多いようです。

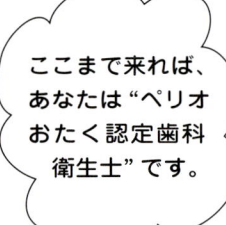

■ Shick RA. Maintenance phase of periodontal therapy. J Periodontol 1981; 52（9）: 576-83.
メインテナンス全般にわたる古典的なレビューですが、今も色あせていません。

ここまで来れば、あなたは"ペリオおたく認定歯科衛生士"です。

■ Gottsegen R. A fresh look at the maintenance phase of periodontal therapy. Alpha Omegan 1983; 76（4）: 85-93.
これも古典的レビューです。

■ Wilson TG Jr. Compliance. A review of the literature with possible applications to periodontics. J Periodontol 1987; 58（10）: 706-14.
コンプライアンスに関する初期のレビューです。Wilsonはこの後、メインテナンス療法で有名になっていきます。

■ Wilson TG Jr. A typical supportive periodontal treatment visit for patients with periodontal disease. Periodontol 2000 1996; 12: 24-8.
メインテナンスではどのようなことをするのか、ということを4ページほどでまとめてあります。ちょっと欲求不満が溜まるかもしれませんが、メインテナンス入門編としては読みやすい総説です。

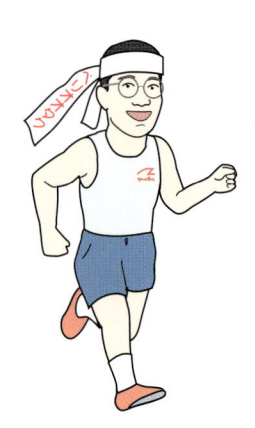

索引

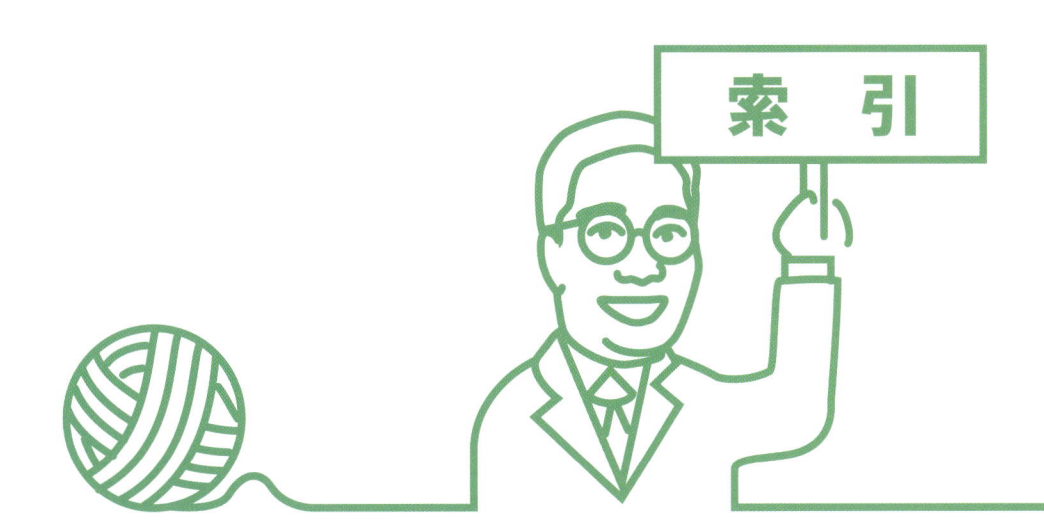

あ行

アミノ酸　130
アンダーブラッシング　13
悪玉菌　74、77
後戻り　86
インターロイキン1（Interleukin-1）　47、49
うがい薬　136
う蝕のリスク　25
薄い歯肉　12、16
SPT（Supportive Periodontal Therapy）　152
Fcレセプター（Fc receptor）　49
エックス線写真　15
エナメル突起（Enamel Projection）　97、98
エムドゲイン®　102、103
塩化亜鉛　136
塩化セチルピリジニウム（CPC）　121
炎症性メディエーター　111、116、125
オーバーブラッシング　13
オプソニン効果　111、112

か行

ガラス様の根面（Glass-like Root Surface）　87
外因性感染　74
開窓　9
改良型ウイッドマンフラップ　54
化学療法　78
角化　56
角化歯肉（Keratinized Gingiva）　60
仮性口臭　133
桿菌　74
器具の選択　93
喫煙　114、116
矯正　42
矯正治療　10
グラム陰性菌　74
グラム陰性嫌気性桿菌　74
グリコカリックス　76
クロルヘキシジン　121、123、136
傾斜　16
結合組織性付着（Connective Tissue Attachment）　32、55、58
嫌気性菌　72
コミュニケーション　142
コラーゲン線維　32、56
コラーゲン代謝　117
コラゲナーゼ　127
抗菌剤　78、79、120

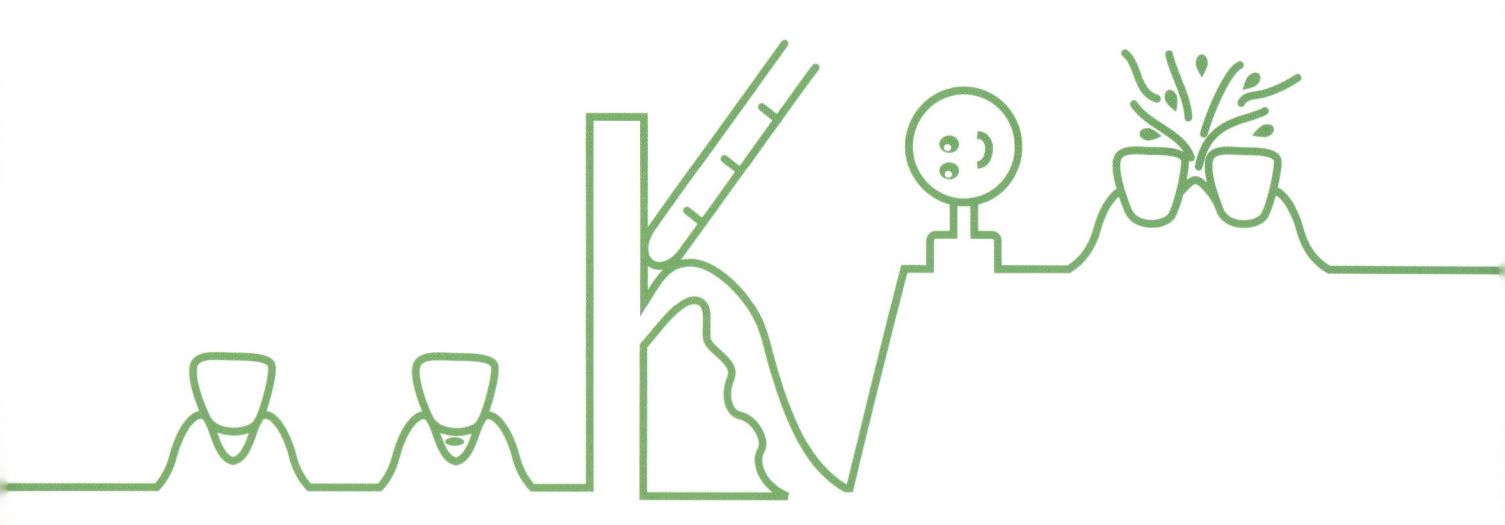

口腔乾燥症　136
口腔前庭　56
咬合性外傷　42
口臭　130
口臭恐怖症　133
好中球　111
骨芽細胞　124
骨への結合組織性付着　55、58
根分岐部病変　96
根分岐部病変の垂直的分類　98
根分岐部病変の水平的分類　98
根面う蝕　24
根面の平滑さ　82、87、88
根面被覆術　21

さ行

サイトカイン　111、116
サルカス（Sulcus）　51
細菌バイオフィルム（Bacterial Biofilm）　76、79、118
再生療法　102
シクロオキシゲナーゼ（Cyclooxygenase：COX）　126
ジメチルサルファイド　131
シャローサルカス（Shallow Sulcus）　51

シャローサルカス・セラピー　52
試行的メインテナンス　151
歯周外科　100
歯周治療　136
歯周病菌　72、110
歯周病の病因論　110
歯周病へのなりやすさ（Disease Susceptibility）　47
歯石（Calculus）　80
歯石の取り残し　103
歯槽粘膜（Alveolar Mucosa）　55
疾患活動度（Disease Activity）　46
歯肉縁下の歯石　83
歯肉縁上の歯石　83
歯肉溝滲出液　45、72
歯肉溝の深さ　31
歯肉歯槽粘膜境（Mucogingival Junction：MGJ）　56、60
歯肉退縮　40、57
歯肉退縮の診査診断　14
歯肉退縮の治療　20
歯肉退縮の病因論　8
歯肉退縮のメインテナンス　23
歯肉の側方圧　37
歯肉弁根尖側移動術（Apically Positioned Flap Surgery）　54

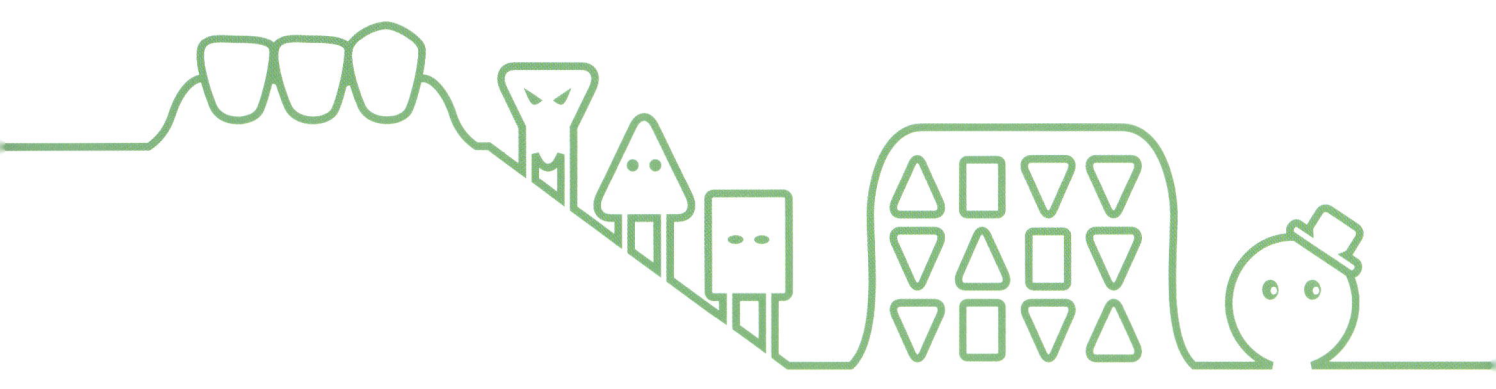

習慣の変容　144

樹状細胞　111

術前診査　91

小帯　64

上皮関連性プラーク　82

上皮性付着（Epithelial Attachment）　32、55、58

真性口臭　133

スケーリング・ルートプレーニング（SRP）　85

スケーリング・ルートプレーニング（SRP）の限界　92

スケーリング・ルートプレーニング（SRP）後の再評価　87、89

スレオニン　130

セメントエナメル境（CEJ）　15、38

セメント芽細胞　32

セメント質　32

生活習慣　25

生物学的に許容される根面　87

生物学的幅径（Biologic Width）　34

生理的口臭　133

説教　143、146

切除療法　100

舌清掃　135

舌苔　134

接着分子　32

舌ブラシ　135

舌ベラ　135

線維芽細胞　32

洗口剤　121

洗浄（Subgingival Irrigation）　120

善玉菌　74、77、85

先天的リスクファクター　49

増殖因子　112

組織侵入性細菌　82

組織誘導再生法（Guided Tissue Regeneration：GTR法）　102

た行

唾液　25、28、75

妥協的メインテナンス　151

仲介菌　77

超音波スケーラー　123

治療後メインテナンス　151

ディープサルカス（Deep Sulcus）　52

ディープサルカス・セラピー　52

テトラサイクリン　121、127

テンションテスト　60、61

Toothpaste Technique　27

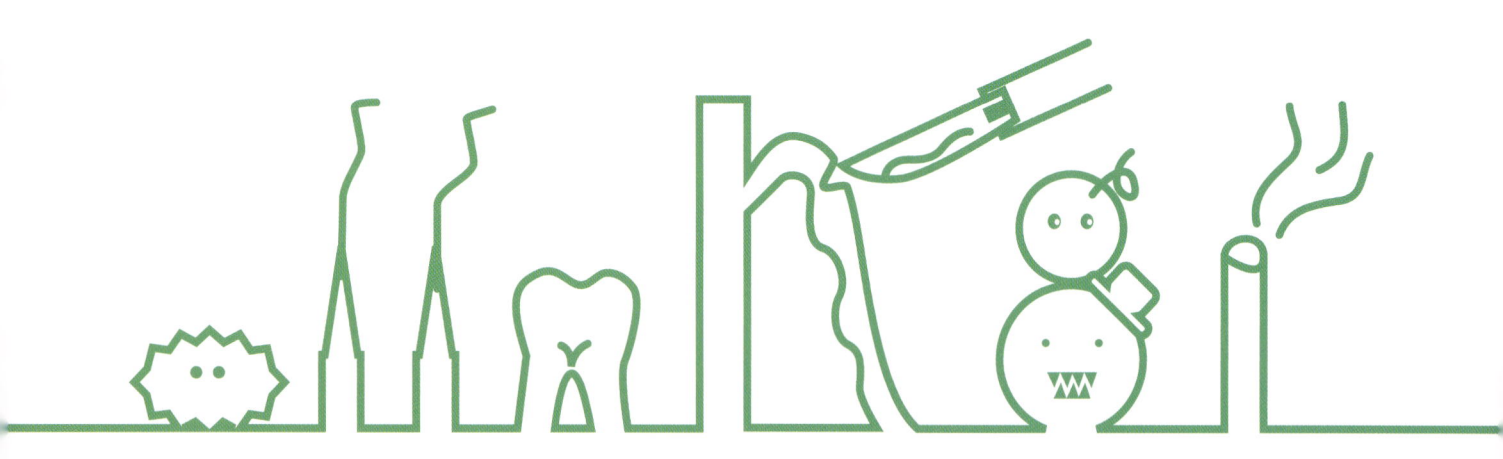

糖尿病　116

な行

内因性感染　75
内毒素（エンドトキシン）　74、78、87
長い上皮性付着　32、37、94
生ワクチン　89
ネガティブアプローチ　146
捻転　16
膿瘍の形成　94

は行

バイオフィルム　73
バイオフィルム感染症　79
バイファーケーションリッジ（Bifurcation Ridge）　97
破壊産物　46
破壊指示書　46
破壊者　46
破骨細胞　124
白血球　136
歯の位置　16
歯ブラシの硬さ　17、18
ビスフォスフォネート　125

非ステロイド性抗炎症剤
　（Non-Steroidal Anti-Inflammatory Drugs：NSAIDs）　125
非付着プラーク　82
病的口臭症　133
VSC（Volatile Sulfur Compounds、揮発性硫黄化合物）　130
ファーケーション・プローブ（Furcation Probe）　98
ファーケーションの矢（Furcation arrow）　99
フッ化物の応用　26
プラークコントロール　28、143
ブラッシング　12、13、16
プロービング　30、75
プロービング時の出血（BOP）　43
プロービング値（Probing Depth）　31、40、41
プローブ　15、30
プロスタグランディン（PG）　125、126
付着（Attachment）　31
付着歯肉（Attached Gingiva）　55、56
付着性付着歯肉　59
付着装置　72
付着の獲得（Attachment Gain）　34
付着の喪失（Attachment Loss）　34
付着プラーク　82
付着レベル（Attachment Level）　38、40、41

166

索引

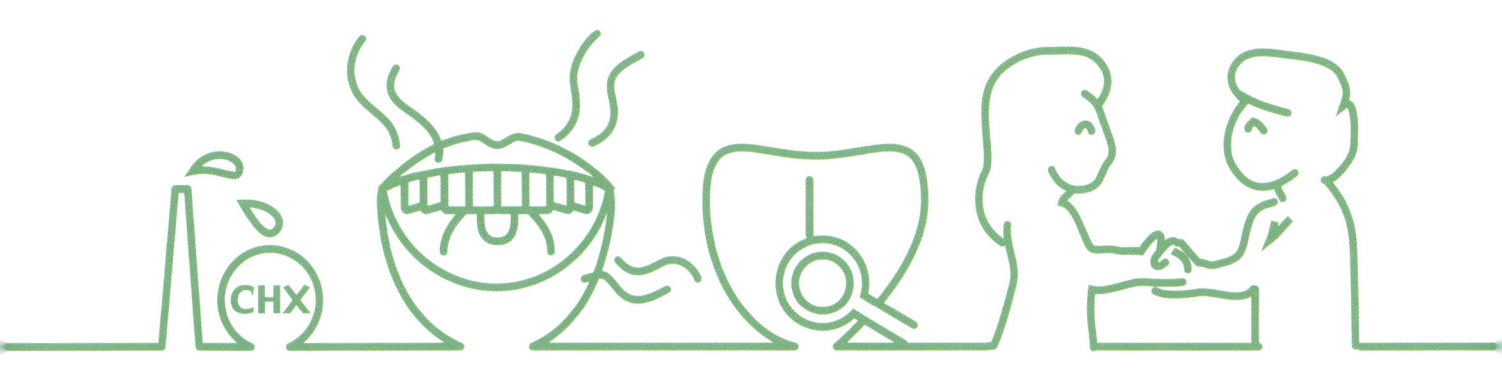

ベジクル（Vesicle） 78
ヘミデスモゾーム（Hemidesmosome、半接着班） 32
ペリクル 77
辺縁歯肉 55
Bone Sounding 54
ポケット（Pocket） 50
ポケットの再発 94
ポジティブアプローチ 146
ポビドンヨード 122、123

ま行

マクロファージ 111、115、116、125
マスキング作用 136
ミラーの分類 22
メイナードの分類 64
メインテナンス 150
メチオニン 130
メチルメルカプタン 131
メトロニダゾール 121
メントール 136
モチベーション（Motibation、動機づけ） 144

や行

遊離歯肉 55
予防的メインテナンス 151

ら行

ランゲルハンス細胞 111
リコール間隔 153
リスクファクター（Risk Factor） 112、114
リステリン® 121、136
リンパ球 111、115、116、125
硫化水素 131
臨床的な付着歯肉の幅 62
臨床的な付着の獲得（Clinical Attachment Gain） 38
臨床的な付着の喪失（Clinical Attachment Loss） 38
裂開 8、9
Local Drug Delivery System（LDDS） 120
ロールテスト 60、61

著者略歴

山本浩正（やまもとひろまさ）

1985年	大阪大学歯学部卒業
1987年	米国歯周病学会会員、JIADS常任講師（2003年退任）
1994年	山本歯科開設
1998～2002年	大阪大学大学院歯学研究科　口腔分子免疫制御学講座　在籍
2002～2005年	PHEC（Professional Hygienist Education Course）常任講師
2006年～	PEC（Postgraduate Education Course）主宰
2007年	新潟大学歯学部非常勤講師
2009年～	大阪大学歯学部招聘教員

クインテッセンス出版の書籍・雑誌は、歯学書専用通販サイト『歯学書.COM』にてご購入いただけます。

PCからのアクセスは…
歯学書　検索

携帯電話からのアクセスは…
QRコードからモバイルサイトへ

QUINTESSENCE PUBLISHING
日本

歯科衛生士のための　Dr.Hiroの知って納得！ペリオドントロジー

2010年3月10日　第1版第1刷発行
2018年7月30日　第1版第4刷発行

著　者　山本浩正（やまもとひろまさ）

発行人　北峯康充

発行所　クインテッセンス出版株式会社
　　　　東京都文京区本郷3丁目2番6号　〒113-0033
　　　　クイントハウスビル　電話(03)5842-2270(代表)
　　　　　　　　　　　　　　　　(03)5842-2272(営業部)
　　　　　　　　　　　　　　　　(03)5842-2278(編集部)
　　　　web page address　http://www.quint-j.co.jp/

印刷・製本　サン美術印刷株式会社

©2010　クインテッセンス出版株式会社　　禁無断転載・複写
Printed in Japan　　　　　　　　　　　落丁本・乱丁本はお取り替えします
ISBN978-4-7812-0127-6　C3047　　　　定価はカバーに表示してあります